五官科常见疾病综合诊疗

主编◎张旭阳　任洪花　张宝睿　刘振豹　杨亚男　刘艳军

吉林科学技术出版社

图书在版编目（C I P）数据

五官科常见疾病综合诊疗 / 张旭阳等主编. — 长春：吉林科学技术出版社，2024.5. — ISBN 978-7-5744-1381-8

Ⅰ. R76

中国国家版本馆CIP数据核字第2024GC4073号

五官科常见疾病综合诊疗

主　　编　张旭阳　等
出 版 人　宛　霞
责任编辑　钟金女
封面设计　山东道克图文快印有限公司
制　　版　山东道克图文快印有限公司
幅面尺寸　185mm × 260mm
开　　本　16
字　　数　433 千字
印　　张　18.5
印　　数　1~1500 册
版　　次　2024 年 5 月第 1 版
印　　次　2024 年12月第 1 次印刷

出　　版　吉林科学技术出版社
发　　行　吉林科学技术出版社
地　　址　长春市福祉大路5788 号出版大厦A 座
邮　　编　130118
发行部电话/传真　0431-81629529 81629530 81629531
81629532 81629533 81629534
储运部电话　0431-86059116
编辑部电话　0431-81629510
印　　刷　廊坊市印艺阁数字科技有限公司

书　　号　ISBN 978-7-5744-1381-8
定　　价　98.00元

《五官科常见疾病综合诊疗》
编委会

主　编

张旭阳　青岛市妇女儿童医院
任洪花　邹平市中医院
张宝睿　临清市人民医院
刘振豹　聊城市中医院
杨亚男　德州市中医院
刘艳军　山东省曹县梁堤头中心卫生院

副主编

杜月赞　菏泽市中医医院
宫　鑫　济南市历下区人民医院
霍运发　菏泽高新区吕陵镇中心卫生院
潘甫军　海口市第三人民医院
李　宁　新疆医科大学第四附属医院
李秋实　杭州市红十字会医院
孔　伟　武汉市红十字会医院
何　倩　乐清市人民医院
陈晶晶　宁波市鄞州区第三医院
冯焕焕　湖北医药学院附属襄阳市第一人民医院
苏瑞丹　三峡大学第一临床医学院/
　　　　宜昌市中心人民医院
赵　娜　济南市章丘区人民医院
高　笙　南京市浦口区中心医院
张吉南　章丘区人民医院
李　峰　湖北医药学院附属襄阳市第一人民医院
尹增伟　青岛市黄岛区中心医院

《五官科常见疾病综合诊疗》编委会

前　言

五官科学是研究发生于眼、口、耳、鼻、咽喉部位的疾病，探究与其相关联的解剖、生理、病因、病理、诊断、治疗、预防等学科。现代科学技术的发展为五官科学提供了新的机遇，也提供了新的挑战。特别是近年来，医学领域取得了许多令人瞩目的成果，新技术、新仪器、新理论的不断出现，使五官科学达到了前所未有的水平。五官各科有其各自的特点，且与临床各科关系密切，不少全身性疾病具有五官方面的症候，而五官方面的一些疾病又是全身性疾病的表现。因此，要以整体观念，理解和学习五官科学，理解五官疾病与全身性疾病的关系，为适应基层医疗临床工作打下良好的基础。

本书首先介绍了耳鼻咽喉的解剖及生理、耳鼻咽喉病的常规检查，然后详述了眼耳鼻喉疾病的诊断与治疗，具体包括耳部疾病、鼻腔炎性疾病、鼻窦炎性疾病、鼻中隔及鼻腔其他疾病、咽喉部疾病、角膜疾病、结膜疾病、晶状体疾病和视神经疾病。全书内容层次分明，阐述新颖，用简洁的语言，勾画病情全貌，着重介绍基础知识和现代医学防治方法，具有科学性和实践性，可以作为临床医师的参考书。

本书在编写过程中，借鉴了诸多临床书籍与文献资料，在此表示衷心的感谢。由于编委均身负五官科一线临床工作，故编写时间仓促，难免有错误及不足之处，恳请广大读者见谅，并给予批评指正，以更好地总结经验，起到共同进步、提高五官各科临床诊治水平的目的。

编　者

目　录

第一章　耳鼻咽喉的解剖及生理

第一节　耳的应用解剖及生理

一、耳的应用解剖

耳包括外耳、中耳和内耳(图 1-1)。

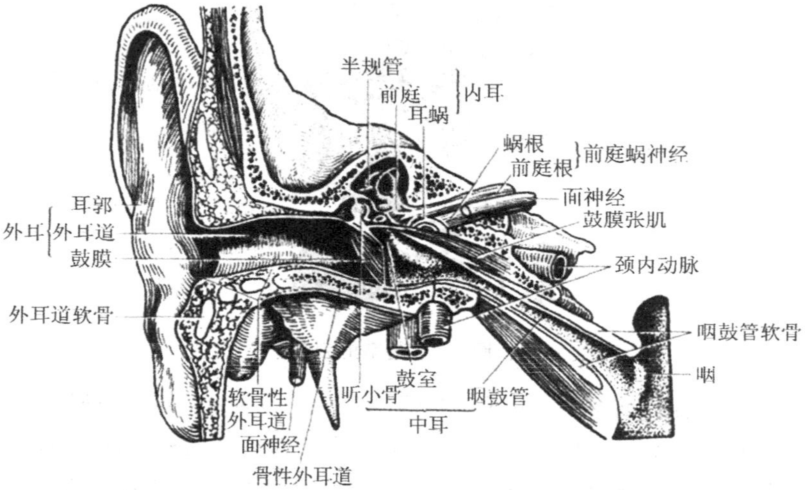

图 1-1　耳的解剖关系示意图

(一)外耳

外耳包括耳郭及外耳道。

1.耳郭

耳郭由软骨、软骨膜及皮肤构成,耳垂处无软骨。耳郭皮下组织少,炎症时疼痛剧烈。皮肤菲薄,易发生冻伤。

2.外耳道

外耳道起自外耳道口,止于鼓膜,略呈 S 形弯曲。外 1/3 处为软骨部,内 2/3 处为骨部。软骨部皮肤有耵聍腺、毛囊和皮脂腺。外耳道皮下组织少,当感染肿胀时,神经末梢受压可引起剧痛。

3.外耳神经来源

外耳神经来源一为下颌神经的耳颞支,分布于外耳道前壁,故牙痛时可引起反射性耳痛;二为迷走神经的耳支,分布于外耳道的后壁,故刺激外耳道的后壁可引起反射性咳嗽。另外,耳大神经、枕小神经、面神经和舌咽神经的分支也有分布。

外耳的淋巴引流至耳郭周围淋巴结。耳郭前面的淋巴流入耳前淋巴结与腮腺淋巴结,耳郭后面的淋巴流入耳后淋巴结,耳郭下部及外耳道下壁的淋巴流入耳下淋巴结、颈浅淋巴结及颈深淋巴结上群。

(二)中耳

中耳由鼓室、鼓窦、乳突和咽鼓管组成。

1.鼓室

鼓室位于鼓膜与内耳外侧壁之间。向前经咽鼓管与鼻咽相通,向后经鼓窦入口与乳突相连。鼓膜紧张部上缘平面以上部分为上鼓室,紧张部下缘平面以下部分为下鼓室,下达鼓室底;上、下鼓室之间为中鼓室(图 1-2)。

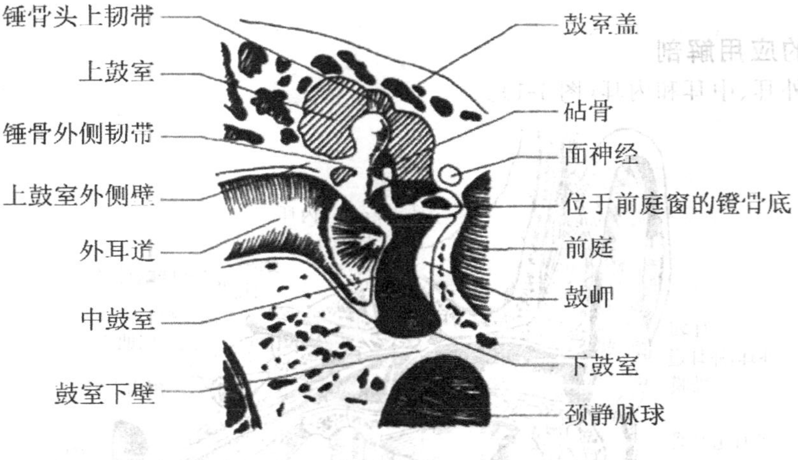

图 1-2 鼓室的划分

(1)鼓室壁:有外、内、前、后、上、下 6 个壁(图 1-3)。外壁主要被鼓膜占据。鼓膜为椭圆形、半透明薄膜,介于鼓室与外耳道之间(图 1-4)。内壁即内耳的外壁,中央膨隆处为鼓岬系耳蜗底周所在。前庭窗位于鼓岬后上方。蜗窗位于鼓岬后下方。前庭窗上方为面神经管突。面神经管突后上方为外半规管凸。前壁有鼓膜张肌半管的开口和咽鼓管的鼓室口。后壁上部经鼓窦入口和鼓窦相通。上壁与颅中窝的大脑颞叶分隔,又称鼓室盖。下壁借薄骨板与颈静脉球分隔。

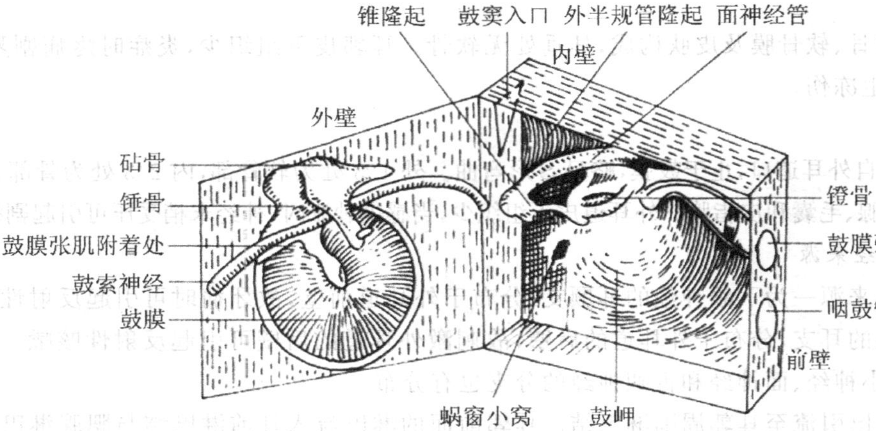

图 1-3 鼓室 6 壁模式图

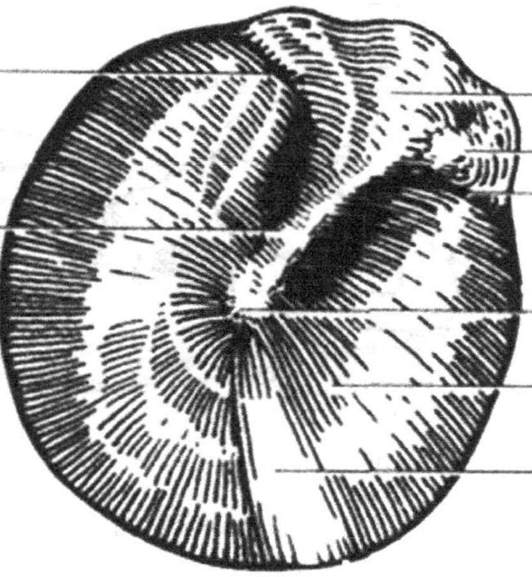

图 1-4　正常鼓膜像(右耳)

(2)鼓室内容:①听小骨:为人体最小一组的小骨,由外向内依次为锤骨、砧骨和镫骨,三者相连构成听骨链。锤骨柄连接鼓膜,镫骨足板借环韧带连接于前庭窗,经听骨链将鼓膜的振动传导至内耳。②肌肉:鼓室内有 2 条肌肉,一是鼓膜张肌,起自鼓岬的匙突,止于锤骨颈下方、收缩时牵拉锤骨柄向内,增加鼓膜张力,以免强声震破鼓膜或损伤内耳;二是镫骨肌起自鼓室后壁锥隆起内,肌腱止于镫骨颈、肌肉收缩时牵拉镫骨小头向后,减轻内耳压力。

2.鼓窦

鼓窦为鼓室后上方的含气腔,前方通向上鼓室,向后下连通乳突气房,上壁与颅中窝相隔。

3.乳突

乳突腔内含有似蜂窝样、大小不同、相互连通的气房,气房分布范围因人而异。根据气房发育程度,乳突可分为四种类型,即气化型、板障型、硬化型和混合型。乳突后壁借骨板与乙状窦和颅后窝相隔。

4.咽鼓管

咽鼓管是连通鼓室及鼻咽之间的管道。外 1/3 处为骨部,内 2/3 处为软骨部,平时处于关闭状态,防止声音经咽鼓管传至中耳。鼓室口起于鼓室前壁,向内、下、前方斜行开口于鼻咽侧壁的咽鼓管咽口。当张口、吞咽、打呵欠时,咽口开放,以调节鼓室内气压,保持鼓膜内、外压力平衡。咽鼓管黏膜为假复层纤毛柱状上皮,纤毛运动方向朝向鼻咽部,可使鼓室分泌物得以排除;咽鼓管在软骨部的黏膜呈皱襞样,具有活瓣作用,故能防止咽部液体等进入鼓室。小儿咽鼓管短而宽,又接近水平,因此,小儿的咽部感染较易经此咽鼓管侵入鼓室引起中耳炎。

(三)内耳

内耳位于颞骨岩部内,结构复杂而精细,故又称迷路。按解剖和功能分为前庭、半规管和耳蜗三个部分(图 1-5)。组织学上可分为形状相似的两部分,即骨迷路和膜迷路。膜迷路位于骨迷路之内,两者之间充满外淋巴,膜迷路含有内淋巴,内、外淋巴互不相通。膜迷路内有听觉与味觉感受器。

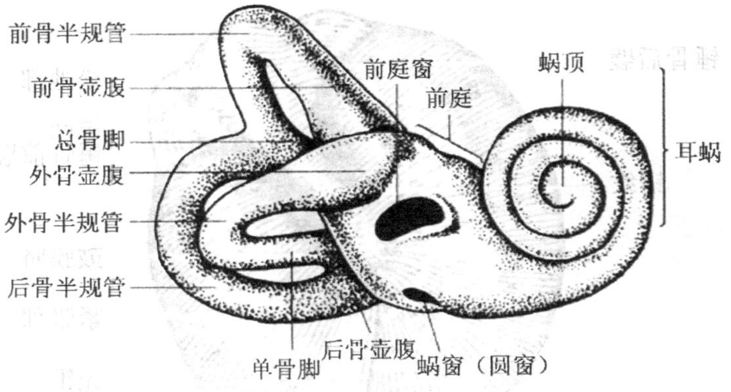

图 1-5　骨迷路示意图

1.骨迷路

骨迷路为骨性结构，包括耳蜗、前庭和半规管。

(1)前庭：位于耳蜗和半规管之间，略呈椭圆形。后上部有 3 个骨半规管的 5 个开口。外壁即鼓室内壁的一部分，有前庭窗为镫骨足板所封闭。

(2)骨半规管：位于前庭的后上方，为 3 个相互垂直的 2/3 环形小骨管，依其位置分别称为外(水平)、上(前)、后半规管。每个半规管的两端均开口于前庭，其一端膨大部称壶腹。前、后半规管的另一端合成一总脚通向前庭，因此 3 个半规管共有 5 孔通入前庭(图 1-6)。

(3)耳蜗：位于前庭的前面，形似蜗牛壳，由周围的骨蜗管沿中央的蜗轴盘旋构成。骨蜗管绕蜗轴2.5～2.75 周，底周相当于鼓岬。骨蜗管再被前庭膜和基底膜分成 3 个阶，上方者为前庭阶，起自前庭；中间为膜蜗管，又名中阶，系迷路；下方者名鼓阶。前庭阶和鼓阶内含外淋巴，通过蜗尖的蜗孔相通。中阶内充满内淋巴。

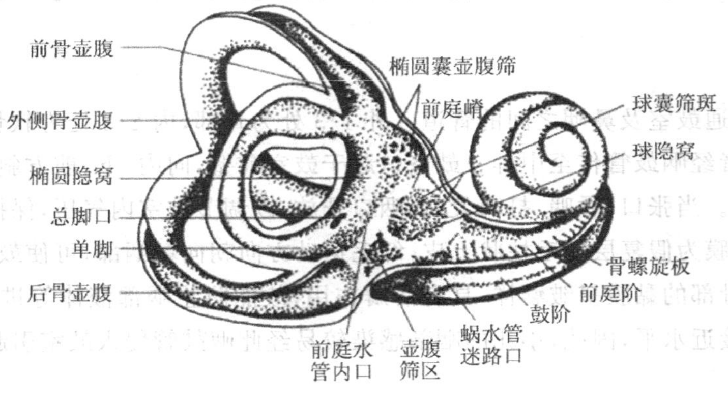

图 1-6　骨迷路剖面示意图

2.膜迷路

膜迷路借纤维束固定于骨迷路内，由椭圆囊、球囊、膜蜗管及膜半规管组成，各部相互连通。膜蜗管的基底膜上有螺旋器又名 Corti 器，由内、外毛细胞，支柱细胞和盖膜等组成，是听觉感受器(图 1-7)。椭圆囊和球囊内有位觉斑，膜半规管内有壶腹嵴，能够感受位置觉变化。

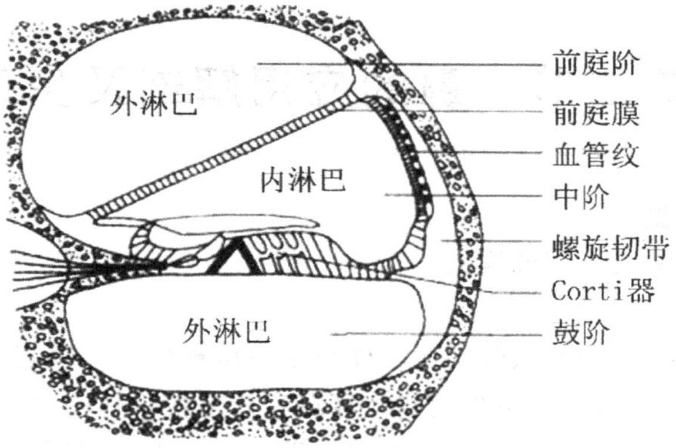

图 1-7　耳蜗剖面图

二、耳的生理

耳具有听觉和平衡功能。

(一)听觉功能

声音可以通过两种途径传入内耳:一是振动通过鼓膜和听骨链传导;二是通过颅骨传导。前者称空气传导(简称气导),后者称骨传导(简称骨导)。在正常生理状态下,以空气传导为主。

1.空气传导

传导过程简示如下。

声波
↓
耳郭→外耳道→鼓膜→听骨链→前庭窗→外、内淋巴→螺旋器→听神经→听觉中枢

空气振动(外耳)　传声变压(中耳)　液体波动(内耳)　感音　神经冲动(迷路后)　综合分析(大脑皮质)

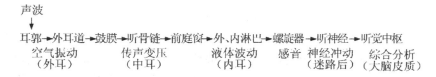

在前庭窗以外的任何部分出现问题,都可能导致听力下降,例如鼓膜穿孔、听骨链侵蚀破坏或固定等,往往需要手术来解决。

2.骨传导

骨传导指声波通过颅骨传导到内耳使内耳淋巴液发生相应的振动而引起基底膜振动,耳蜗毛细胞之后的听觉传导过程与前面的气体传导过程相同。骨传导听觉在耳聋性质鉴别诊断中意义重大,骨导曲线下降表明感音神经性听力下降。

(二)平衡功能

在日常生活中,人体主要依靠前庭、视觉和本体感觉这三个系统的相互协调作用来维持身体的平衡。这些系统的外周感受器感受身体位置、运动及外界的刺激,向中枢传送神经冲动,经中枢神经系统整合后,通过各种反射性运动,维持身体的平衡。就维持平衡功能而言,上述三个系统中以前庭系统最为重要。3 对半规管主要感受角加速度的变化。椭圆囊和球囊感受的适宜刺激是直线加速度运动。

第二节　鼻的应用解剖及生理

一、鼻的应用解剖

鼻由外鼻、鼻腔和鼻窦三部分构成。

(一)外鼻

外鼻位于面部中央，由骨和软骨构成。外鼻呈三棱锥体状，前棱最高部为鼻根，向下依次为鼻梁及鼻尖，鼻梁两侧为鼻背，鼻尖两侧为鼻翼。该三棱锥体的底部即鼻底，鼻底上有前鼻孔，两前鼻孔间是鼻小柱。鼻翼向外下与面颊交界处有一浅沟，即鼻唇沟(图 1-8)。一侧鼻唇沟变浅提示面神经麻痹。

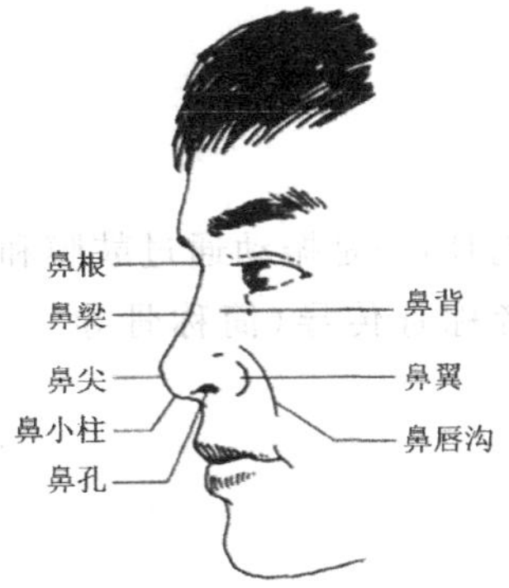

图 1-8　外　鼻

鼻尖、鼻翼皮肤富有皮脂腺、汗腺和毛囊，为鼻疖、痤疮、酒糟鼻的好发部位。外鼻的静脉主要经内眦静脉和面静脉汇入颈内静脉，内眦静脉又可经眼上、下静脉与海绵窦相连通(图 2-9)。面部静脉无瓣膜，血液可双向流动，所以当挤压鼻或上唇疖肿时，有引起海绵窦血栓性静脉炎之危险。临床上将鼻根部与上唇三角形区域称为“危险三角区”。

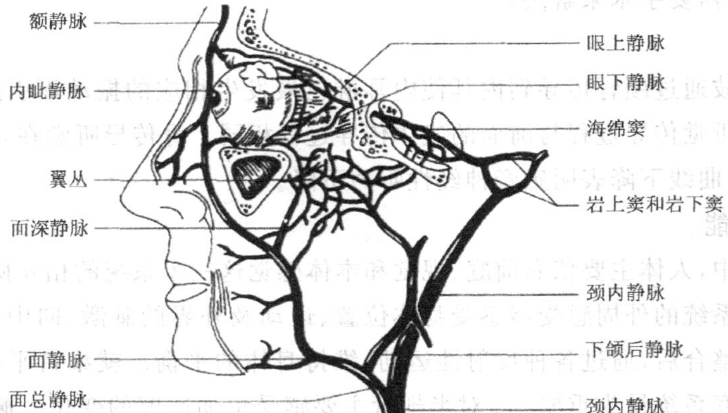

图 1-9　外鼻静脉与眼静脉及海绵窦的关系

外鼻的运动神经为面神经，感觉神经主要是三叉神经第 1 支(眼神经)和第 2 支(上颌神经)的一些分支。

(二)鼻腔

鼻腔被鼻中隔分成左、右两侧,每侧鼻腔又分为鼻前庭和固有鼻腔。

1.鼻前庭

鼻前庭位于鼻腔前部,向后经内孔区通固有鼻腔,其皮肤部分由复层扁平上皮覆盖,富含皮脂腺和汗腺,并长有鼻毛,较易发生疖肿。由于缺乏皮下组织,皮肤与软骨膜紧密黏合,一旦发生疖肿,疼痛剧烈。

2.固有鼻腔

固有鼻腔简称鼻腔,起于内孔区,后界为后鼻孔。鼻前庭皮肤与固有鼻腔黏膜移行处称鼻阈。鼻腔分为内、外侧和顶、底 4 壁。

(1)内侧壁:即鼻中隔主要由鼻中隔软骨和筛骨正中板构成。鼻中隔前下部的黏膜内动脉血管丰富,密集成网。此处称为利特尔区,又称易出血区(图 1-10),是鼻出血的好发部位。

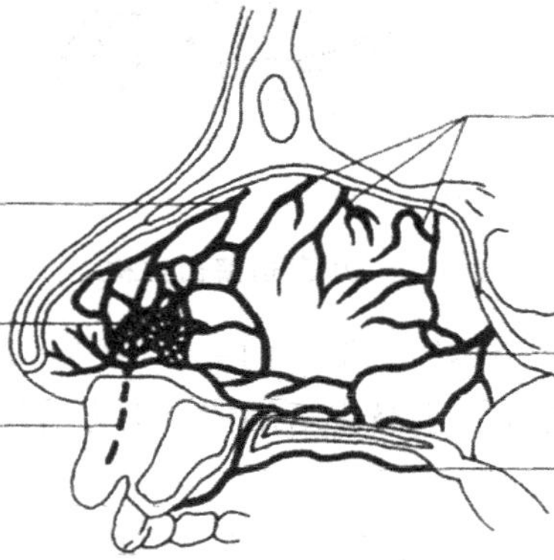

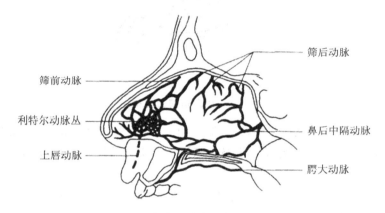

图 1-10　鼻中隔动脉分布及利特尔区

(2)外侧壁:是鼻腔解剖结构中最为复杂的区域,也是最具生理和病理意义的部位。主要由筛骨及上颌骨的内侧壁组成。从下向上有 3 个呈阶梯状排列的长条骨片,依次称为下、中、上鼻甲。各鼻甲的外下方均有一裂隙样空间,对应地依次称为下、中、上鼻道(图 1-11)。

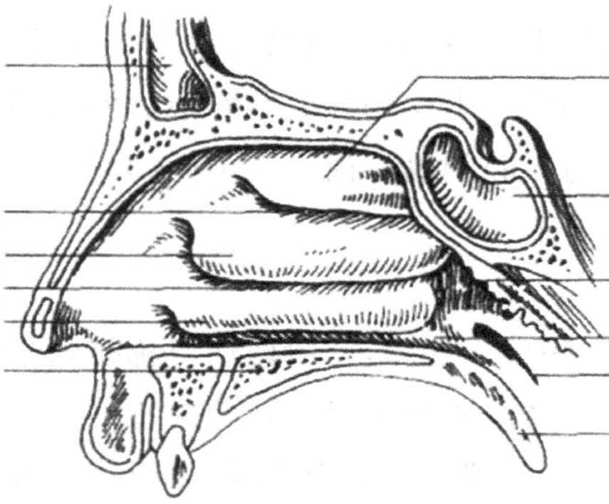

图 1-11　鼻腔外侧壁

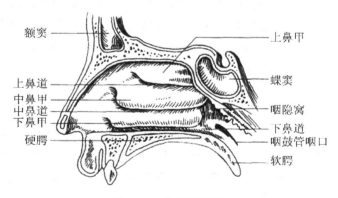

下鼻甲及下鼻道:下鼻甲是位置最靠前,也是最大的鼻甲,其前端接近鼻阈,后端距咽鼓管

咽口 1 cm。下鼻甲肿大或肥大时可引起鼻塞，也可引起耳部症状。下鼻道前上方有鼻泪管的开口，距前鼻孔3～3.5 cm。下鼻道外侧壁前端近下鼻甲附着处骨质最薄，是上颌窦的最佳穿刺部位。

中鼻甲及下鼻道：中鼻甲属筛骨的一部分，为筛窦内侧壁的标志。中鼻道有两个隆起，前下者呈弧形嵴状隆起，称钩突，其后上者称筛泡，属筛窦结构，内含 1～4 个气房。两个突起之间有一半月形裂隙，名半月裂孔。此孔向前下和外上扩大呈漏斗状，名筛漏斗，额窦、前组筛窦及上颌窦均开口于此。中鼻甲、中鼻道及其附近的区域统称为窦口鼻道复合体。中鼻甲、钩突和筛泡亦是鼻内镜手术的重要解剖标志（图 1-12）。

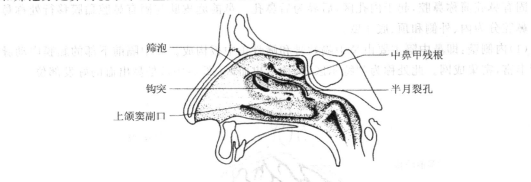

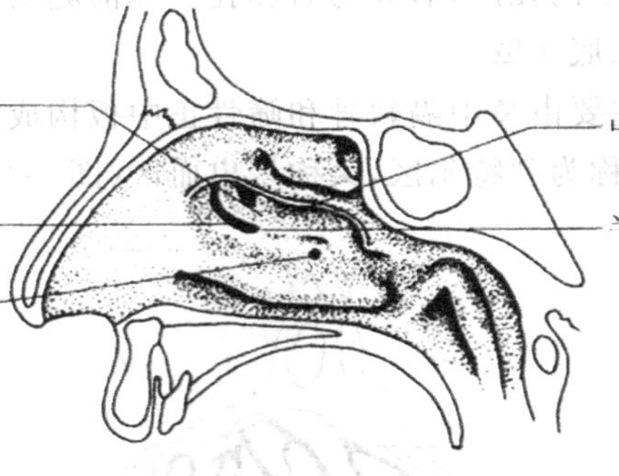

图 1-12　中鼻道解剖结构

上鼻甲和上鼻道：上鼻甲是 3 个鼻甲中最小的一个，亦属筛骨结构，位于鼻腔外侧壁上后部位，前鼻镜检查一般窥不到上鼻甲。上鼻甲后端的后上方有蝶筛隐窝，是蝶窦开口所在。后组筛窦则开口于上鼻道。

各鼻甲与鼻中隔之间的共同狭长腔隙称总鼻道。以中鼻甲游离缘为界，其上方鼻甲与鼻中隔之间的腔隙为嗅裂，亦称嗅沟。嗅沟最上面的一小部分鼻腔黏膜为嗅区黏膜，占鼻腔绝大部分的为呼吸区黏膜，含有丰富的腺体及杯状细胞，其表面有一层黏液痰，对维持鼻腔的生理功能具有重要意义。黏膜下的毛细血管与小静脉之间形成海绵状血窦，具有重要的生理和病理意义。

(3)顶壁：呈穹隆状。前段倾斜上升，为鼻骨和额骨鼻突构成；后段倾斜向下，即蝶窦前壁；中段水平，即为分隔颅前窝的筛骨水平板，属颅前窝底的一部分，板上有许多小孔称筛孔，有嗅丝通过。筛板菲薄而脆，易因外伤或手术误伤导致脑脊液鼻漏或鼻源性颅内并发症。

(4)底壁：即硬腭的鼻腔面，与口腔相隔。前 3/4 由上颌骨腭突构成，后 1/4 由腭骨水平部构成。

(三)鼻窦

鼻窦是鼻腔周围颅骨内的一些含气空腔，一般两侧对称排列，共有 4 对。依其所在颅骨命名，分别为上颌窦、筛窦、额窦和蝶窦。依照窦口所在的位置不同，将鼻窦分为前、后两组：前组鼻窦包括上颌窦、前组筛窦和额窦，分别开口于中鼻道；后组鼻窦包括后组筛窦和蝶窦，前者开口于上鼻道，后者开口位于蝶筛隐窝（图 1-13）。

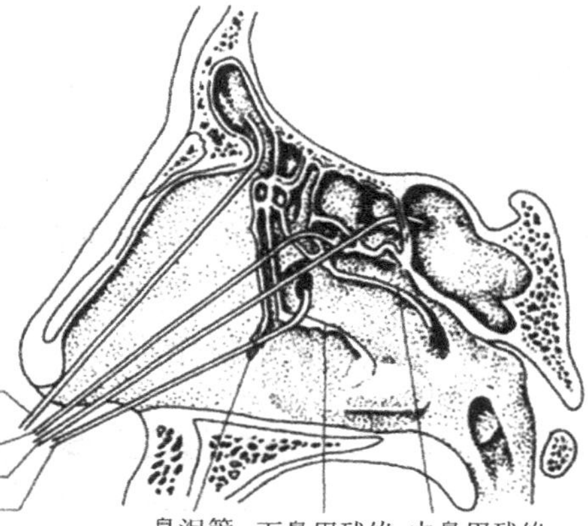

图 1-13　鼻窦开口部位

1.上颌窦

上颌窦位于上颌骨内，为鼻窦中最大者。共有 5 壁：前壁或称面壁，向外下倾斜，骨壁甚薄，在眶下缘下方有一眶下孔，眶下神经及血管通过此孔；后外壁与翼腭窝和颞下窝毗邻，近翼内肌，故上颌窦恶性肿瘤破坏此壁时，此肌受累可致张口受限；上壁为眼眶底壁，故上颌窦疾病和眶内疾病可相互影响；底壁相当于上颌牙槽突，常低于鼻腔底部，与上列第 2 前磨牙和第 1、第 2 磨牙根部关系密切，故牙根感染有时可引起牙源性上颌窦炎；内侧壁即鼻腔外侧壁下部，经上颌窦开口通于中鼻道，因窦口位置较高，不易引流，故易感染成上颌窦炎。

2.筛窦

筛窦又称筛迷路，形似蜂窝状结构，介于鼻腔和眼眶之间，为 4 组鼻窦中解剖关系最复杂、自身变异最多、与毗邻器官联系最密切的解剖结构。筛窦气房视其发育程度不同而异，从 4～17 个到 18～30 个。筛窦被中鼻甲基板分为前组筛窦和后组筛窦，前组筛窦开口引流于中鼻道，后组筛窦开口引流于上鼻道。其外侧壁即眼眶内侧壁，菲薄如纸，称纸样板。因此筛窦病变、外伤及手术可破坏此壁造成眶内并发症。

3.额窦

额窦位于额骨内外两层骨板之间，经额窦中隔分为两侧额窦。前壁为额骨外骨板，较坚厚，含骨髓，炎症或外伤可致骨髓炎。后壁较薄，毗邻颅前窝，额窦黏膜的静脉常通过此壁与硬脑膜静脉相连，故额窦感染可侵入颅内。底壁即为眼眶顶壁和前组筛窦之顶壁，此壁甚薄，炎症时有明显压痛。额窦囊肿亦可破坏此处侵入眶内。底壁内下方有额窦开口，经鼻额管引流到中鼻道前端。

4.蝶窦

蝶窦位于蝶骨体内。外侧壁为颅中窝底的一部分，与海绵窦、颈内动脉和视神经管等毗邻。气化较好的蝶窦，此壁菲薄甚至缺损，使上述结构裸露于窦腔内。手术不慎将出现失明及大出血。顶壁上方为颅中窝底的一部分，呈鞍形，称为蝶鞍，承托垂体。前壁参与构成鼻腔顶的后段和筛窦后壁，有蝶窦开口。下壁即后鼻孔上缘和鼻咽顶，翼管神经孔位于下壁外侧的翼突根部。

二、鼻的生理

(一)鼻腔的生理功能

1.呼吸功能

(1)清洁作用:正常人鼻毛及其生长方向(朝向前外)可以过滤吸入气流中的颗粒状物,并使异物难进易出。鼻毛可阻挡空气中的较大尘粒,黏膜表面的黏液痰能黏附小的尘埃和微生物,借纤毛运动送入咽部吐出或咽下。纤毛运动是维持鼻腔正常生理功能的重要机制。鼻腔分泌的酸性黏液及溶菌酶可抑制和溶解微生物(图 1-14)。

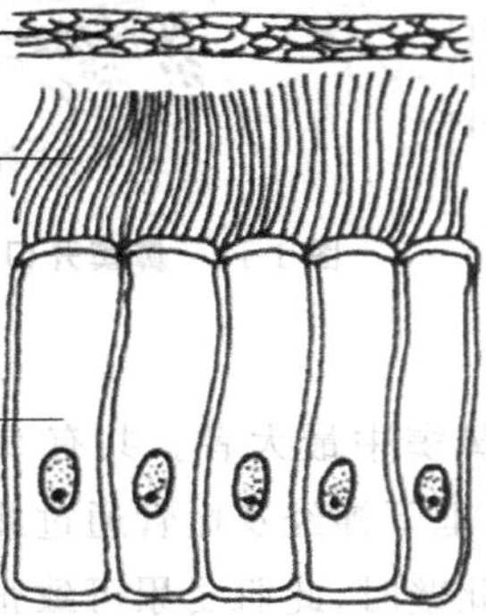

图 1-14　鼻黏膜的黏液痰

(2)温度调节作用:吸入的空气通过鼻腔时,依赖鼻腔黏膜血管(主要是海绵窦)的舒缩作用,使吸入鼻腔的气流保持相对恒定的温度。空气经过鼻腔到达咽部时,可被调节至 32～34 ℃。

(3)湿度调节作用:鼻黏膜中的分泌性上皮(如杯状上皮)的分泌物、各种腺体(如黏液腺、浆液腺、嗅腺等)的分泌物以及毛细血管的渗出维持鼻腔的湿度。鼻黏膜每昼夜分泌1 000 mL 左右的液体,用以提高吸入空气的湿度,有利于肺泡的气体交换和维持呼吸道黏膜的正常纤毛运动。

2.嗅觉功能

嗅觉功能主要依赖嗅区黏膜及其中的嗅细胞。嗅觉起着识别、报警、增进食欲、影响情绪等作用。吸入鼻腔内含有气味的微粒到达嗅区黏膜,刺激嗅细胞产生神经冲动,经嗅神经通路传至嗅觉中枢而感知嗅觉。

3.共鸣作用

鼻腔在发音时起共鸣作用。鼻塞时出现闭塞性鼻音,鼻咽腔闭合不全或不能关闭时可出现开放性鼻音。

(二)鼻窦的生理功能

一般认为,鼻窦对鼻腔的共鸣功能有辅助作用,并可减轻头颅重量,缓冲外来冲击力,对重要器官有一定的保护作用。

第三节　咽的应用解剖及生理

一、咽的应用解剖

咽是呼吸道和消化道上端的共同通道，上宽下窄略呈漏斗状。上起颅底，下至第 6 颈椎。成人全长约12 cm。前方与鼻腔、口腔和喉相通；后壁邻接椎前筋膜；两侧与颈部大血管和神经毗邻。

(一)咽的分部

咽自上而下分为鼻咽、口咽和喉咽三部分(图 1-15)。

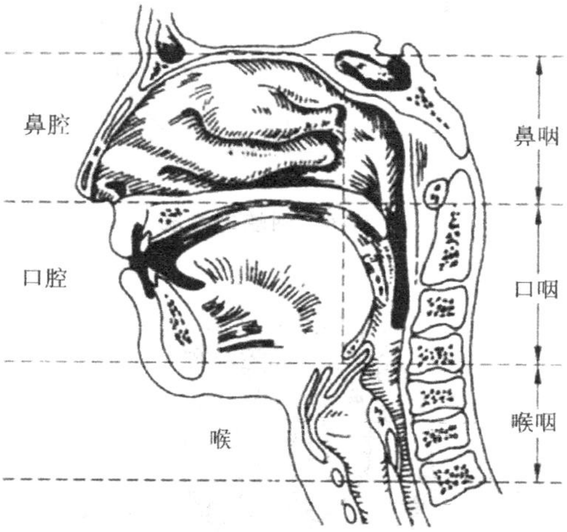

图 1-15　咽的分区

1.鼻咽

鼻咽又称上咽，位于颅底与软腭游离缘平面之间。前方经后鼻孔与鼻腔相通，后壁平对第 1、第 2 颈椎，下方与口咽相通。顶部黏膜下有丰富的淋巴组织集聚，呈橘瓣状，称咽扁桃体，又称腺样体。两侧壁有咽鼓管咽口，此管与中耳腔相通。咽鼓管咽口周围有散在的淋巴组织，称咽鼓管扁桃体。咽口后上方有一半环形隆起，称咽鼓管圆枕。咽鼓管圆枕后上方有一凹陷区，称咽隐窝，较隐蔽，为鼻咽癌好发部位。若腺样体肥大，可堵塞鼻咽腔影响鼻呼吸；若阻塞咽鼓管咽口，可引起听力减退。

2.口咽

口咽又称中咽，为口腔向后方的延续，介于软腭与会厌上缘平面之间，通常所谓咽部即指此区。向前经咽峡与口腔相通。咽峡是指由腭垂，又称悬雍垂和软腭游离缘、舌背、两侧腭舌弓和腭咽弓共同构成的一个环形狭窄部分。腭舌弓和腭咽弓之间为腭扁桃体，在每侧腭咽弓的后方有条状淋巴组织，名咽侧索。咽后壁黏膜下有散在淋巴滤泡。舌根上面有舌扁桃体(图 1-16)。

3.喉咽

喉咽又称下咽，位于会厌上缘与环状软骨板下缘平面之间，上接口咽，下连食管入口。该处有环咽肌环绕，前面与喉腔相通，前面自上而下有会厌、杓会厌皱襞和杓状软骨所围成的入口，称喉口。

在喉口两侧各有一较深的隐窝名为梨状窝，是异物常嵌顿之处。舌根与会厌之间左、右各有一浅窝，称会厌谷，是异物易存留之处。两侧梨状窝之间、环状软骨板之后称环后隙(图 1-17)。

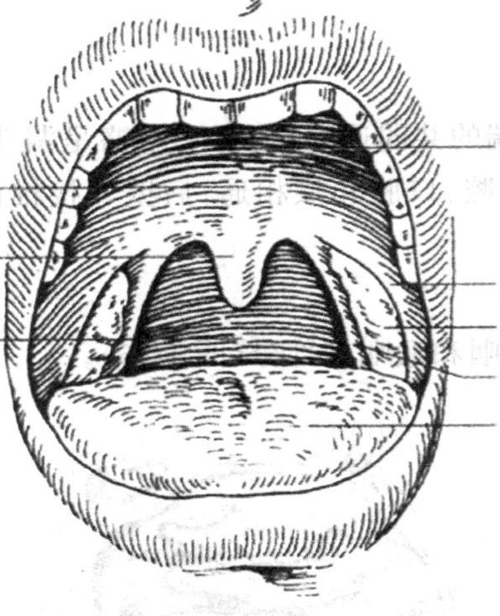

图 1-16 咽峡的组成

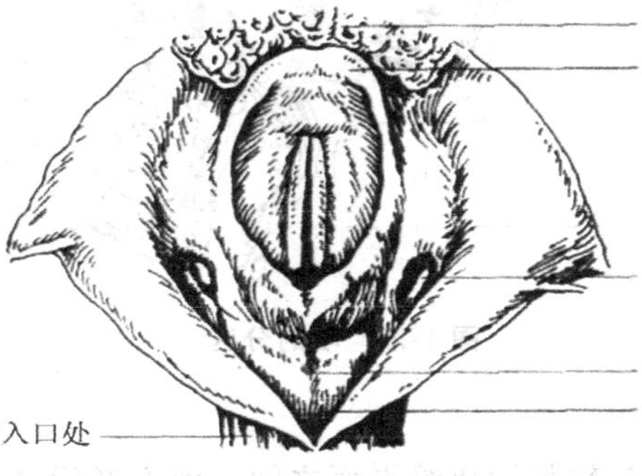

图 1-17 喉 咽

(二)咽壁的构造

咽壁由内向外有 4 层，即黏膜层、纤维层、肌肉层和外膜层。咽壁的肌肉按其功能分为三组，包括咽缩肌组、提咽肌组和腭帆肌组。这些肌肉相互协调，完成吞咽动作并保持咽鼓管正常功能。外膜层即筋膜层，位于咽肌的外层，包绕颈部的肌肉、血管、神经等重要器官和组织。在咽筋膜与邻近的筋膜之间的疏松组织间隙中，较重要的有咽后隙、咽旁隙(图 1-18)。这些间隙的存在，有利于咽腔在吞咽时的运动，协调头颈部的自由活动，获得正常的生理功能。咽间隙的存在既可将病变局限于一定范围之内，又为病变的扩散提供了途径。

1.咽后间隙

咽后间隙位于椎前筋膜和颊咽筋膜之间，上起颅底、下达上纵隔，相当于第 1、第 2 胸椎平面，咽缝将此间隙分为左、右两部分。间隙内有淋巴组织，婴幼儿期有数个淋巴结，儿童期逐渐萎缩，至成人仅有极少淋巴结，引流扁桃体、口腔、鼻腔后部、鼻咽、咽鼓管等部位的淋巴。因此，这些部位的炎症可引起咽后间隙感染，甚至形成咽后间隙脓肿。

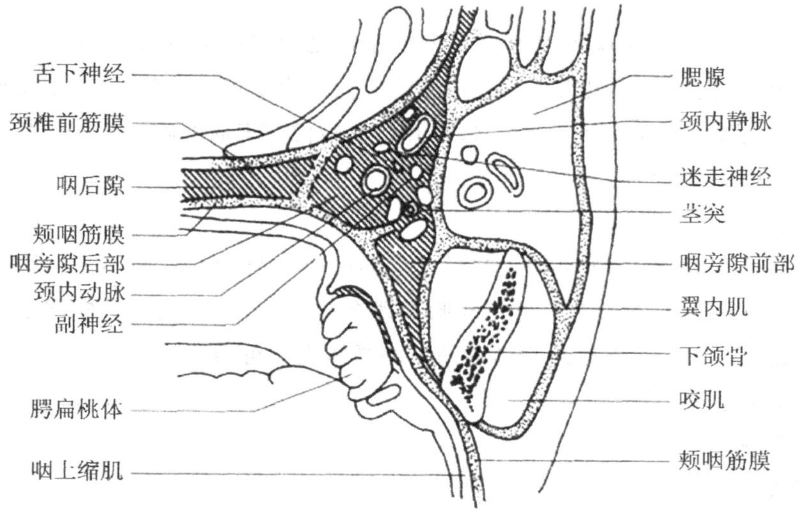

图 1-18　咽部的筋膜间隙

2.咽旁间隙

咽旁间隙位于咽后间隙的两侧，左、右各一，底向上、尖向下，形如锥体。锥底向上至颅底，锥尖向下达舌骨。咽旁间隙可再细分为前隙和后隙，前隙较小，内侧与腭扁桃体毗邻，腭扁桃体炎症可扩散到此间隙；后隙较大，有颈动脉鞘和舌咽神经、迷走神经、舌下神经、副神经及交感神经干通过。

（三）咽的淋巴组织

咽黏膜下淋巴组织丰富，较大淋巴组织团块呈环状排列，称为内环淋巴，又称 Waldeyer 淋巴环，主要由咽扁桃体（腺样体）、腭扁桃体、舌扁桃体、咽鼓管扁桃体、咽后壁淋巴滤泡及咽侧索等组成。淋巴外环包括下颌角淋巴结、下颌下淋巴结、颏下淋巴结、咽后淋巴结等（图 1-19）。内环淋巴可引流到外环淋巴，因此，若咽部的感染或肿瘤不能为内环的淋巴组织所局限，可扩散或转移至相应的外环淋巴结。内环的淋巴组织在儿童期处于增生状态，一般在 10 岁以后开始萎缩退化。

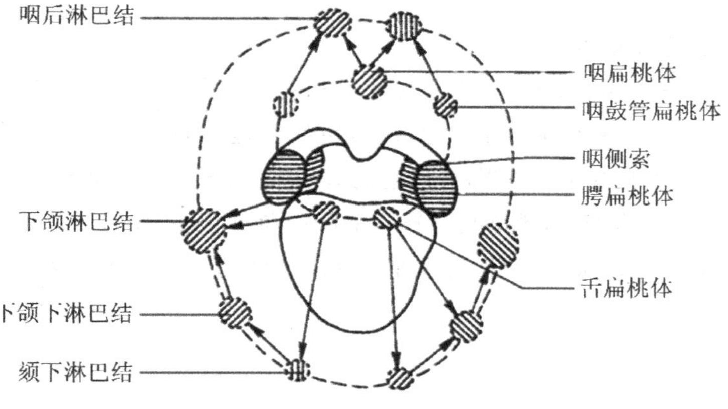

图 1-19　咽淋巴环

1.腭扁桃体

腭扁桃体习惯称为扁桃体，位于腭舌弓和腭咽弓之间的扁桃体窝内，是一对扁卵圆形的淋巴上皮器官，为咽淋巴组织中最大者。其内侧游离面黏膜上皮为鳞状上皮，上皮向扁桃体实质内陷入形成一些分支状盲管，深浅不一，盲管开口在扁桃体表面的隐窝。细菌易在盲管和陷窝内存留繁殖，形成感染病灶。

2.咽扁桃体

咽扁桃体又称腺样体，位于鼻咽顶与后壁交界处，形似橘瓣，表面不平，有5～6条纵行沟裂，细菌易存留于此；在其下端有时可见胚胎期残余的凹陷，称咽囊。腺样体于出生后即已发育，6～7岁时最大，通常10岁以后逐渐萎缩。腺样体肥大可引起鼻阻塞、打鼾等症状；也可影响咽鼓管功能，引发中耳炎。

二、咽的生理

(一)呼吸功能

咽腔是上呼吸道的重要组成部分，黏膜含有丰富的腺体，对吸入的空气有调节温度、湿度及清洁的作用。

(二)吞咽功能

吞咽动作是一种由许多肌肉参加的反射性协同运动。吞咽动作一经发动即不能中止。吞咽中枢可能位于延髓的迷走神经核附近、呼吸中枢上方，其传入神经包括来自软腭、咽后壁、会厌和食管等处的脑神经传入纤维。

(三)防御保护功能

防御保护功能主要通过咽反射来完成：一方面，协调的吞咽反射，可封闭鼻咽和喉咽，在吞咽或呕吐时，避免食物吸入气管或反流鼻腔；另一方面，当异物或有害物质接触咽部，会发生恶心、呕吐，有利于异物及有害物质的排除。

(四)言语形成功能

言语形成功能咽腔为共鸣腔之一。发音时，咽腔和口腔可改变形状，产生共鸣，使声音清晰、和谐、悦耳，并由软腭、口、舌、唇、齿等协同作用，构成各种言语。其中，软腭的活瓣作用尤为重要。

(五)扁桃体的免疫功能

人类的扁桃体、淋巴结、消化道集合淋巴小结和阑尾等均属末梢免疫器官。扁桃体为外周免疫器官，其生发中心含有各种吞噬细胞，同时可以制造具有自然免疫力的细胞和抗体，如T细胞、B细胞、吞噬细胞及免疫球蛋白等，它们对从血液、淋巴或其他组织侵入机体的有害物质具有防御作用。在儿童期，扁桃体具有特殊活跃的免疫功能。3～5岁时，因接触外界变应原的机会多，扁桃体显著增大，不应视为病理现象，可能是免疫活动的征象。青春期后，扁桃体组织逐渐缩小。

第四节　喉的应用解剖及生理

一、喉的应用解剖

喉是呼吸道的门户，位于舌骨之下的颈前正中部，上通喉咽腔，下接气管。在成人相当于第3～6颈椎平面之间。喉由软骨、肌肉、韧带、纤维组织和黏膜等构成，其形状呈锥形管腔(图1-20)。

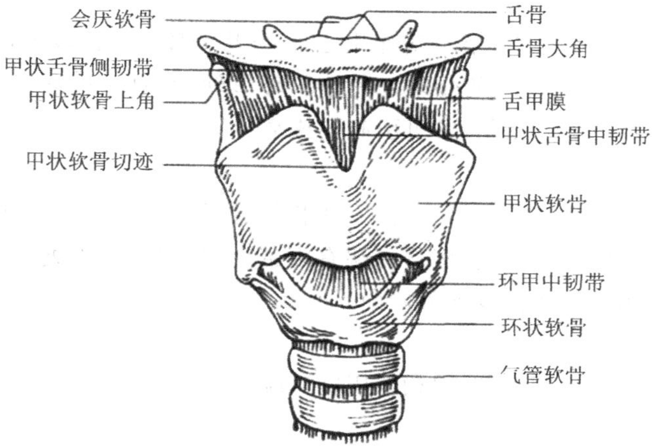

图1-20　喉的前面观

(一)喉软骨

构成喉支架的软骨共有11块(图1-21)。会厌软骨、甲状软骨、环状软骨为单一软骨，杓状软骨、小角软骨、楔状软骨及麦粒软骨左、右各一个。喉软骨间由纤维韧带连接。

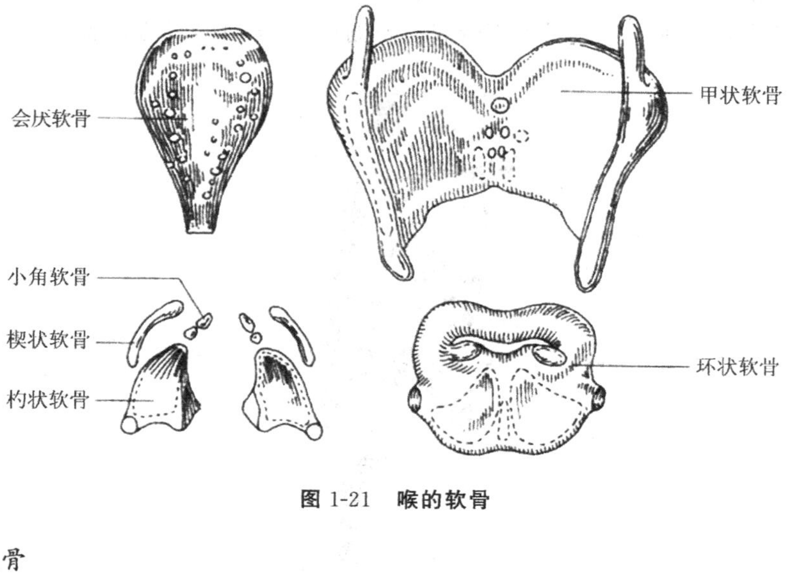

图1-21　喉的软骨

1.会厌软骨

会厌软骨通常呈叶片状，上宽下窄，稍卷曲，其上有一些小孔，使会厌喉面和会厌前间隙相连。会厌软骨位于喉的上部，其表面覆盖黏膜，构成会厌。吞咽时会厌盖住喉入口，防止食物进入喉腔。会厌可分为舌面和喉面。舌面组织疏松，易患会厌炎。儿童时期会厌呈卷叶状，质较软。

2.甲状软骨

甲状软骨为喉部最大软骨。由两块对称的四边形甲状软骨板在前方正中融合而成，和环状软骨共同构成喉支架的主要部分。甲状软骨正中上方呈 V 形陷凹，称甲状软骨切迹，是颈部中线的标志。成年男性此切迹下方向前突出，称为喉结。左、右侧软骨板后缘分别向上、向下延伸，形成上角和下角。

3.环状软骨

环状软骨位于甲状软骨之下，第 1 气管环之上，形状如环。前部较窄，称环状软骨弓；后端宽，称环状软骨板。此软骨是喉气管中唯一完整的环形软骨，对保持喉气管的通畅至关重要。如果外伤或疾病引起环状软骨损伤，常可引起喉狭窄。

4.杓状软骨

杓状软骨形如三棱锥体，左、右各一，位于环状软骨板上缘。底部和环状软骨之间形成环杓关节，其运动使声带张开或闭合。底部前端有声带突，为声带附着处。底部外侧为肌突，有环杓后肌和环杓侧肌附着其后部及前外侧面。

5.小角软骨

小角软骨位于杓状软骨的顶部，居杓会厌襞后端。

6.楔状软骨

楔状软骨位于两侧杓会厌襞中，在小角软骨之前，可能缺如。

(二)喉肌

喉肌分为喉内肌和喉外肌两组(图 1-22)。喉外肌位于喉的外部，将喉与周围结构相连接，有固定喉和牵拉喉体上升或下降的功能。喉内肌是与声带运动有关的肌肉。按其功能分为以下四组。

(1)使声门张开的肌肉：主要来自环杓后肌，该肌起自环状软骨背面的浅凹，止于杓状软骨肌突的后面。该肌收缩使杓状软骨的声带突向外侧转动，将声门裂的后端分开，开大声门。

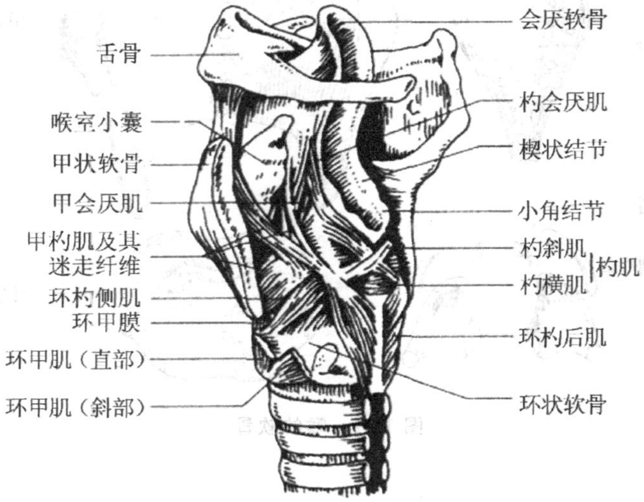

图 1-22　喉的肌肉

(2)使声门关闭的肌肉:其中有环杓侧肌和杓肌。环杓侧肌起于环状软骨弓上缘,止于杓状软骨肌突的前面。杓肌附着在两侧杓状软骨上。环杓侧肌和杓肌收缩使声带内收声门闭合。

(3)使声带紧张和松弛的肌肉:包括甲杓肌和环甲肌。甲杓肌收缩使声带松弛,并且该肌的紧张度与发音的音调相关。环甲肌收缩时以环甲关节为支点,使甲状软骨和环状软骨弓接近,从而拉紧甲杓肌,使声带紧张度增加。

(4)使会厌活动的肌群:包括使喉入口关闭的杓会厌肌和使喉入口开放的甲状会厌肌,会厌游离缘两侧杓会厌皱襞及杓区构成喉入口,杓会厌肌收缩将会厌拉向后下方,使喉入口关闭。甲状会厌肌收缩将会厌拉向前上方使喉入口开放。

(三)喉腔

喉腔上界为喉入口,下界相当于环状软骨下缘。被声带分隔成声门上区、声门区和声门下区(图 1-23)。

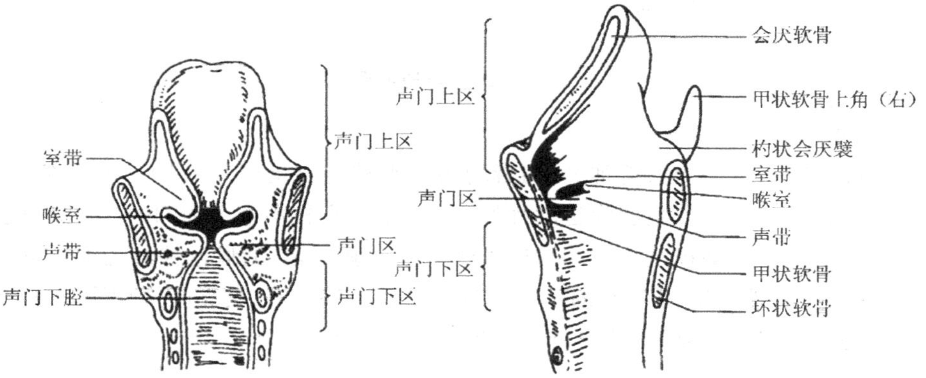

图 1-23　喉腔的分区

1.声门上区

声带上缘以上的喉腔称为声门上区,其上界为由会厌游离缘、杓会厌襞及杓状软骨间切迹组成的喉入口。前壁为会厌软骨,后壁为杓状软骨,两侧为杓会厌襞。声带上方与之平行的皱襞为室带,亦称假声带。声带和室带之间开口呈椭圆形的腔隙称为喉室。其前端向上向外延展成一小憩室,名喉室小囊。囊内有黏液腺分泌黏液,润滑声带。喉前庭位于喉入口与室带之间。

2.声门区

两侧声带之间的区域称之为声门区。声带左、右各一,在室带下方,由黏膜、声韧带、肌肉构成白色带状组织,边缘整齐。声带张开时,出现一个顶向前的等腰三角形的裂隙称声门裂,简称声门,为喉腔最狭窄处。

3.声门下区

位于声带下缘和环状软骨下缘之间,声门下区和气管相连。该腔上小下大。幼儿期该区黏膜下组织疏松。炎症时容易发生水肿,常引起喉阻塞。

(四)喉的淋巴

喉的淋巴以声门区为界,分为声门上区组和声门下区组(图 1-24)。声门上区的组织中有丰富的淋巴管,汇集于杓会厌皱襞后形成较粗大的淋巴管,主要进入颈内静脉周围的颈深上淋巴结,有少数淋巴管汇入颈深下淋巴结或副神经淋巴结链。声门区几乎没有深层淋巴组织,故将声门上区和声门下区的淋巴系统隔开。声门下区组织中的淋巴管较少,汇集后通过环甲膜,进入颈深下淋巴结下群及气管前淋巴结。通常喉部的淋巴引流按区分开,左、右不交叉。

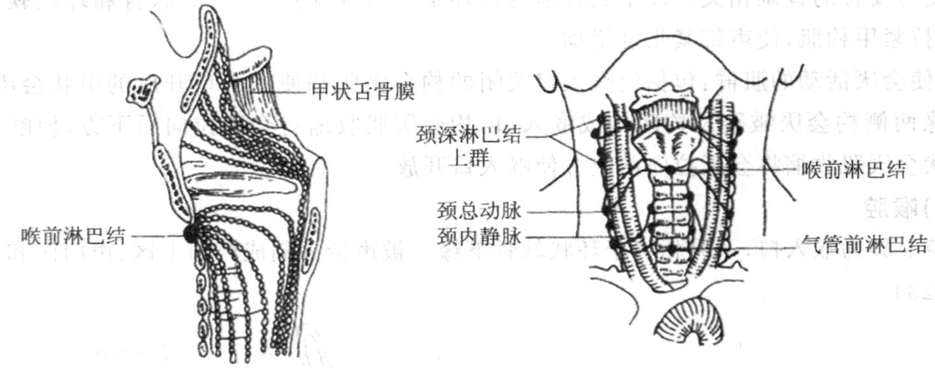

图 1-24 喉的淋巴

(五)喉的神经

喉的神经有喉上神经和喉返神经,两者均为迷走神经分支(图 1-25)。喉上神经于舌骨大角平面,分为内、外支。外支主要为运动神经,支配环甲肌和咽下缩肌,内支主要为感觉神经。喉返神经是喉的主要运动神经。左侧喉返神经绕主动脉弓,右侧喉返神经绕锁骨下动脉,继而上行,支配除环甲肌外的喉内各肌的运动。同时也有一些感觉支支配声门下区黏膜的感觉。左侧喉返神经的径路较右侧长,故临床上受累机会也较多。

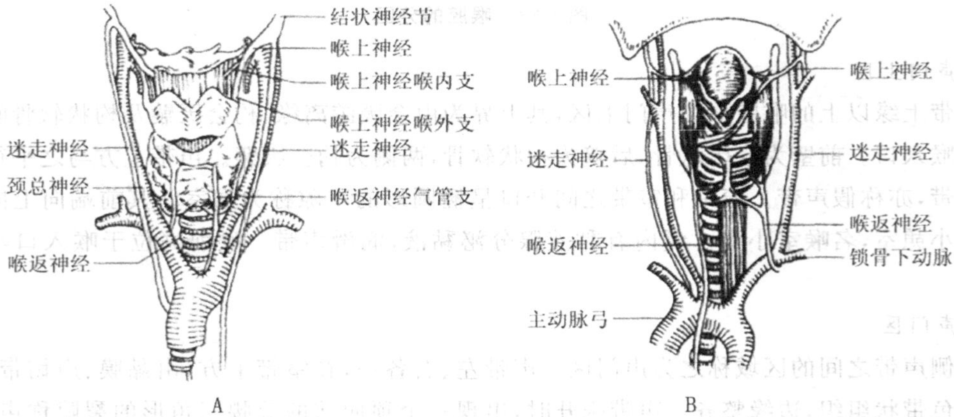

图 1-25 喉的神经

A.正面观;B.背面观

二、喉的生理

(一)呼吸功能

喉腔是呼吸的通道,喉的声门裂又是呼吸通道最狭窄处。声带的内收或外展,可调节声门裂大小。声门大小的改变又可调节呼吸。当人们运动时声带外展,声门裂变大,以便吸入更多的空气。反之，安静时所需吸入的空气减少，声门裂就变小。声带运动是受中枢神经系统反射作用调节进而来维持正常的呼吸功能。

（二）发声功能

喉是发声器官，人发声的主要部位是声带。呼出的气流冲击内收的声带使之振动而发出基音。其音调的高低与声带振动频率有关，其频率又受声带的长度、张力、质量和呼出气体的强弱有关。声音的强度与肺部呼出气体和声门下气压成正比。发出的基音，受咽、口、鼻、鼻窦、气管及肺等器官的共鸣作用影响而使之发生变化，又由舌、唇、牙及软腭协调配合而完成语言构成。

（三）保护功能

喉的杓状会厌襞、室带、声带具有括约肌作用，分别形成 3 道防线，防止误吸。吞咽时，喉被上提，会厌向后下盖住喉入口，形成保护下呼吸道第 1 道防线。此时两侧室带内收向中线靠拢，形成第 2 道防线。还有声带内收、声门闭合，形成第 3 道防线。喉上部黏膜非常敏感，稍受刺激即刻引起反射性咳嗽，将异物或痰咳出。喉黏膜还有加温和湿润吸入空气的作用。

（四）屏气功能

当机体在完成咳嗽、排便、分娩、举重物等生理功能时，需增加胸腔和腹腔内的压力。此时声带内收、声门紧闭，这就是屏气。声门紧闭的时间随需要而定，如咳嗽时声门紧闭时间短，排便、分娩、举重物等时声门紧闭时间较长。

第二章　耳鼻咽喉病的常规检查

第一节　耳的检查法

一、耳郭及耳周检查法

耳郭的检查以望诊和触诊为主。注意有无以下异常。

1.耳郭畸形

多为先天性。包括以下几种。

(1)副耳郭:又称副耳,最常见。其耳郭正常,在耳屏的前方或后方有皮赘,触诊可初步确定副耳内有无软骨。

(2)招风耳:由于耳轮和舟状窝向前下倾斜造成耳郭整体前倾。

(3)猿耳:耳轮后上部位突出呈三角状。

(4)小耳:耳郭发育不全,常伴外耳道、中耳或内耳畸形。小耳畸形分为 3 级:Ⅰ级主要为耳郭小,外耳道部分闭锁;Ⅱ级伴中耳畸形;Ⅲ级伴内耳畸形。

(5)先天性耳前瘘管:多在耳轮脚前有瘘口,有时能挤压出白色皮脂样物,炎症时瘘管周围红肿,化脓期间有波动感,严重时脓肿破溃,其下为耳前瘘管感染的基床。

2.耳郭囊肿

耳甲腔或耳甲艇局限性隆起,伴从耳郭背面光照时透光阳性是耳郭假性囊肿积液的表现。化脓性耳郭囊肿可见耳郭皮肤充血,囊肿隆起、压痛、发热,穿刺可抽出脓性分泌物。

3.耳郭炎症

皮肤红肿、触痛,有簇状疱疹多为带状疱疹。伴同侧周围性面瘫或耳聋、眩晕等表现时称 Hunt 综合征。

4.其他

耳后骨膜下脓肿,耳后沟消失、肿胀,有波动感,并将耳郭向前外方推移,应考虑为化脓性中耳乳突炎的颅外并发症。弥漫性耳郭红肿呈暗红色,是耳郭软骨膜炎的表现,常常是由于耳郭冻伤和外伤的结果,后期耳郭变形挛缩。耳屏前压痛尤其是张口痛和压痛,应考虑为颞下颌关节炎或颞下颌关节功能紊乱。

二、外耳道及鼓膜检查法

患者受检耳朝正面,检查者相对而坐,检查用光源置于患者头部左上方,调整额镜的反光焦点投照于患者外耳道口。

(一)徒手检查法

由于外耳道呈弯曲状,应用单手亦可用双手将耳郭向后、上、外方轻轻牵拉,使外耳道变直;同时可用示指将耳屏向前推压,使外耳道口扩大,以便看清外耳道及鼓膜。婴幼儿外耳道呈裂隙状，检查时应向下牵拉耳郭，方能使外耳道变直。检查外耳道时，首先应牵拉耳郭，如出现牵拉痛，常常伴外耳道软骨部局限性红肿，是外耳道疖肿的表现。外耳道耵聍为黄白色，一般为片状，有部分人的耵聍为褐色或酱油色液状呈油性耵聍，当耵聍堆积成团后经常为褐色硬块，须用3%碳酸氢钠滴耳液软化后再清理。外耳道炎皮肤弥漫性红肿。外耳道黑污状物或黄白色片状分布的污物常为外耳道真菌感染的表现。外耳道有脓液时，早期化脓性中耳炎的脓液为透明稀薄，慢性化脓性为黏稠脓液并有臭味。需将脓液彻底洗净、拭干，以便窥清鼓膜。外耳道无黏液腺，当拭出黏液或黏脓时应考虑为中耳疾病，并有鼓膜穿孔。

(二)耳镜检查法

应用耳镜撑开狭窄弯曲的耳道，避开耳道软骨部耳毛，保证光源照入。耳镜管轴方向与外耳道长轴一致，以便窥见鼓膜。骨性耳道缺乏皮下脂肪，无伸缩性，故耳镜前端勿超过软骨部，以免引起疼痛。耳镜检查可采用双手法或单手法。

察看鼓膜需要调整耳镜的方向，方能看到鼓膜的各个部分。可先找到鼓膜脐及前下方的光锥，然后相继观察锤骨柄、短突及前、后皱襞，区分鼓膜的松弛部和紧张部。正常鼓膜呈半透明乳白色，急性炎症时鼓膜充血、肿胀。鼓室内有积液时，鼓膜色泽呈橘黄、琥珀或灰蓝色，透过鼓膜可见液平面或气泡。鼓室硬化症时鼓膜增厚，或萎缩变薄，出现钙斑。胆固醇肉芽肿或颈静脉球高位、颈静脉球瘤表现为蓝鼓膜。鼓膜表面肉芽，须用鼓气耳镜鼓气观察，如肉芽伴随鼓膜运动是慢性肉芽型鼓膜炎的表现。大疱性鼓膜炎在鼓膜表面特别是松弛部有暗红色疱疹。

鼓膜穿孔按其位置分为紧张部穿孔和松弛部穿孔、边缘性穿孔和中央性穿孔。急性化脓性中耳炎穿孔仅为针尖样大小，可见有液体搏动，临床称“灯塔征”。无脓液时可用鼓气耳镜观察。

慢性化脓性中耳炎紧张部穿孔围绕锤骨柄呈肾形，锤骨柄有时赤裸，严重时无残余边缘，锤骨柄亦腐蚀。后天原发性胆脂瘤早期在松弛部仅有黄白色饱满感，鼓膜逐渐出现穿孔。通过穿孔的鼓膜，可观察到鼓室黏膜是否充血、水肿，鼓室内有无肉芽、钙质硬化灶、息肉或胆脂瘤等，胆脂瘤为白色片状脱落鳞状上皮堆积成团，潮湿时如豆渣样，有腐臭味。

为了判断鼓膜运动度以及难以观察的小穿孔，需要借助具有放大和鼓气功能的耳镜。最常用的是鼓气耳镜，即在漏斗型耳镜后端安装一放大镜，在耳镜的一侧通过一细橡皮管与橡皮球连接。检查时，将鼓气耳镜与外耳道皮肤贴紧，然后通过反复挤压、放松橡皮球，在外耳道内交替产生正、负压，引起鼓膜向内、向外的运动。鼓室积液或鼓膜穿孔时鼓膜活动度降低或消失，咽鼓管异常开放和鼓膜菲薄时鼓膜活动度明显增强。鼓气耳镜检查可发现细小的、一般耳镜下不能发现的穿孔，通过负压吸引作用还可使一般检查时不能见及的脓液从小的穿孔向外流出。

使用自带光源和放大镜电耳镜检查，能观察鼓膜较细微的病变如扩张的微血管等。电耳镜便于携带，适用于卧床患者及婴幼儿。电耳镜与鼓气耳镜的结合，携带方便，适合动态观察鼓膜。

三、咽鼓管功能检查法

咽鼓管功能障碍与许多中耳疾病的发生、发展及预后有关。咽鼓管功能检查是耳科检查法中的重要内容之一。检查咽鼓管功能的方法很多，且因鼓膜是否穿孔而异。常用的方法如下。

(一)鼓膜完整者咽鼓管功能检查法

1.吞咽试验法

(1)听诊法:将听诊器前端的体件换为橄榄头,置于受试者外耳道口,然后请受试者做吞咽动作。咽鼓管功能正常时,检查者经听诊管可听到轻柔的"嘘嘘"声。

(2)观察鼓膜法:请受试者做吞咽动作,此时观察其鼓膜,若鼓膜可随吞咽动作而向外运动,示功能正常。此法简单易行,无须特殊设备,但较粗糙,准确性差。

2.咽鼓管吹张法

本法可粗略估计咽鼓管是否通畅,亦可作治疗用。

(1)瓦尔萨尔法:瓦尔萨尔法又称捏鼻闭口鼓气法。受试者以手指将两鼻翼向内压紧、闭口,同时用力鼓气。咽鼓管通畅者,此时气体经鼻咽部循两侧咽鼓管咽口冲入鼓室,检查者可从听诊管内听到鼓膜的振动声,或可从耳镜看到鼓膜向外运动。

(2)波利策法:波利策法适用于小儿。嘱受试者含一口水,检查者将波氏球前端的橄榄头塞于受试者一侧前鼻孔,另侧前鼻孔以手指紧压之。告受试者将水咽下,于吞咽之际,检查者迅速紧压橡皮球。咽鼓管功能正常者,在此软腭上举、鼻咽腔关闭,同时咽鼓管开放的瞬间,从球内压入鼻腔的空气即可逸入鼓室,检查者从听诊管内可听到鼓膜振动声。

(3)导管吹张法:导管吹张法的原理是通过一根插入咽鼓管咽口的咽鼓管导管,向咽鼓管吹气,同时借助连接于受试耳和检查者耳的听诊管,听诊空气通过咽鼓管时的吹风声,由此来判断咽鼓管的通畅度。咽鼓管导管前端略弯曲,头端开口呈喇叭状;其尾端开口外侧有一小环,位置恰与导管前端的弯曲方向相反,可指示前端的方向。

操作前先清除受试者鼻腔及鼻咽部的分泌物,鼻腔以1%麻黄碱溶液和1%丁卡因收缩、麻醉。

圆枕法:操作时检查者手持导管尾端,前端弯曲部朝下,插入前鼻孔,沿鼻底缓缓伸入鼻咽部。当导管前端抵达鼻咽后壁时,将导管向受检侧旋转90°,并向外缓缓退出少许。此时导管前端越过咽鼓管圆枕,落入咽鼓管咽口处,再将导管向外上方旋转约45°,并以左手固定导管,右手将橡皮球对准导管尾端开口吹气数次。同时经听诊管听诊,判断咽鼓管是否通畅。咽鼓管通畅时,可闻轻柔的吹风样"嘘嘘"声及鼓膜振动声。咽鼓管狭窄时,则发出断续的"吱吱"声或尖锐的吹风声,无鼓膜振动声,或虽有振动声但甚轻微。咽鼓管完全阻塞或闭锁,或导管未插入咽鼓管咽口,则无声音可闻及。鼓室如有积液可听到水泡声。鼓膜穿孔时,检查者有"空气吹入自己耳内"之感。吹张完毕,将导管前端朝下方旋转,顺势缓缓退出。

鼻中隔法:①同侧法。经受测耳同侧鼻腔插入导管,导管前端抵达鼻咽后壁后,将导管向对侧旋转90°,缓缓退出至有阻力感时,示已抵达鼻中隔后缘。此时,再将导管向下、向受检侧旋转180°,其前端即进入咽鼓管咽口。②对侧法。若受检侧因鼻甲肥大或鼻中隔偏曲而导管不易通过时,可从对侧鼻腔插入导管,抵达鼻咽后壁后,向受检侧旋转90°,退出至鼻中隔后缘,再向上旋转45°。同时使前端尽量伸抵受检侧,亦可进入咽鼓管咽口。

注意事项:①导管插入和退出时,动作要轻柔,顺势送进或退出,切忌使用暴力,以免损伤鼻腔或咽鼓管口的黏膜。②吹气时用力要适当,用力过猛可致鼓膜穿孔。特别当鼓膜有萎缩性瘢痕时,更应小心。③鼻腔或鼻咽部有脓液、痂皮时,吹张前应清除。

禁忌证：①急性上呼吸道感染。②鼻腔或鼻咽部有脓性分泌物、脓痂而未清除者。③鼻出血。④鼻腔或鼻咽部有肿瘤、异物或溃疡者。

3.声导抗仪检查法

负压检测法是用声导抗的气泵压力系统检测吞咽对外耳道压力的影响。检查时将探头置于外耳道内，密封、固定。把压力调节到－1.96 kPa（－200 mmH_2O），嘱受检者吞咽数次。正常者吞咽数次后压力即趋于正常（约 0 kPa）。若吞咽数次后不能使负压下降到－1.47 kPa（－150 mmH_2O）者，提示咽鼓管通畅不良；若吞咽一次压力即达 0 kPa 者示咽鼓管异常开放。

比较捏鼻鼓气法或捏鼻吞咽法前后的鼓室导抗图，若峰压点有明显的移动，说明咽鼓管功能正常，否则为功能不良。

4.咽鼓管纤维内镜检查法

咽鼓管纤维内镜直径为 0.8 mm，可自咽鼓管咽口插入通过向咽鼓管吹气而使其软骨段扩张，观察其黏膜病变情况。

(二)鼓膜穿孔者咽鼓管功能检查法

1.鼓室滴药法

通过向鼓室内滴（注）入有味、有色或荧光素类药液，以检查咽鼓管是否通畅。本法尚能了解其排液、自洁能力。检查时受试者仰卧，患耳朝上。

滴药种类：①有味药液：向外耳道内滴入 0.25％氯霉素水溶液等有味液体，鼓膜小穿孔者须按压耳屏数次，然后请受试者做吞咽动作，并注意是否尝到药味并记录其出现的时间。②显色药液：向外耳道内滴入如亚甲蓝等有色无菌药液，用纤维鼻咽镜观察咽鼓管咽口，记录药液从滴入到咽口开始显露药液所经历时间。

2.荧光素试验法

将 0.05％荧光素生理盐水 1～3 mL 滴入外耳道内，请受试着做吞咽动作 10 次，然后坐起；用加滤光器的紫外灯照射咽部，记录黄绿色荧光在咽部出现的时间。10 分钟内出现者示咽鼓管通畅。

3.咽鼓管造影术

将 35％碘造影剂滴入外耳道，经鼓膜穿孔流入鼓室。然后在外耳道口经橡皮球打气加压，或让碘液自然流动，通过咽鼓管进入鼻咽部。同时作 X 线片或 X 线电影录像，可了解咽鼓管的解剖形态、有无狭窄或梗阻及其位置和自然排液功能等。

4.鼓室内镜检查法

用直径 2.7 mm 30°或 70°斜视角的硬管鼓室内镜可观察咽鼓管鼓室口的病变。

此外，还有咽鼓管声测法、咽鼓管光测法、压力舱检查法等。

四、音叉试验

音叉试验是门诊最常用的基本听力检查法，用于初步判定与鉴别耳聋性质，但不能判断听力损失的程度。音叉检查可验证电测听结果的正确性。音叉结构由两个振动臂（叉臂）和一个叉柄组成，为钢制或合金材料所制。每套为 5 个音叉，分别是 C_{128}、C_{256}、C_{512}、C_{1024}、C_{2048}，分别发出不同频率的纯音，其中最常用的是 C_{256} 及 C_{512}。检查气导（AC）听力时，检查者手持叉柄，向另一手掌的鱼际肌或肘关节处轻轻敲击叉臂（不要敲击过响以免产生泛音影响检查结果）。

将振动的两叉臂末端与耳道口置于同一平面 1 cm 处呈三点一线。检查骨导(BC)时，应将叉柄末端的底部压置于颅面骨上或鼓窦区。

(一)林纳试验

林纳试验(RT)又称气骨导比较试验，通过比较同侧耳气导和骨导听觉时间判断耳聋的性质。先测试骨导听力，当听不到音叉声时，立即测同侧气导听力。也可先测气导听力，气导消失时立即测同耳骨导听力。气导听力时间大于骨导时间(气导＞骨导)，为阳性(＋)。骨导时间大于气导时间(骨导＞气导)，为阴性(－)。气导与骨导相等，以"(±)"示之。结果评价：听力正常者，C_{256} 音叉测试时，气导较骨导长 2 倍。(＋)为正常或感音神经性聋，(－)为传导性聋，(±)为中度传导性聋或混合性聋。

连续音叉气骨导比较试验用于判断耳硬化患者镫骨底板是否固定。方法是用 5 个倍频程音叉分别做气骨导比较试验。镫骨底板完全固定者，各频程音叉都呈(－)。

(二)韦伯试验

韦伯试验(WT)又称骨导偏向试验，用于比较受试者两耳的骨导听力。方法：取 C_{256} 或 C_{512} 音叉，敲击后将叉柄底部紧压于颅面中线上任何一点(多为前额或颏部)，以"→"标明受试者判断的骨导偏向侧，而以"＝"示两侧相等。结果评价："＝"示听力正常或两耳听力损失相等；偏向耳聋较重侧，示病耳为传导性聋，偏向健侧示病耳为感音神经性聋。

(三)施瓦巴赫试验

施瓦巴赫试验(ST)又称骨导比较试验，用于比较受试者与正常人(一般是检查者本人)的骨导听力。方法：当正常人骨导消失后，迅速测受试者同侧骨导听力，再按反向测试。受试者耳骨导较正常人延长为(＋)，缩短为(－)，(±)示两者相似。结果评价：(＋)为传导性聋，(－)为感音神经性聋，(±)为正常。

(四)盖莱试验

盖莱试验(GT)用于检查其镫骨底板是否活动。方法：将鼓气耳镜置于外耳道内，当橡皮球向外耳道内交替加减压力的同时，将振动音叉的叉柄底部置于鼓窦区。若镫骨活动正常，受试者感觉到随耳道压力的变化一致的音叉声强弱变化，为阳性(＋)，反之为阴性(－)。耳硬化或听骨链固定者为阴性。

第二节　鼻及鼻窦的检查法

一、耳鼻咽喉检查所需的基本设备

耳鼻咽喉头颈外科检查室的基本要求：一般应配有检查台、光源、额镜、头灯(最好用冷光源头灯)以及常用的检查器械。

条件较好的医院可配备耳鼻咽喉头颈外科多功能综合治疗台，其优点是：将常用器械及功能(如吸引及清洗系统)集中于一体，主体可随意升降、旋转，便于操作。如果在此基础上再配置耳鼻咽喉内镜、显微镜、图像显示及处理系统，则更为实用。可在综合治疗台放置常用药品，如 70%乙醇溶液、3%过氧化氢溶液、1%麻黄碱滴鼻液、1%～2%丁卡因溶液、30%～50%三氯醋酸溶液及1%甲紫等。

戴镜对光是耳鼻咽喉头颈外科医师的一项基本操作。对光时须注意：①保持瞳孔、镜孔、反光焦点和检查部位成一直线。②单眼视，但另眼不闭。

二、外鼻及鼻腔的检查法

（一）病史询问

鼻腔、鼻窦的病变与某些全身疾病互为影响，故应重视患者主诉，如鼻部疾病常见的症状（如鼻塞、流涕、鼻出血、局部疼痛及头痛、打喷嚏、嗅觉障碍、鼻音等）、全身疾病在鼻部的表现等，并了解患者的现病史、既往史、家族史和个人生活史。

受检者体位：端坐，腰靠检查椅背，上身稍前倾，两手置膝上，腰直，头正。检查不合作的小儿，应由家属或助手抱住，坐于检查椅上。

（二）外鼻检查法

观察外鼻的形态（如有无外鼻畸形，前鼻孔是否狭窄等）、鼻翼是否一侧隆起（如鼻前庭囊肿）、颜色（如早期酒渣鼻时皮肤潮红）、活动（如面神经瘫痪时鼻翼塌陷及鼻唇沟变浅）等。有时须触诊（如鼻骨骨折时鼻骨的下陷、移位，鼻窦炎时的压痛点，鼻窦囊肿时的乒乓球样弹性感等）。还须注意患者有无开放性鼻音或闭塞性鼻音。

（三）鼻腔检查法

1.鼻前庭检查法

（1）徒手检查法：以拇指将鼻尖抬起并左、右活动，利用反射的光线观察鼻前庭的情况。

（2）前鼻镜检查法：适用于鼻孔狭窄、鼻翼塌陷等患者。先将前鼻镜的两叶合拢，与鼻腔底平行伸入鼻前庭，勿超过鼻阈，然后将前鼻镜的两叶轻轻上下张开，抬起鼻翼，扩大前鼻孔，按下述三种头位顺序检查。

第1头位：患者头面部呈垂直位或头部稍低，观察鼻腔底、下鼻甲、下鼻道、鼻中隔前下部分及总鼻道的下段。

第2头位：患者头稍后仰，与鼻底成30°，检查鼻中隔的中段以及中鼻甲、中鼻道和嗅裂的一部分。

第3头位：头部继续后仰30°，检查鼻中隔的上部、中鼻甲前端、鼻丘、嗅裂和中鼻道的前下部。

检查过程中需要注意几个问题：①正常鼻甲形态与鼻黏膜色泽。正常鼻甲呈特殊的几何构筑，表面光滑，从下向上3个鼻甲依次后退1/3，3个鼻甲及其与鼻中隔之间均分别有一定距离；被覆于鼻甲的黏膜呈淡红色、光滑、湿润，如以棉签轻触下鼻甲，可感觉到黏膜柔软而具弹性，各鼻道均无分泌物积聚。②辅助检查。如鼻甲肿胀或肥大，可用1%麻黄碱滴鼻液或其他鼻用减充血药喷雾，以达到收敛鼻黏膜之目的。

（3）阳性体征：鼻甲充血、水肿、肥大、干燥及萎缩等，鼻道中分泌物积聚（应进一步区分其性质），鼻中隔病变（偏曲或骨嵴、骨棘、穿孔）、异物、息肉或肿瘤等。

2.后鼻镜检查法

后鼻镜检查可弥补前鼻镜检查的不足。利用间接鼻咽镜、纤维鼻咽镜分别经口及鼻腔，检查后鼻孔及鼻甲和鼻道的形态、颜色、分泌物等，是耳鼻咽喉科的一项基本操作。

三、鼻窦检查法

鼻窦位置深在而隐蔽,常规前鼻镜和后鼻镜检查,配合体位引流、上颌窦穿刺等,可以直接或间接发现许多病变。

前鼻镜及后鼻镜检查目的有以下两点:①观察鼻道中分泌物的颜色、性质、量、引流来源等。如前组鼻窦炎时,脓性分泌物常自中鼻道流出,后组鼻窦炎则常从嗅裂处流向后鼻孔,是临床上以鼻涕倒流为主诉的常见疾病之一。②中鼻道及嗅裂是重点检查部位,注意各鼻道内有无息肉或新生物,鼻甲黏膜有无肿胀或息肉样变。钩突变异及筛泡肥大是慢性鼻窦炎常见的体征之一。

体位引流法可作为对前鼻镜及后鼻镜检查的补充,通过判断鼻脓性分泌物的来源,借以确定患者是否有鼻窦炎。以1%麻黄碱收敛鼻黏膜,使各窦口(中鼻道及嗅裂等处)通畅。嘱咐患者固定于所要求的位置15分钟,然后进行检查。若疑为上颌窦积脓,则头前倾90°,健耳向上,检查中鼻道后部的脓性分泌物引流情况;如疑为额窦积脓,则头位直立;如疑为前组筛小房积脓,则头位稍向后仰,如疑为后组筛小房积脓,则头位稍向前俯;如疑为蝶窦,则须低头,面向下将额部或鼻尖抵在某一平面。另有头低位引流法:患者取坐位,下肢分开,上身下俯,头下垂近膝,约10分钟后坐起检查鼻腔,视有无脓液流入鼻道。

上颌窦穿刺冲洗法具有诊断和治疗的双重作用,是耳鼻咽喉头颈外科的一项基本操作。

四、鼻功能检查法

鼻功能检查法主要检查患者的鼻腔通气功能。除常规前鼻镜及后鼻镜检查外,还可借助仪器检查,分述如下。

(一)鼻测压

鼻测压计又名鼻阻力计。鼻阻力是鼻腔对呼吸气流的阻力。鼻瓣膜区是鼻阻力的主要来源。测量鼻阻力可作为衡量鼻通气度的客观指标之一。借助鼻测压计,将压差和流速的关系描成曲线,称为压速关系曲线。正常人双侧总鼻阻力平均为0.126~0.328 kPa·S·L。鼻阻力的大小取决于鼻腔气道最狭窄处的横断面积,即鼻腔有效横断面积(NECA),成人NECA值为0.52±0.17 cm^2,儿童为0.4±0.12 cm^2。

(二)鼻声反射测量

1.声波管及探头

声波管包括声音发生器及传声筒,负责发出声波并接收声波反馈信号。

2.微机

负责资料的收集及分析处理。基本原理是:声波管发出的声波经鼻探头进入鼻腔,随鼻腔横截面积的不同产生不同的反射,其发射信号及发生率由传声筒记录放大并传入微机,经微机分析处理,确定以距离前鼻孔不同距离为函数的鼻腔横截面积,称之为鼻腔面积-距离曲线。该曲线起始为较平坦的一段表示鼻管的反射曲线,向后为代表鼻腔的反射曲线。鼻腔反射曲线中有2个明显的切迹,其中第一切迹也称I切迹,与鼻瓣膜区相对应;第二切迹也称C切迹,与下鼻甲前端相对应。2个切迹分别代表鼻腔的2个狭窄部位。鼻声反射测量为一客观测定方法,可以准确反映鼻腔的几何形态,成人、儿童、婴儿均可使用,结果与患者客观感觉一致,而且不须利用鼻腔内气流,鼻腔完全堵塞时仍可使用。最常测定的指标有平均鼻腔最狭窄面积

(MCSA)、鼻腔容积(NV)、鼻咽部容积(NPV)等。MCSA 是决定鼻腔开放程度的重要因素。成人 MCSA 为 0.44 cm^2。我国正常儿童、少年(3～15 岁)双侧 NV 及 NPV 分别为 9.175～17.213 cm^3 和22.158～52.228 cm^3;正常成人 NV 及 NPV 分别大致为 17.991 cm^3 和 52.645 cm^3,由此可知,NV 及 NPV 的变化与年龄呈现直线正相关关系。

(三)嗅觉检查法

人类嗅觉功能远不如其他哺乳类动物。对嗅觉的研究明显落后于视觉、听觉和前庭功能。常用的有简易嗅觉检查法和嗅阈检查法。

1.简易法

简易法检查有无嗅觉功能。将不同嗅剂,如乙醇、醋酸、氯化钠溶液等,分别装于同一颜色的小瓶中。嘱受检者选取其中任一瓶,手指堵住一侧鼻孔,以另一侧鼻孔嗅之,并说明气味的性质。依次检查完毕,粗略估计嗅觉功能是否正常。

2.嗅阈检查法

单位时间内一定数量的某种气味分子随气流到达嗅区,刚能引起嗅细胞兴奋的最小刺激,该气体分子的量称为该嗅素的嗅阈。Amoore 根据嗅觉立体化学理论提出 7 种原嗅素,即醚类、樟脑、麝香、花香、薄荷、辛辣、腐臭气味。以多数人可以嗅到的最低嗅剂浓度为一个嗅觉单位,按 1、2、3、4、5、6、7、8、9、10 嗅觉单位配成 10 瓶。规定 7 种嗅剂,共配成 70 瓶。检查时测出对 7 种物质的最低辨别阈,用小方格 7×10 标出,称为嗅谱图。对某一嗅素缺失时,则在嗅谱图上出现一条黑色失嗅带。

第三节　咽的检查法

一、口咽检查法

受检者端坐,放松,自然张口。用压舌板轻压舌前 2/3 处,观察口咽黏膜有无充血、溃疡或新生物;软腭有无下塌或裂开,双侧运动是否对称(要嘱患者发“啊”音,以使软腭上抬);腭垂是否过长、分叉。注意双侧扁桃体及腭舌弓、腭咽弓有否充血、水肿、溃疡。扁桃体除观察形态外,须注意表面有无瘢痕,隐窝口是否有脓栓或干酪样物。观察咽后壁有无淋巴滤泡增生、肿胀和隆起。舌根是否有肿块,大小及硬度如何。咽部触诊可以了解咽后、咽旁肿块的范围、大小、质地及活动度。

二、鼻咽检查法

(一)间接鼻咽镜检查

间接鼻咽镜检查常用而简便。对于咽反射较敏感者,可经口喷用 1%丁卡因,使咽部黏膜表面麻醉后再进行检查。受检者端坐,用鼻呼吸以使软腭松弛。检查者左手持压舌板,压下舌前 2/3 处,右手持加温而不烫的鼻咽镜(或称后鼻镜),镜面朝上,由张口之一角伸入口内,置于软腭与咽后壁之间,勿触及周围组织,以免引起恶心而妨碍检查。调整镜面角度,依次观察鼻咽各壁、软腭背面、鼻中隔后缘、后鼻孔、咽鼓管咽口、咽鼓管圆枕、咽隐窝及腺样体,观察鼻咽黏膜有无充血、粗糙、出血、溃疡、隆起及新生物等。

(二)鼻咽内镜检查

鼻咽内镜检查有硬质镜和纤维镜两种。硬质镜可经口腔或鼻腔导入;纤维镜是一种软性内镜,其光导纤维可弯曲,从鼻腔导入后,能随意变换角度,全面观察鼻咽部。现代鼻咽内镜能连接摄影和摄像系统,可在观察的同时摄影,也可在监视器上同步显示并录制下来,以供存档、会诊和教学用。

(三)鼻咽触诊

鼻咽触诊主要用于儿童。助手固定患儿。检查者立于患儿的右后方,左手食指紧压患儿颊部,用戴好手套的右手示指经口腔伸入鼻咽,触诊鼻咽各壁,注意后鼻孔有无闭锁及腺样体大小。若发现肿块,应注意其大小、质地以及与周围组织的关系。撤出手指时,观察指端有无脓液或血迹。此项检查有一定痛苦,应向患者或患儿家长说明。检查者操作应迅速、准确而轻柔。

第四节　喉的检查法

一、喉的外部检查法

喉的外部检查法主要是视诊和触诊。先观察喉的甲状软骨是否在颈部正中,两侧是否对称。然后进行喉部触诊,主要是触诊甲状软骨、环状软骨、环甲间隙,注意喉部有无肿胀、触痛、畸形,颈部有无肿大的淋巴结。然后用手指捏住甲状软骨两侧向左右摆动,并稍加压力使之与颈椎发生摩擦。正常时应有摩擦音,环后癌患者的摩擦音消失。行气管切开时喉部触诊也很重要,触到环状软骨弓后在环状软骨弓下缘和胸骨上窝之间做切口,在做环甲膜穿刺时应触及环甲间隙。

二、间接喉镜检查法

间接喉镜检查已有100多年的历史,至今仍是喉部最常用而且又是最简便的方法。所用的器械是间接喉镜和额镜。检查时患者端坐、张口、伸舌,检查者坐在患者对面,先将额镜反射光的焦点调节到患者腭垂处,然后用纱布裹住舌前1/3处,用左手拇指和中指捏住舌前部,并将其向前下方拉,示指抵住上唇,以求固定。右手持间接喉镜,将镜面稍加热,防止检查时起雾,放入患者咽部前先在检查者手背上试温,确认不烫时,方可将间接喉镜放入患者口咽部,镜面朝前下方,镜背将腭垂和软腭推向后上方。此时先检查舌根、会厌谷、会厌舌面、喉咽后壁及侧壁;然后再嘱患者发“衣”声,使会厌抬起暴露声门。此时可检查会厌喉面、杓区、杓间区、杓会厌襞、梨状窝、室带、声带、声门下,有时还可见到气管上段的部分气管软骨环。在发声时可见到两侧声带内收,吸气时两侧声带外展。

正常情况下,喉咽及喉部的结构两侧对称。梨状窝黏膜为淡粉红色,表面光滑,无积液。两侧声带为白色,声带运动两侧对称。杓区黏膜无水肿。多数患者可以顺利地接受间接喉镜检查,有的患者咽反射敏感,需要行口咽黏膜表面麻醉后才能完成检查,常用的口咽黏膜表面麻醉药物是1%丁卡因溶液。如经口咽黏膜表面麻醉后仍不能顺利完成间接喉镜检查,则可选用纤维喉镜或电子喉镜检查。

第三章 耳部疾病

第一节 急性化脓性中耳炎

急性化脓性中耳炎是中耳黏膜的急性化脓性炎症。主要致病菌为肺炎链球菌、流感嗜血杆菌、乙型溶血性链球菌、葡萄球菌、变形杆菌等。本病好发于儿童。

一、致病因素

(一)咽鼓管途径

咽鼓管途径最常见。婴幼儿基于其解剖生理特点(咽鼓管短、宽而平直),比成人更易经此途径引起中耳感染。如哺乳位置不当、平卧吮奶,乳汁或呕吐物可经咽鼓管流入中耳。

(1)急性上呼吸道感染时,如急性鼻炎、急性鼻咽炎等,炎症向咽鼓管蔓延。急性传染病,如猩红热、麻疹、百日咳等,致病微生物可经咽鼓管途径并发本病。

(2)在不洁的水中游泳或跳水,不适当的咽鼓管吹张、擤鼻或鼻腔治疗等,导病菌可循咽鼓管侵犯中耳。

(3)急性分泌性中耳炎时,如有细菌侵入,可发展为急性化脓性中耳炎。

(二)外耳道-鼓膜途径

鼓膜外伤、鼓膜穿刺或鼓膜置管时污染,致病菌可由外耳道直接侵入中耳。

(三)血行感染

致病菌通过血液循环进入中耳引发炎症的机会虽少,但其病变常造成鼓膜坏死。多见于猩红热和伤寒。

二、临床特点

(一)全身症状

鼓膜穿孔前,患儿全身症状明显,可有畏寒、发热、倦怠、食欲减退等。可有哭闹不安,高热、惊厥,呕吐、腹泻等消化道症状。鼓膜穿孔后,局部和全身症状也随着改善,耳痛减轻,体温逐渐下降。

(二)耳痛

耳痛为本病的早期症状。耳痛呈扑动样跳痛或刺痛,可向同侧头部或牙放射。一旦鼓膜穿破脓液流出,耳痛消失。

(三)耳鸣及听力减退

患耳可有跳动性耳鸣,严重者可出现耳聋。鼓膜穿孔后听力可能反而提高。

(四)耳漏

鼓膜穿孔后耳内液体流出,初为浆液血性,以后变为黏液脓性或脓性。

三、体格检查及实验室检查

(一)耳内镜检查

早期鼓膜内陷,锤骨柄充血、突出,短突翘起明显似骨刺。早期鼓室内有渗液,通过鼓膜偶可见到气泡或液平面。化脓期鼓室大量积脓,鼓膜极度外凸膨隆,锤骨外形消失。穿孔期鼓室积脓增加,局部坏死溃破,鼓膜穿孔后,脓液由此处外泄。

(二)触诊

乳突窦区有明显压痛。

(三)听力检查

多呈传导性聋,听力损失可达40～50 dB。

(四)血液检查

白细胞计数总数增多,中性粒细胞比例增加。

四、诊断要点

根据病史和检查,不难诊断本病。但需与下列疾病相鉴别:

(一)外耳道炎及疖肿

外耳道口及耳道内弥漫性肿胀,有渗出性分泌物,局限形成疖肿有脓,分泌物无黏液,无明显耳聋。按压耳屏剧痛,常伴有耳后淋巴结肿大。

(二)急性鼓膜炎

常并发于流行性感冒和耳带状疱疹,鼓膜充血形成大疱,常伴有剧烈耳痛,但无穿孔及流脓现象,听力损失不严重,血常规白细胞计数增多不明显。

五、治疗

(一)全身治疗

(1)及早应用足量抗生素控制感染。选用敏感抗生素,直至症状完全消失,并在症状消失后继续使用数天方可停药。

(2)1%麻黄碱液或呋喃西林麻黄碱液、氯霉素麻黄碱液滴鼻,可减轻咽鼓管咽口肿胀,以利引流。

(3)理疗:如红外线、超短波等,有助于消炎止痛。

(4)全身支持疗法:注意休息,调节饮食,疏通大便。

(二)局部治疗

(1)鼓膜穿孔前:①以1%～3%苯酚甘油滴耳剂滴耳,可消炎止痛。②鼓膜切开术。

(2)鼓膜穿孔后:①先以3%过氧化氢清洗,并拭净外耳道脓液,以便药物进入中耳发挥作用。②局部用药以抗生素耳液为主,每天3～4次。恢复期,可选用4%硼酸甘油、2.5%～5%氯霉素甘油等滴耳,以便于消肿、干耳。③感染完全控制后,鼓膜穿孔长期不愈合者,可行鼓膜修补术。

(三)病因治疗

积极治疗鼻部及咽部慢性疾病,如腺样体肥大、慢性鼻窦炎、慢性扁桃体炎等。

第二节　慢性化脓性中耳炎

慢性化脓性中耳炎是中耳黏膜、骨膜或深达骨质的化脓性炎症，重者炎症深达乳突骨质。本病很常见。临床上以耳内长期间歇或持续流脓、鼓膜穿孔及听力下降为特点。

一、病因

慢性化脓性中耳炎的主要病因可概括如下。

(1)急性化脓性中耳炎未获恰当而彻底的治疗，或治疗受到延误，以致迁延为慢性。此为较常见的原因。

(2)急性坏死型中耳炎病变深达骨膜及骨质，组织破坏严重者，可延续为慢性。

(3)全身或局部抵抗力下降，如猩红热、麻疹、肺结核等传染病，营养不良，全身慢性疾病等患者。特别是婴幼儿，中耳免疫力差，急性中耳炎易演变为慢性。

(4)鼻部和咽部的慢性病变如腺样体肥大、慢性扁桃体炎、慢性鼻窦炎等，亦为引起中耳炎长期不愈的原因之一。

(5)鼓室置管是否可并发本病尚无定论。据统计，经鼓室置管的小儿中有15%～74%并发慢性化脓性中耳炎，并认为造成继发感染的原因可能系中耳内原有的病原体繁殖，或由通气管污染所致。鼓膜置管后遗留鼓膜穿孔长期不愈，亦可经外耳道反复感染而引起本病。

(6)乳突气化不良与本病可能有一定关系，因为在慢性化脓性中耳炎患儿中，乳突气化不良者居多。不过其确切关系尚不清楚。

二、致病菌

常见致病菌以金黄色葡萄球菌最多，绿脓杆菌次之，其他较常见的致病菌有奇异变形杆菌、表皮葡萄球菌、普通变形杆菌、克雷伯杆菌、阴沟杆菌、肺炎球菌、溶血性链球菌以及大肠杆菌、产碱杆菌等。需注意：①病期较久者常出现两种以上细菌的混合感染。②常见致病菌可因地区不同而异。③经过一段时间后致病菌种可发生改变。④无芽胞厌氧菌的感染或其与需氧菌的混合感染正受到关注。

三、分类

中耳炎的分类方法很多，至今尚无统一意见。过去曾分为危险型和非危险型两大类。所谓“危险”系指：具有发生危及生命的颅内、外并发症的危险，主要是指伴有胆脂瘤的这一类慢性化脓性中耳炎。近半个多世纪以来，国内一直沿用“单纯型、骨疡型和胆脂瘤型”3型的分类法。但是随着大量颞骨病理学研究的新发现，高分辨率CT和MRI的广泛应用，耳显微外科较普遍的开展，以及对胆脂瘤发病机制研究的深入，目前趋向于一致认为，中耳胆脂瘤应列为独立的疾病。又由于在胆脂瘤的发病或发展过程中可以合并化脓菌的感染，而具有慢性化脓性中耳炎的重要特征，因此又有“伴胆脂瘤的慢性化脓性中耳炎”和“不伴胆脂瘤的慢性化脓性中耳炎”之分。

四、病理

本病的病理变化轻重不一。轻者，病变主要位于中鼓室的黏膜层，称单纯型，曾有咽鼓管鼓室型之称。此型于炎症急性发作时，鼓室黏膜充血、水肿，有炎性细胞浸润，并有以中性粒细胞为主的渗出物。如果感染得到控制，炎症吸收，病变可进入静止期，此时鼓室黏膜干燥，鼓膜穿孔仍存，少数小的穿孔也可自行愈合。病变重者，除了中、上鼓室、甚至下鼓室黏膜充血、水肿，有炎性细胞浸润外，黏膜尚可出现增生、肥厚，若黏骨膜破坏，病变深达骨质，听小骨、鼓窦周围、乳突甚至岩尖骨质都可以发生骨疡，形成慢性骨炎，则局部可生长肉芽或息肉，病变迁延不愈，曾称骨疡型。中耳黏膜破坏后，病变长期不愈合者，有些局部可发生鳞状上皮化生或同时有纤维组织增生，形成粘连或产生硬化病变等。

五、症状

(一)耳溢液

耳内流脓可为间歇性或持续性，脓量多少不等。上呼吸道感染或经外耳道再感染时，流脓发作或脓液增多，可伴有耳痛，病变由静止期或相对稳定期进入急性发作期。脓液或为黏液性、黏液脓性或为纯脓。如脓液长期不予清洗，可有臭气。炎症急性发作期或肉芽、息肉受到外伤时分泌物内可带血，甚至貌似全血。

(二)听力下降

患耳可有不同程度的传导性或混合性听力损失。听力下降的程度与鼓膜穿孔的大小、位置、听骨链是否受损，以及迷路正常与否等有关。就鼓膜穿孔而言，紧张部前下方的小穿孔一般不致引起明显的听力下降；后上方的大穿孔则可导致较重的听力损失。有些患者在耳内滴药后或耳内有少许分泌物时，听力反可暂时提高，此乃因少量的液体遮盖了蜗窗膜，使相位相同的声波不致同时到达两窗，前庭阶内外淋巴液的振动不会受到干扰之故。

(三)耳鸣

部分患者有耳鸣，多与内耳受损有关。由鼓膜穿孔引起的耳鸣，在将穿孔贴补后耳鸣可消失。

六、检查

(一)鼓膜穿孔

鼓膜穿孔可分为中央性和边缘性两种。若穿孔的四周均有残余鼓膜环绕，不论穿孔位于鼓膜的中央或周边，皆称为中央性穿孔。所谓边缘性穿孔，是穿孔的边缘有部分或全部已达鼓沟，该处无残余鼓膜。慢性化脓性中耳炎的鼓膜穿孔一般均位于紧张部，个别大的穿孔也可延及松弛部。穿孔可大可小，呈圆形或肾形，大多为中央性。穿孔较大时，部分锤骨柄，甚至部分砧骨长突或砧镫关节可暴露于外。通过穿孔可见鼓室内壁或充血、水肿，而黏膜光滑；或黏膜增厚、高低不平；有时可见硬化病灶；病变严重时，紧张部鼓膜可以完全毁损，鼓室内壁出现鳞状上皮化生。鼓室内或穿孔附近可见肉芽或息肉，具有长蒂的息肉可越过穿孔坠落于外耳道内，掩盖穿孔，妨碍引流；肉芽周围可有脓液。有些肉芽或息肉的根部可能位于前庭窗附近，盲目的撕拉可致镫骨足板脱位而并发迷路炎。

(二)听力学检查

听力学检查呈轻到中度的传导性听力损失，或听力损失为混合性，或感音神经性。

(三)颞骨 CT

病变主要限于中鼓室者听小骨完整，乳突表现正常；乳突多为气化型，充气良好。中耳出现骨疡者，中、上鼓室及乳突内有软组织影，房室隔不清晰，小听骨可有破坏或正常。但鼓窦入口若因炎性瘢痕而闭锁以致鼓窦及乳突气房充气不良，或乳突内黏膜增厚等，乳突腔内亦可呈现均匀一致的密度增高影，应加以鉴别。

七、诊断

诊断应根据病史、鼓膜穿孔及鼓室情况、结合颞骨 CT 图像综合分析，判断病变性质及范围，而不可仅凭鼓膜穿孔的位置是中央性或边缘性、穿孔的大小以及流脓是间断性或持续性等匆忙作出结论。更何况中耳的病变也是发展的，可转化的。

八、鉴别诊断

（一）伴胆脂瘤的慢性化脓性中耳炎

慢性化脓性中耳炎与中耳胆脂瘤鉴别诊断见表 3-1。

表 3-1 慢性化脓性中耳炎与中耳胆脂瘤鉴别诊断表

	单纯型慢性化脓性中耳炎	伴骨疡的慢性化脓性中耳炎	中耳胆脂瘤
耳溢液	多为间歇性	持续性	不伴感染者不流脓，伴感染者持续流脓
分泌物性质	黏液脓，无臭	脓性或黏液脓性，间混血丝或出血，味臭	脓性或黏液脓性，可含"豆渣样物"，奇臭
听力	一般为轻度传导性听力损失	听力损失较重，为传导性，或为混合性	听力损失可轻可重，为传导性或混合性
鼓膜及鼓室	紧张部中央性穿孔	紧张部大穿孔或边缘性穿孔，鼓室内有肉芽	松弛部穿孔或紧张部后上边缘性穿孔，少数为大穿孔，鼓室内有灰白色鳞片状或无定形物质，亦可伴有肉芽
颞骨 CT	正常	鼓室、鼓窦或乳突内有软组织影或骨质破坏	骨质破坏，边缘浓密，整齐
并发症	一般无	可有	常有

（二）慢性鼓膜炎

耳内流脓、鼓膜上有颗粒状肉芽，但无穿孔，颞骨 CT 示鼓室及乳突正常。

（三）中耳癌

中耳癌好发于中年以上的成年人。大多有患耳长期流脓史，近期有耳内出血、伴耳痛，可有张口困难。鼓室内新生物可向外耳道浸润，接触后易出血。病变早期即出现面瘫，晚期有Ⅵ、Ⅸ、Ⅹ、Ⅺ对脑神经受损。颞骨 CT 示骨质破坏。新生物活检可确诊。

（四）结核性中耳炎

起病隐匿，耳内脓液稀薄，听力损失明显，早期发生面瘫。鼓膜大穿孔，肉芽苍白。颞骨 CT 示鼓室及乳突有骨质破坏区及死骨。肺部或其他部位可有结核病灶。肉芽病检可确诊。

九、治疗

治疗原则为控制感染，通畅引流，清除病灶，恢复听力，消除病因。

（一）病因治疗

积极治疗上呼吸道的病灶性疾病，如慢性鼻窦炎，慢性扁桃体炎等。

(二)局部治疗

包括药物治疗和手术治疗。

1.药物治疗

引流通畅者，应首先使用局部用药；炎症急性发作时，要全身应用抗生素；有条件者，用药前先取脓液作细菌培养及药敏试验，以指导用药。

(1)局部用药种类：①抗生素溶液或抗生素与糖皮质激素混合液，如0.3%氧氟沙星(泰利必妥)滴耳液，利福平滴耳液(注意：利福平滴耳液瓶口开启3天后药液即失效)，2%氯霉素甘油滴耳液等。用于鼓室黏膜充血、水肿，分泌物较多时。②酒精或甘油制剂，如3%～4%硼酸甘油，3%～4%硼酸酒精等。适用于脓液少，鼓室潮湿时。③粉剂，如硼酸粉，磺胺噻唑与氯霉素粉(等量混合)等，仅用于穿孔大，分泌物很少，或乳突术后换药。

(2)局部用药注意事项：①用药前，应彻底清洗外耳道及鼓室内的脓液。可用3%过氧化氢溶液或硼酸水清洗，然后用棉签拭净或以吸引器吸尽脓液，方可滴药。②含氨基苷类抗生素的滴耳剂或各种溶液(如复方新霉素滴耳剂，庆大霉素等)用于中耳局部可引起内耳中毒，忌用。③水溶液易经小穿孔进入中耳为其优点，但亦易流出；甘油制剂比较黏稠，接触时间较长，却不易通过小穿孔。④粉剂宜少用，用粉剂时应择颗粒细、易溶解者，一次用量不宜过多，鼓室内撒入薄薄一层即可。穿孔小、脓液多者忌用粉剂，因可堵塞穿孔，妨碍引流，甚至引起危及生命的并发症。⑤避免用有色药液，以免妨碍对局部的观察。⑥需用抗生素滴耳剂时，宜参照中耳脓液的细菌培养及药物敏感试验结果，选择适当的、无耳毒性的药物。⑦忌用腐蚀剂(如酚甘油)。

滴耳法：患者取坐位或卧位，患耳朝上。将耳郭向后上方轻轻牵拉，向外耳道内滴入药液3～5滴。然后用手指轻轻按捺耳屏数次，促使药液通过鼓膜穿孔处流入中耳。5～10分钟后方可变换体位。注意：滴耳药应尽可能与体温接近，以免引起眩晕。

2.手术治疗

(1)中耳有肉芽或息肉，或电耳镜下虽未见明显肉芽或息肉，而经正规药物治疗无效，CT示乳突、上鼓室等有病变者，应作乳突径路鼓室成形术或改良乳突根治术，乳突根治术。

(2)中耳炎症已完全吸收，遗留鼓膜紧张部中央性穿孔者，可行单纯鼓室成形术。

第三节　分泌性中耳炎

分泌性中耳炎是中耳黏膜的非化脓性炎症。临床上以鼓室积液和听力下降为主要特征。多发于冬春季节，成人、儿童均可发病，为儿童致聋的常见原因之一。分泌性中耳炎有急、慢性之分。发病与咽鼓管功能障碍、感染因素及变态反应有关。

一、临床表现

(1)听力减退、自听过强、耳胀满感、耳鸣。急性期轻微耳痛。

(2)鼓室积液见于急性期患者。鼓膜呈淡黄色，略膨出。可见液平面或气泡。

(3)鼓膜内陷慢性期鼓膜呈灰蓝色或灰白色。晚期鼓膜、听骨链粘连。

(4)鼓室积液黏稠。内有大量含铁血黄素时,形成"蓝鼓膜"。也可出现胆固醇肉芽肿。

(5)常有上呼吸道感染史,或慢性鼻炎、鼻窦炎病史。儿童常因腺样体肥大诱发。鼻咽部肿瘤也是致病原因之一。

二、诊断要点

(1)有明显病因及临床表现。

(2)听力学检查传导性听力损失。声导抗鼓室压呈B型曲线,或C型曲线。

(3)鼓膜穿刺有淡黄色液体抽出。

(4)影像学检查。

(5)鼻内镜检查。

(6)排除颈静脉球瘤、鼓室球瘤、脑脊液耳漏、外淋巴瘘、鼓室硬化症、鼻咽癌等。

三、治疗方案及原则

(1)病因治疗。

(2)抗感染、抗变态反应药物。

(3)促进积液排出药物,如沐舒坦、吉诺通等。

(4)物理治疗。

(5)咽鼓管吹张法 Valsalva 自行吹张法、Politzer 球吹张法和导管法。

(6)鼓膜穿刺术。

(7)鼓膜置管术。

(8)合并胆固醇肉芽肿时,行鼓室乳突探查术。

第四节　粘连性中耳炎

粘连性中耳炎是各种急、慢性化脓或非化脓性中耳炎愈合不良,或治疗不当所导致的后遗症。主要病理改变是中耳内纤维组织增生或瘢痕形成。

一、临床表现

(1)听力下降,多为传导性。

(2)耳堵塞或胀闷感,多为本病的主要症状。

(3)耳鸣。

(4)鼓膜明显内陷,甚至与鼓室内壁粘连。活动度差或不能活动。

二、诊断要点

(1)中耳炎病史。

(2)临床表现。

(3)听力学检查纯音测听为传导性听力下降,一般不超过 50 dB。声导抗为B型曲线,声反射消失。

(4)咽鼓管有程度不同的狭窄,甚至完全闭塞。

(5)颞骨 CT 检查。

三、治疗方案及原则

(1)保守治疗鼓膜置管,鼓膜按摩及咽鼓管吹张。

(2)手术治疗。

(3)选配助听器。

第五节　中耳其他疾病

一、咽鼓管异常开放症

正常情况下咽鼓管软骨段凭借着软骨的弹性作用,周围组织的压力和咽部的牵拉作用,而经常保持着关闭状态,说话及呼吸时,在鼻咽部产生的轻微压力改变并不能使关闭的管腔得以开放,仅在作吞咽、打呵欠、咀嚼及用力擤鼻等动作时,方能开放瞬间。当咽鼓管由于各种原因而经常处于开放状态或过度开放并引起症状者,称为咽鼓管异常开放症。

(一)病因

本病的确切病因尚不完全清楚,有关学说很多,概括之可分为以下两类。

1.机械性

长时间用力呼吸,吞咽动作过多,咀嚼过度以及精神过度紧张、自主神经紊乱等,可使腭帆张肌等司理咽鼓管开放的肌肉长期处于高张力状态,以致咽鼓管闭合功能不良。

2.器质性

由局部、邻近器官及全身疾病(如萎缩性鼻炎,萎缩性咽炎,上呼吸道急、慢性炎症,鼻咽部手术,或大剂量放疗后,以及内分泌失调等)引起的咽鼓管黏膜、黏膜下层中的弹力纤维及脂肪垫萎缩、瘢痕牵引以及神经麻痹等,使咽鼓管管腔扩大,咽鼓管失去维持其闭合状态所需的组织压力,引起咽鼓管闭合不良或闭合不能,而使中耳和鼻咽部经常维持一开放的通道,呼吸时的气流声、说话声可直接进入鼓室。

(二)症状

1.耳闷、耳胀满感或压迫感,耳痛

此乃因呼吸时气流直接进入鼓室所致。用力擤鼻时,较强的气流骤然冲入鼓室,使压力突然增加,可引起耳痛。

2.耳鸣

低调性耳鸣,如吹风样之“呼呼”声,与呼吸节律一致;深呼吸、吞咽、打呵欠、张口、说话时耳鸣加重,可干扰患者的听力。平卧或低头、弯腰时,可能是由于此时咽鼓管周围组织中的静脉淤血、淋巴充盈之故,耳鸣可暂时减轻。

3.自听增强

咽鼓管处于关闭状态时,自己的说话声和呼吸时的气流声被阻隔于鼻咽部,不会经咽鼓管进入中耳,因此,不至于听到耳内有自己很强的话语声,此即咽鼓管的防声功能。咽鼓管异常开放时,此防声功能随之丧失,说话时自己的语声径直经鼻咽部经咽鼓管传入中耳,患者会感到患耳内有自己过强的说话声,有时此话语声尚有颤动感。

此外,如冷空气经咽鼓管进入中耳,患者尚可发生眩晕。

(三)检查

1.鼓膜检查

鼓膜正常或稍菲薄。深呼吸时可见鼓膜随呼吸运动而搧动,吸气时向内凹陷,呼气时向外隆凸。请患者捏鼻、闭口鼓气时,鼓膜搧动更为明显。

2.听诊管检查

取一听诊管,将管之一端置于患耳之外耳道内,检查者将管之另一端置于自己的外耳道内,从听诊管内可听到患者呼吸时耳内的气流声。

3.听力学测试

纯音听力图正常。声导抗图曲线呈锯齿状。

4.咽鼓管功能检查

JK-04A 型咽鼓管功能综合检查仪检测。

5.后鼻孔镜或纤维鼻咽镜检查

后鼻孔镜或纤维鼻咽镜检查如咽鼓管粘连、咽鼓管圆枕变厚、咽口明显扩大,则可作为本病的诊断参考。但检查时一般均无特殊发现。

(四)诊断

根据典型的症状与体征,诊断一般并不困难。但临床误诊为"咽鼓管卡他"者屡见不鲜。究其原因,乃本病亦可引起耳闷、耳内胀满感,自听增强等与分泌性中耳炎相似的症状。但与呼吸节律一致的低音调耳鸣却是本病的特征性症状,若询问病史时仔细分析了有关症状,并注意观察鼓膜的异常搧动,两者不难鉴别。声导抗检查可为本病的诊断提供佐证。

(五)治疗

1.一般治疗

向患者说明本病无生命危险,解除其精神顾虑,消除紧张状态。告其勿作过度的咀嚼及吞咽动作等。

2.药物治疗

安定 2.5 mg,3 次/天;或异丙嗪 25 mg,3 次/天,卡马西平0.1 g,3 次/天。

3.软腭封闭

1%~2%普鲁卡因 3~4 mL,于相当于翼突钩处注射,隔日 1 次。

4.吹粉法

将硼酸粉与水杨酸粉按 4∶1 比例混合,经咽鼓管导管吹至咽鼓管内及其开口周围,2 次/周。该药可致局部黏膜肿胀,以暂时减轻症状。注意:①吹粉时用力不可过猛,以免粉剂进入鼓室,引起中耳炎症。②避免将粉剂吸入喉部和气管内,引起喉及气管黏膜水肿。③一旦症状减轻,即应立即停止治疗,否则可引起鼓室积液。

5.局部涂药法

经上述治疗无效者,将 10%~20%硝酸银、5%~10%三氯醋酸、5%石炭酸等化学腐蚀剂或碘甘油(含 2%碘及 5%碘化钾的甘油制剂)涂抹于咽鼓管口及管腔,使该处产生微小瘢痕,以缩小其开口。涂抹方法:取细钢丝卷棉子一根,顶端卷棉花少许,但须牢固,棉花上蘸少量药液；将咽鼓管导管经鼻腔插入咽鼓管咽口，然后将沾有药液的卷棉子经导管送达咽口，在该处留置约半分钟后退出，再以棉花上沾有生理盐水的钢丝卷棉子经导管清洗涂药部位。一般每2～3周涂药1次，同时观察病情变化。注意勿烧灼过度，以免日后狭窄。

6.腭帆张肌松解术

对确由器质性病变引起，且经上述治疗无效者，可作腭帆张肌松解术。

方法：局麻或全身麻醉，先用手指触摸到钩突，然后在相当于钩突表面的黏膜作一纵形切口，长约1～2 cm。暴露钩突后，在其前面的根部找到腭帆张肌肌腱，仔细分离、松解之，然后将肌腱轻轻上提，将其从钩突的前方移至钩突的背侧，以缩短肌腱跨越的距离，使该肌的张力得以松解，咽鼓管恢复其经常闭合的状态。

此外，尚有咽口直接缝扎、自体脂肪填塞法等。

二、蓝鼓膜

蓝鼓膜系指由鼓室、鼓膜或鼓室周围乃至全身的病变而致鼓膜由正常的珠白色变为蓝色的临床征象，非独立疾病。引起蓝鼓膜的疾病较多。原因尚不清楚的蓝鼓膜称特发性蓝鼓膜、特发性血鼓室或自发性血鼓室，以区别于有明确病因的蓝鼓膜。

(一)病因

引起蓝鼓膜的病因可概括为以下两类。

1.有明确病因的蓝鼓膜

(1)外伤性鼓室积血：此种病因最常见。如气压创伤性中耳炎或颞骨骨折时，中耳出血，但鼓膜完整，血液积聚于鼓室内，鼓膜变为蓝色。

(2)鼓室肿瘤：引起蓝鼓膜的鼓室肿瘤主要为颈静脉球体瘤，无论是起源于颈静脉球顶部外膜而向鼓室生长、发展者，或局限于鼓室内者，皆可使鼓膜下部或后下部呈蓝色。其他如早期中耳癌，鼓膜未穿孔或仅有微小破损时，因肿瘤出血，血液蓄积于鼓室内，亦可出现蓝鼓膜。鼓室内的小血管瘤也是蓝鼓膜的原因之一，但极少见。

(3)鼓室畸形：因先天性发育不全或骨炎等病变，致使鼓室底完全或部分缺损，颈静脉球突入鼓室，并可与黏膜直接接触，此时，颈静脉之蓝色映于鼓膜下部，可使鼓膜全部或部分呈蓝色。蓝鼓膜尚可由先天性高位颈静脉球、侵及耳蜗的颈动脉畸形等引起。

(4)鼓膜病变：鼓膜本身的病损，如大疱性鼓膜炎、鼓膜静脉先天性畸形、静脉怒张、鼓膜色素沉着、外伤性鼓膜血肿等，均可使鼓膜变为蓝色。

(5)全身或邻近器官的疾病：如白血病、血友病、慢性肾炎等，可因鼓室内出血而出现蓝鼓膜。鼻腔后段或鼻咽部出血，鼻咽癌或鼻咽血管纤维瘤出血时，血液经咽鼓管流入鼓室，可出现蓝鼓膜。有个案报告先天性心脏病患者除发绀外，鼓膜也有显蓝色者。

2.病因不明的蓝鼓膜

特发性血鼓室系指由不明原因引起的中耳反复出血而蓄积咖啡色分泌物，鼓膜变成蓝色的临床现象。对其病因，各家所持观点虽各不相同，但就中耳内有陈旧性积血及中耳内存在炎性病变这两点而言，看法已渐趋一致。

(1)分泌性中耳炎：不少学者认为，本病和分泌性中耳炎的病因基本相同，或至少在发病初期，两病都存在咽鼓管阻塞，因此，两者是同一疾病的不同阶段，分泌性中耳炎是本病的前驱期，或本病是分泌性中耳炎的另一种类型——出血性类型，所以，本病又有“出血性浆液性中耳炎”之称。目前对中耳出血的具体位置尚不明了。出血的原因可能与某种能引起出血的病毒或细菌感染有关，如流感病毒等（但缺乏微生物学的依据），或与中耳的长期高负压状态，导致中耳黏膜中血管破裂而出血有关。支持这一论点的依据有：①对患者中耳黏膜的组织学研究发现，其病理变化与一般分泌性中耳炎极为相似，如上皮内有杯状细胞增生，固有层内具有密集的腺体样结构等。②近20～30年来，随着分泌性中耳炎发病率的增加，本病发病率亦呈平行上升趋势。③两病可在同一耳交替发作。作者也遇一病程约20天的特发性血鼓室病例，经鼓膜切开、置管后痊愈，8个月后又出现同侧分泌性中耳炎，且分泌性中耳炎发病前1月有急性化脓性中耳炎而于1周内治愈、吸收之病史。④临床上可见个别病例不治自愈，与轻症分泌性中耳炎之临床经过相似。⑤中耳乳突手术探查发现确有部分病例仅有鼓室及乳突气房黏膜水肿，病检报告为慢性炎症者。

（2）胆固醇肉芽肿：关于特发性血鼓室与胆固醇肉芽肿的关系，目前尚未完全阐明。国内外常有关于蓝鼓膜患者经乳突手术并经病理检查发现胆固醇肉芽肿的报告，因而过去常推测，胆固醇肉芽肿是引起中耳出血并形成特发性血鼓室的原因，或将两者等同看待。但是，就胆固醇肉芽肿而言，它也可以是中耳出血引起的结果，因为胆固醇肉芽肿是组织对因出血或坏死而沉积于组织间的胆固醇结晶所产生的异物反应，或慢性炎性反应。也就是说，先有中耳反复出血，继而出现胆固醇结晶沉积，最终方形成胆固醇肉芽肿。虽然胆固醇肉芽肿亦可发生出血，但这种出血是发生在肉芽肿形成后而非在发生于以前。

（二）临床表现

有明确病因的蓝鼓膜，其临床表现参见各相关疾病。

特发性血鼓室可见于儿童和成年人。多数为单耳发病，少数可侵及双耳。其临床表现如下。

（1）病史长短不一，一般约数月至数年不等，个别可长达10余年。

（2）起病隐袭，听力逐渐下降，伴低音调耳鸣。

（3）耳内闷胀感或闭塞感，少数可出现耳内轻微胀痛感。

（4）鼓膜检查见鼓膜完整，呈灰蓝色或蓝黑色。灰蓝色者，可有蓝色与灰白色交替出现之现象。经鼓膜穿刺，抽吸出咖啡色液体后，鼓膜可暂时恢复正常色泽，数日后又变为蓝色。少数透过鼓膜可见液平面。

（5）听力检查中纯音听力图大多呈传导性聋，低中频气导听阈可提高30～45 dB，少数为混合性聋。鼓室导抗图呈B型，声反射（—）。

（6）颞骨CT示：多数乳突气化良好或呈板障型，鼓室、鼓窦及乳突内有致密影，部分可见液气面。一般无骨质破坏。有胆固醇肉芽肿时，鼓室、鼓窦或乳突内有软组织影。

（三）诊断

根据详细的病史，对鼓膜的仔细观察和全身体格检查，颞骨CT图像，必要时作血管数字减影，磁共振等，在排除了有明确病因的蓝鼓膜疾病后，方可诊断为特发性血鼓室。

在特发性血鼓室中，可将其分为伴或不伴胆固醇肉芽肿两种，鉴别诊断见表3-2。

表 3-2 伴或不伴胆固醇肉芽肿的特发性血鼓室鉴别表

	伴胆固醇肉芽肿	不伴胆固醇肉芽肿
年龄	多见于成年人	小儿及成年人
病史	较长	较短，多在1年以内
鼓膜	蓝黑色，如不处理蓝色不变	灰蓝色，灰蓝色和灰白色可交替出现
颞骨CT图像	中耳内有软组织影	中耳内密度增高，均匀一致

(四)治疗

有明确病因的蓝鼓膜按各疾病进行治疗。

对特发性血鼓室，需根据不同情况进行处具体方法理如下。

(1)对病史短，鼓膜呈灰蓝色，特别是儿童患者，可作鼓膜切开术，充分吸出咖啡色分泌物后，行置管术。同时注意改善咽鼓管通气功能及病因治疗(见分泌性中耳炎章节)。

(2)经上述治疗后，症状反复发作，颞骨CT虽未见肉芽组织，亦需行鼓室乳突探查术。如术中未发现肉芽肿，则在开放全部乳突气房，清除病变黏膜后，切开鼓膜，留置一通气管。术后注意改善咽鼓管通气功能。

(3)对病程较长，鼓膜呈蓝黑色，颞骨CT示有肉芽组织者，则根据病变情况行闭合式乳突手术(经乳突径路鼓室成形术)，或开放式乳突手术。

三、耳的砒霜腐蚀性损害

砒霜为剧毒药，对局部组织具有强烈的腐蚀性，并可被组织吸收，引起全身中毒；误用于耳内时，可破坏中耳、内耳及面神经，重者造成终身残疾。国内报告之耳部腐蚀性损害病案皆由不法游医假“偏方”名义投入所致。

砒霜又称砒石，信石，其化学成分为三氧化二砷(As_2O_3)，白色者较纯，红色和灰色者除氧化砷外，尚含少量硫化砷或砷元素。

(一)临床表现

耳的砒霜腐蚀性损害是因耳内滴用了砒霜液或吹入砒霜散所引起。受害者多系化脓性中耳炎患者，少数为头痛、牙痛患者。

本病的临床表现因所用砒霜浓度和剂量的不同、来就诊时间的早晚不同而异。

1.耳痛

滴药后耳内有痛感，一般为烧灼痛，重者剧痛难忍。

2.耳溢液

用药不久，耳内流黄水及血性渗出物；如出现继发感染，分泌物变为脓性。用药前已有耳流脓者，用药后脓量明显增多，伴血性分泌物。

3.听力下降，耳鸣

病情较轻，仅鼓膜、听骨链受损时，出现传导性聋；耳蜗遭到腐蚀、破坏时，表现为感音神经性聋；亦可为混合性聋。重者，听力完全丧失，为全聋。开始时耳鸣较轻，间歇，以后加重，终日持续。

4.眩晕，平衡失调

用药数日内可发生眩晕、恶心、呕吐、平衡失调，检查时可发现自发性眼震。病情严重者，前庭功能完全丧失。

5.周围性面瘫

患侧周围性面瘫多于用药后2～3天出现。面神经未坏死、断离者，日后可逐渐恢复，否则，面瘫为永久性。

6.末梢神经炎

如四肢麻木、无力、肌张力减退、腱反射减弱等。末梢神经炎乃因毒物吸收所致。

7.耳部检查

早期外耳道皮肤糜烂、渗液；鼓膜充血、肿胀，出现水疱。继之，外耳道皮肤坏死，骨质裸露；鼓膜穿孔，重者鼓膜全部坏死，外耳道及中耳有血性渗出物。病情进一步发展，中耳骨质破坏、肉芽增生、中耳溢脓。

8.颞骨CT扫描

轻者中耳、乳突大致正常。重者鼓室及乳突内有软组织影，并可出现不规则的骨质破坏，甚者可见死骨。

(二)诊断

根据用药史，结合本病的临床表现，即可确诊。

(三)治疗和预防

(1)用药后随即就医者，用大量3%过氧化氢液或蒸馏水反复清洗外耳道及中耳，以清除药物，减轻其毒性。

(2)砒霜投入过多，吸收量较大者，可用硫代硫酸钠解毒。因硫代硫酸钠能与体内的砷剂结合，形成无毒硫化物，然后经尿液排出体外。硫代硫酸钠一般用生理盐水稀释为5%～10%的溶液，作肌肉或静脉注射用，成人每天用量为0.5～1.0 g，儿童10～20 mg/(kg·d)，共3～5天。

(3)合并感染者，按化脓性中耳炎治疗。

(4)有肉芽增生及骨质破坏者，可行乳突根治术或改良乳突根治术，彻底清除病变组织。有面瘫者，宜尽早探查面神经，根据其病变情况采取相应的修复手术。

(5)本病重在预防，要广泛宣传砒霜对耳部的毒性作用及化脓性中耳炎的正确治疗方法。特别在农村缺医少药的地方，更要加强卫生宣教工作。

四、经耳感染的破伤风

破伤风是由破伤风杆菌引起的严重的急性特异性感染性疾病。致病菌一般经皮肤创口侵入体内。

(一)病因

1.外耳道异物或外伤

破伤风杆菌为革兰阳性厌氧芽孢杆菌，广泛存在于泥土和人畜粪便中，缺氧环境对其生长、繁殖有利。由于外耳道为一深而弯曲的管道，通风不良，如遇污浊异物堵塞，或用不洁的铁丝，竹签等挖耳而损伤外耳道皮肤，破伤风杆菌由此处侵入，并生长、繁殖，产生毒素，引起破伤风。

2.化脓性中耳炎

化脓性中耳炎患者如用带致病菌的棉花、废纸拭擦外耳道，用未经消毒的滴耳药、吹耳散

（如冰片等）滴耳、吹耳，或将未经处理的虎耳草、葱管等塞于耳内，均可将病原菌或其芽孢带入中耳，而化脓性中耳炎又为破伤风杆菌的感染创造了有利的条件。因为此时咽鼓管因炎性病变，其通气引流功能大多不良，空气不易进入；加之原有的需氧菌感染等，均形成了中耳缺氧的微环境。

3.耳郭外伤

耳郭刺伤，烧伤，钝挫伤等，致病菌经创口感染。

（二）临床表现

经耳感染的破伤风的临床表现与由其他原因引起者基本相同，但有以下特点。

1.潜伏期稍长

破伤风的潜伏期平均为6～10日，经耳感染者多为5～15天，长者可达20～30天。

2.症状一般较轻

原因为：①中耳血供较丰富，局部组织的抵抗力较强。②软组织相对较少，感染一般比较表浅。③与全身其他大而深的创口相比，中耳内尚未完全与空气隔绝，感染一般不重。

3.可出现同侧周围性面瘫

由于面神经接近病灶，可出现充血，水肿等炎性反应，故可发生周围性面瘫。而一般外伤引起的破伤风则很少出现此症状。

（三）诊断

根据破伤风的临床表现，可做出破伤风的诊断，经耳感染的诊断，则有赖于以下几点。

（1）全身其他部位未发现可疑的创口，最近无胃肠手术史或体内异物取出史。

（2）耳部脓液涂片，可找到破伤风杆菌；脓液培养有破伤风杆菌生长。

（四）治疗

1.全身治疗

方法同破伤风的治疗。

2.局部处理

（1）清除外耳道异物、脓痂、坏死组织等，充分通风引流。

（2）3%过氧化氢溶液反复清洗外耳道或（和）中耳腔，以便供氧，抑制破伤风杆菌的繁殖。

（3）一般无须作清创手术。外耳道已形成脓肿者，应予切开引流。

（4）慢性化脓性中耳炎患者，除出现耳源性并发症外，病期内不宜行乳突手术，以减少刺激，避免诱发痉挛。

（五）预防

（1）耳部外伤后，勿忘及时用破伤风抗毒素（TAT）1500 IU（1 mL），肌肉注射，儿童及成人剂量相同。创口污染严重者，必要时2～3天后重复注射1次。

（2）耳部外伤后，以3%过氧化氢溶液彻底清洗创口。

（3）加强卫生宣教，宣传化脓性中耳炎的正确处理方法。告诫人们勿用不洁的器具挖耳，勿用未消毒的药液滴耳等。

五、朗格汉斯细胞组织细胞增生症（组织细胞增生症-X）

朗格汉斯细胞组织细胞增生症包括嗜酸细胞性肉芽肿，韩一薛一柯病和勒一雪病。由于它们在病理学中均以组织细胞增生为主要特点，同属网状内皮或单核－吞噬细胞系统浸润增生性病变，过去称为“网状内皮细胞增多症”，Lichtenstein 将此三种疾病统称为“组织细胞增生症-X”，国际组织细胞协会建议，接受美国明尼苏达研究小组提出的命名，称为“朗格汉斯细胞组织细胞增生症”。

病因：本病病因尚不清楚，过去有细胞脂质代谢紊乱，酶代谢障碍，遗传，病毒感染，以及肿瘤，免疫等学说。晚近提出的免疫学说的根据有：①本病的病变组织中，除组织细胞增生外，尚存在淋巴细胞和嗜酸性细胞、浆细胞的浸润。②本病的部分临床特征和病理改变与其他免疫性疾病（如原发性免疫缺陷病，骨髓移植后等）有相似之处。③不少患者同时出现胸腺形态异常、增生不良、退行性变或萎缩等改变。④患者血清中的免疫球蛋白、淋巴细胞亚群的数量、功能等出现异常。有认为，本病是一种以抑制性 T 淋巴细胞缺乏为特征的自身免疫病。晚近尚有学者提出，本病可能和淋巴因子或其他细胞因子分泌异常有关。

病理：病损组织内有以嗜酸性粒细胞为主的炎性反应，伴有大量增生的朗格汉斯细胞，并有浆细胞，淋巴细胞，中性粒细胞浸润，以及肉芽肿性病变。朗格汉斯细胞体积甚大，直径可达 40～50 μm，胞质丰富，有 10 余个或数 10 个核，呈马蹄形或花环状排列于细胞质之周边，胞质嗜酸性，透射电镜下可见网球拍状颗粒。免疫组化研究发现，朗格汉斯细胞中 I2，HTA-1，OKT6 抗体染色阳性，S-100 蛋白、波形蛋白亦为阳性。朗格汉斯细胞又称多核巨细胞，一般认为，它多由上皮样细胞融合而成。而上皮样细胞是在吞噬细胞行吞噬功能后，胞质变得丰富，细胞体积增大而形成。透射电镜下，上皮样细胞呈多边形，核大，核仁明显，胞质内充满溶酶体，胞饮和吞噬现象活跃，胞质边缘有很多伪足样突起和皱褶。

本病全身各器官均可受累，但以骨组织、肝、脾、淋巴结等网状内皮系统最常见，其他如肺、皮肤、垂体、肾脏、胃肠道、眼、脑神经以及女性生殖器等亦可出现病损。

此外，本病可合并淋巴瘤，在同一淋巴结，或同一患者的不同部位可同时存在朗格汉斯细胞组织增生和淋巴瘤病变。因此，不少学者认为，本病至少有一部分属于恶性病变或有恶性倾向。

（一）嗜酸细胞性肉芽肿

嗜酸细胞性肉芽肿又称局限性朗格汉斯细胞组织细胞增生症，是单发或多发的局限性肉芽肿，多侵犯骨质，基本上是一种良性病变。

1.病理

肉芽肿多呈暗红色，质软而脆。病变始于骨髓腔或骨皮质下，肉芽肿内有增生的朗格汉斯细胞，尚有较多的嗜酸性粒细胞，偶见出血坏死灶。晚期朗格汉斯细胞可逐渐减少，嗜酸性粒细胞逐渐吸收，最后肉芽肿甚至完全纤维化，故本病部分有自愈倾向。

2.临床表现

嗜酸细胞性肉芽肿可发生于全身任何骨骼，但多见于颅骨、肋骨、盆骨及长骨。颅骨中以颞骨和额骨最常见。少数可发生于软组织，如面部皮肤、淋巴结、胃肠及膀胱等。

本病男性多发。可发生于任何年龄，而以儿童及青年人多见。颞骨病损常限于一侧，两侧受累者偶见。颞骨的病变常始于鳞部或岩鳞部，以后延及乳突、颅中窝及颅后窝的硬脑膜，乙状窦和迷路亦可受累，如继发感染向颅内蔓延，则发生颅内并发症。

临床上起病隐袭，开始可无任何不适，或仅有低烧等轻微“感冒”症状，以后多因病区的疼痛与肿胀就医。颞骨病变的常见症状为耳内流脓，听力下降，但起病时无耳痛等急性中耳炎表现，患侧耳后方、后上方或耳前肿胀。外耳道内有时可见息肉状或肉芽状新生物，易误诊为慢性化脓性中耳炎。耳聋多为传导性，因内耳受累而出现眩晕及全聋者罕见。

3.诊断

(1)乳突X线片或颞骨CT可协助诊断。本病的典型表现为颞骨鳞部或乳突出现一个或数个圆形或椭圆形骨质破坏区，边缘锐利、不规则，周围无骨膜反应。应注意和胆脂瘤、颞骨巨细胞瘤、多发性骨髓瘤等疾病相鉴别。

(2)肉芽肿的组织病理学检查可确诊。

(3)注意和韩一薛一柯病相鉴别，特别在软组织受累的病例。

4.治疗

(1)手术治疗：乳突根治术或改良乳突根治术，彻底清除全部病变组织。

(2)放射治疗：术后用小剂量放射治疗。对范围甚小的早期病损亦可仅作放射治疗。

术后应注意随访，观察病变有无复发，警惕新的病灶出现。一般年龄大者预后较好，年龄小者较差。

(二)韩一薛一柯病

韩一薛一柯病又称慢性播散性朗格汉斯细胞组织细胞增生症或慢性广泛性朗格汉斯细胞组织细胞增多症。

1.病理

本病常侵犯颅骨，而肝、脾、淋巴结、皮肤、呼吸道及胃肠道等亦可受累。病变部位出现大小、形状不一的肉芽肿，呈灰色、淡黄色或红褐色。显微镜下，肉芽肿内可见大量朗格汉斯细胞，同时可见嗜酸性粒细胞、淋巴细胞、浆细胞浸润，病灶中央可出现坏死灶。肉芽组织侵蚀破坏骨壁，则引起骨质缺损，其中以额、顶、颞骨最常见。少数可侵及蝶骨、筛骨以及长骨、其他扁平骨等。如颞骨受损，病变常首发于鳞部，而后向乳突、中耳、内耳及邻近部位蔓延。如外耳道后壁遭到破坏，肉芽肿则循此处向外耳道延伸。鼓室黏膜出现病损或继发感染，可致鼓膜穿孔。如垂体、下丘脑受累，则出现多尿及发育迟缓，眼眶、颅前窝发生病损可致眼球突出。

2.临床表现

本病多发生于儿童及青年人，中、老年人很少见。颞骨病损时，可出现患侧耳痛，耳内闭塞感，以及耳内流脓，听力减退和耳鸣等症状。耳周可出现肿块，伴疼痛，肿块下方有时可触及破坏的骨质边缘，外耳道内有肉芽状新生物，鼓膜完整或穿孔，外耳道后上壁塌陷。如内耳受损，除耳聋、耳鸣等耳蜗症状外，还可出现眩晕、平衡失调等。面神经管破坏，侵及面神经者，则出现同侧周围性面瘫，但不多见。如外耳道和耳郭皮肤受损，则出现斑丘疹、脂溢样皮疹，可误诊为外耳湿疹。此外，患者尚可有肝、脾、淋巴结肿大，全身皮肤斑丘疹，牙龈肿胀、口腔及咽部溃疡以及肺部浸润、纤维化等，多尿者并不常见。

3.诊断

根据病史、局部和全身检查结果，结合X线拍片，可初步做出诊断。颅骨X线片上，可见明显的骨质缺损区，数目和大小不等，边缘锐利而不规则，周边无硬化现象，呈鼠咬状或地图状。临床上具有前述突眼、尿崩及颅骨破坏的典型的三联征者并不多见。本病之确诊须依据病理学检查结果。

4.预后

患者的年龄，病变部位等和预后有关。一般年幼者预后较差，年长者预后好。病变累及重要的内脏器官（如肝、脾、肺等）以及持续高烧者，预后大多不良。

5.治疗

(1)对单个孤立病变，宜尽早手术。颞骨病变者，宜作乳突根治术或改良乳突根治术，彻底清除病变后，辅以放射治疗。

(2)多发性病损者，用糖皮质激素（泼尼松）和化学药物治疗，可缓解病情，如长春新碱、氨甲蝶呤、环磷酰胺等。

(3)注意应用抗生素控制和预防继发感染。

(三)勒一雪病

勒一雪病又称急性播散型朗格汉斯细胞组织细胞增生症或急性广泛性朗格汉斯细胞组织细胞增生症。多发生于2岁以下的婴幼儿。病变可累及软组织及骨骼，除耳部症状外，临床表现为不明原因的发热、进行性贫血、肝脾大及皮疹。这种皮疹开始为棕黄色或暗红色的斑丘疹，以后变为出血性或脂溢样皮疹，并可脱屑、结痂。皮肤病损加剧，通常是病情恶化的征兆。

1.诊断

任何小儿的耳内流脓，特别是缺乏明显的中耳炎病史者，均应警惕本病。检查包括全血分析、肝功能、血清蛋白、凝血酶原时间，凝血激酶时间等检测，以及颞骨CT，胸片、尿液比重测定等。

2.治疗

(1)糖皮质激素：一般开始时可用泼尼松2 mg/(kg·d)，口服。

(2)化疗：单纯使用糖皮质激素治疗无效时，可加用化疗，一般每次用长春新碱0.15 mg/kg，每周1次，静脉注射，同时用泼尼松；或长春新碱、泼尼松和环磷酰胺合用；或泼尼松和氨甲蝶呤联合应用。最近报告，足叶乙甙对本病有较好的疗效。

(3)免疫治疗：根据本病与免疫功能异常有关的学说，可用抑素治疗，因抑素能特异性诱导T抑制细胞的成熟与分化。

(4)外耳道或中耳出现病损者，局部可用糖皮质激素制剂滴耳，合并感染者，治疗方法同化脓性中耳炎。

(5)注意全身支持疗法。

第六节　耳硬化症

耳硬化症是一种原因不明的原发于骨迷路的局灶性病变，在骨迷路包囊内形成一个或数个局限性的、富于血管的海绵状新骨而代替原有的正常骨质，故又称“耳海绵化症”，以后此新骨再骨化变硬，故一般称之为“耳硬化症”。

一、发病率

临床耳硬化症的发病率随不同种族和地区而不同，据欧美文献报道，组织学耳硬化在白种人的发病率高达 8%～10%，而临床耳硬化仅占其中的 12%左右。黄种人和黑种人发病率则很低。关于患病年龄，20～40 岁为高发病年龄。就患者的性别分布情况而言，各学者统计结果不一致。据国外报道白种人男女发病率比例为 1∶2。日本人、印度人及黑种人的男女发病率差异均不明显。

二、病因

（一）内分泌学说

有学者基于本病女性多发、妊娠与绝经能激发并加重病情，而认为与内分泌代谢障碍有关。

（二）遗传学说

由于耳硬化症在不同种族及家系中发病存在差异，因此许多学者都认为其发病与遗传有关。

（三）骨迷路成骨不全

耳硬化症病灶好发部位是骨迷路包囊，尤其是前庭窗区的前庭裂，它是前庭窗前方骨迷路包囊中的裂隙，内含组织纤维束，其周围有胚胎期的软骨残体，是骨迷路包囊发育、骨化过程中所遗留的缺陷，作为一种正常的结构，它可终身存在，而在某种因素的作用下，静止的软骨残体或纤维束中可发生新的软骨或新骨形成，而成为耳硬化症的源头。研究表明，除窗前裂外，骨迷路包囊的其他部位如窗后窝、耳蜗内、蜗窗、半规管等部位也常出现软骨残体或不健全骨质，这些部位同样可成为耳硬化症的起源处。

（四）其他

1.病毒感染

Arnold 等用免疫组织化学方法研究耳硬化症患者的镫骨足板，发现足板中骨细胞、软骨细胞、破骨细胞和结缔组织中有抗流行性腮腺炎、麻疹、风疹病毒的抗原，因此认为耳硬化症的病因可能为上述病毒感染所启动的骨迷路包囊的炎性血管反应或慢性炎症。

2.结缔组织疾病

有人提出Ⅱ型胶原的自身免疫反应是耳硬化症的主要病因。

3.酶学说

有学者对耳硬化症患者的病灶骨、中耳黏膜和外淋巴等进行酶研究，发现一些酶的活性、含量等与正常者有明显不同，因此提出酶学说。

三、病理

骨迷路的骨壁由骨外膜层、内生软骨层和骨内膜层 3 层组成。硬化病灶常自中层——内生软骨层开始，可波及内、外层。内生软骨层的特点在于终身保留胚胎期的软骨残体。有许多表面不整齐、钙化的软骨基质及偶然留下来的软骨细胞。在耳硬化症时则为新生的骨质所代替。显微镜下病变过程可分为三个主要阶段。①充血阶段：内生软骨层原有的正常骨质，可能由于多种酶的作用，发生局灶性分解和吸收，血管形成增多、充血。②海绵化阶段：为疾病的活动期，正常骨质被分解、吸收，代之以疏松的海绵骨，其特点为病灶内充满大量的血管腔隙，形成不成熟的网状骨。血管腔隙内含有大量破骨细胞、成骨细胞和一些纤维组织；不成熟的网状骨为一种疏松的骨质，胶原纤维无规则地纵横交错穿行于其间，嗜碱性，在HE染色中呈深蓝色。③硬化阶段：血管减少、管腔变窄，代以含有多量胶原纤维的成熟的网状骨，以后再变成排列不规则的板状新骨，此种新骨变硬，HE染色中呈红色，成为不再活动的硬化灶，故又称静止期。

耳硬化症病灶各个时期的变化并非按一定顺序进行，在一个病灶内往往反复交替出现骨质破坏吸收和新骨形成，关于任何阶段自行停止或再恢复活动，此种错综的病理变化可使病灶出现镶嵌图案的形象。

四、临床表现

耳聋最常见，耳鸣次之，眩晕少见。

（一）耳聋

缓慢进行性传导性或混合性耳聋。由于起病隐袭，一般是不知不觉地渐渐出现听觉障碍，因而常不能说明确切的起病时间，常诉起于应用某些药物，或误认为因某种疾病或妊娠分娩等其他事件引起。听力减退多始于20岁，也有极少数始于儿童时期及45岁以后。本病多为双侧性，可先后或同时起病，耳聋程度相同或不对称。单侧耳硬化症患者较少，占10%～15%。耳聋呈缓慢进行性加重，发展到严重影响生活和工作者，常历经数年乃至10余年，在缓慢进展过程中，有时可表现阶段性稳定期，可因妊娠、分娩、外伤、全身性疾病、过劳及烟酒过度等诱因而加速恶化。少数早年发病的年轻患者因病灶活动合并感音神经性聋时，听力可迅速下降，以致全聋，称为“恶性耳硬化症”。

临床耳硬化症患者的听力下降一般呈典型的传导性聋，当其发展至镫骨完全固定时，听力则趋向稳定，不再继续下降，如病变侵及耳蜗影响感音功能，则听力继续下降成为混合性聋。耳蜗性耳硬化症则表现为感音性聋。

（二）耳鸣

耳鸣常与耳聋同时存在，发生率25%～80%，两者同时发生者占多数，也有少数患者耳鸣出现于耳聋之前或继发于耳聋之后，耳鸣一般以“轰轰”或“嗡嗡”低音调为主，高音调耳鸣常提示耳蜗受侵。耳鸣多为持续性或为间歇性，轻者仅在安静环境下感到，重者可使人烦躁不安，比耳聋更为苦恼。

（三）威利斯听觉倒错（亦称闹境返聪）

临床耳硬化症主要是传导性聋，在一般环境中听辨言语困难，在嘈杂环境中，患者的听觉反较在安静环境中为佳，此现象称为“威利斯听觉倒错”，这是由于正常人在噪声环境中说话需提高声音并超过噪声，而患者由于听力减退，噪声对其干扰不明显，在所听到的语音远高于安静环境中的语音时，可有听力提高的感觉。耳硬化症者威利斯听觉倒错出现率为20%～80%。一旦耳蜗受累威利斯听觉倒错即行消失。

（四）眩晕

若病灶侵犯前庭神经或因病灶释放的蛋白水解酶等损伤前庭的神经上皮而发生眩晕。本病的眩晕可类似良性阵发性位置性眩晕，即在头部活动时出现短暂眩晕，发生率约为5%～25%，前庭功能可正常，多数患者手术后眩晕可消失。

五、检查

(一)耳部检查

可见外耳道宽大、皮肤菲薄、耵聍甚少,鼓膜完整、标志清楚,可稍显菲薄,可能是外耳道及鼓膜营养障碍的表现,但也有人对正常人和耳硬化症患者的外耳道及鼓膜进行过比较,并未发现有何差异。约 1/5 的患者在鼓膜后部分隐现淡红色,这是鼓岬黏膜血管增多、扩张、充血的表现,称为 Schwartz 征,多见于年轻人及伴有蜗神经变性而引起听力迅速进行性下降的所谓"恶性耳硬化症"患者。

(二)听力检查

1.音叉检查

音叉检查呈 Bezold 三征:即低频听阈提高;Rinne 试验强阴性(骨导可比气导长4~5倍);骨导延长。盖来试验常被用于检测镫骨是否固定:镫骨活动时呈阳性,用符号"§"表示,若镫骨固定则呈阴性,用符号(—)或"↘"表示,但鼓膜活动不良、听骨链中断及砧镫关节固定亦可出现盖来试验阴性。音叉检查应选用频率为256 Hz及 512 Hz 音叉为佳。

2.纯音听力计检查

不同的病变程度和病变部位可表现为不同的听力曲线,若镫骨固定属早期,则气导曲线呈上升型,以低频气导下降为主,是镫骨环韧带劲度增加所致;若镫骨完全固定但未合并耳蜗病变者,则所有频率的气导听力降至 60 dB,呈平坦型曲线;约半数患者的骨导曲线可出现 Carhart 切迹,即骨导曲线在 0.5~4 kHz 间常呈 V 型下降,以 2 kHz 处下降最多,可达 15 dB。如病变累及耳蜗,则表现为混合性聋,气导听力下降可超过 60 dB,骨导听力损失以高频为主,曲线由正常的平坦型变为下降型。耳蜗病变严重者,高频听力不能测出,甚至各频率骨导均消失。一般可利用气、骨导差来了解镫骨活动的情况,如差距小于 40 dB,可作为镫骨部分固定的指征;差距在60 dB左右,则可作为镫骨全固定的指征。

3.声导抗测试

鼓室导抗图早期为 A 型,随着镫骨固定程度加重,鼓膜活动受到一定的限制,可出现低峰曲线(As 型),镫骨肌声反射消失。

4.耳声发射检查

DPOAE 幅值降低或引不出放射。

5.听性脑干反应测听

Ⅰ波、Ⅴ波潜伏期延长或阈值提高。

(三)影像学检查

颞骨 X 线断层拍片无中耳乳突病变,CT 扫描及 MRI 可较清晰地显示骨迷路包囊、两窗区或内耳道骨壁上出现界限分明的局灶性硬化改变。特别有助于耳蜗性耳硬化症的诊断。

六、诊断与鉴别诊断

根据病史、家族史、症状及检查,对典型患者的诊断不难。凡双侧非对称性进行性传导性聋、鼓膜正常或 Schwartz 征阳性、咽鼓管功能良好、Gellé 试验阴性、鼓室导抗图 As 型、镫骨肌反射消失者,临床耳硬化症即可初步做出诊断。但值得注意的是伴有中耳病变的耳硬化症(如慢性化脓性中耳炎、粘连性中耳炎、鼓室硬化、听骨链固定或中断等),常被其原有的传导性聋所掩盖，诊断比较困难，此时可根据缓慢进行性传导性耳聋史，做出疑有耳硬化症的诊断，手术探查后方能明确诊断。

耳蜗性耳硬化症的诊断比较困难，近年来 CT 的临床应用，使耳蜗性耳硬化症的诊断有了可能。对无明显原因的中、青年的感音性聋患者，如有耳硬化症家族史、鼓膜上有 Schwartz 征、鼓室导抗图 As 型、言语识别率低者应行颞骨 CT 检查，如 CT 片显示迷路或内耳道骨壁上有硬化灶者，可确诊为迷路性耳硬化症。

本病需与先天性前庭窗未育症、先天性听骨畸形或固定、粘连性中耳炎、分泌性中耳炎、鼓室硬化、Paget 病和 Van der Hoeve（以耳聋、蓝巩膜、骨质易碎为特征）综合征相区别。

七、治疗

（一）保守治疗

1.药物治疗

流行病学调查表明，饮水内含氟很低的地区，本病的发病率较正常地区高 4 倍。实验研究表明，适当剂量的氟化钠可抑制骨质吸收，促进新骨形成。氟化钠的剂量为 20～60 mg/d，饭后服用，疗程以年计，可长达 2～3 年直至 12 年。由于目前此方面的研究进展不大，氟化钠对耳硬化症病灶起抑制作用的确切效果尚需继续观察。如无慢性肾炎及孕妇等禁忌证，下列情况可考虑用氟化钠治疗：①耳蜗型耳硬化症。②患者拒绝作或不宜作镫骨手术的临床型耳硬化症。③骨导听力甚差的混合性聋（耳硬化症），病变广泛，发展迅速，且有 Schwartz 征的恶性耳硬化症。

2.佩用助听器

凡不宜手术或不愿意接受手术的患者，不论其为传导性聋、混合性聋或感音神经性聋，均可试佩助听器。

此外，对精神忧郁或烦躁者可给予安慰及镇静药物。

（二）手术治疗

耳硬化症目前尚无针对病因的疗法，通过手术矫治因镫骨固定而造成的传音障碍，以恢复或改善听力是唯一行之有效的方法，手术方法有镫骨手术及外半规管开窗术，在治疗时要慎重选择手术方法。

第七节　鼓室硬化症

鼓室硬化症是中耳炎后遗症，是中耳在长期慢性炎症或急性感染反复发作后，所遗留的中耳结缔组织退行性病变。病理表现为中耳黏膜下层及鼓膜固有层中，出现透明变性和钙质斑块沉着。鼓膜、鼓室黏膜、窗膜坚硬，听骨链骨化固定。它是引起传导性听力损失的重要原因之一。

一、临床表现

（1）进行性听力减退。

（2）耳鸣。

(3)鼓膜大多有中央性干穿孔。鼓岬上有黄白色斑块,残余鼓膜有钙化斑。完整的鼓膜浑浊、增厚或有大小不等形状不一的钙斑。

二、诊断要点

(1)中耳炎病史和临床表现。

(2)进行性耳聋及耳鸣。

(3)听力学检查纯音听力曲线呈传导性听力损失,气骨导差距较大,多在35～55 dB。

(4)声导抗图为B型或As型,声反射消失。

(5)咽鼓管功能咽鼓管通气功能大多良好。

(6)颞骨CT扫描乳突多为板障型或硬化型。鼓室及听骨周围可见斑块状阴影,无骨质破坏。

三、治疗方案及原则

(1)手术治疗是治疗本病的主要手段。包括对中耳硬化组织的处理,鼓膜硬化灶处理和穿孔修补及听骨链重建。

(2)各种原因不能手术者,可选配助听器。

第八节　外耳疾病

一、外耳湿疹

湿疹是一种常见的皮肤病,主要特征为瘙痒、多形性皮疹,易反复发作。皮肤上可出现弥漫性潮红、红斑、丘疹、水疱、糜烂、渗液、结痂及鳞屑等损害,消退后一般无永久性痕迹,少数可有色素沉着。湿疹性反应与化脓性炎症反应不同,组织学上表现为淋巴细胞而非多形核白细胞浸润,有浆液性渗出、水疱形成等。

外耳湿疹是指发生在耳郭、外耳道及其周围皮肤的多形性皮疹。小儿多见,一般可分为急性、亚急性和慢性三类。

(一)病因

湿疹的病因和发病机制目前尚不十分清楚,可能与变态反应、精神因素、神经功能障碍、内分泌失调、代谢障碍、消化不良等有关。毛织品、鱼虾、牛奶、肠寄生虫及病灶感染等是可能的变应原,潮湿、高温可为诱因。慢性中耳炎的脓液、患者的泪液或汗液刺激耳部皮肤可引起本病。外耳湿疹也可为面部和头皮湿疹的一部分。高温和化学药物刺激等职业因素也可致病。

(二)临床表现

1.急性湿疹

局部剧痒,常伴有烧灼感,婴幼儿因不能诉说,可表现有各种止痒动作,烦躁不安,不能熟睡。如出现继发感染,则感疼痛、体温升高。病损如累及外耳道深部皮肤及鼓膜表面,则可有耳鸣和轻度传导性聋。检查可见外耳皮肤红肿,散在红斑、粟粒状小丘疹及半透明的小水疱。水疱抓破后,即出现红色糜烂面,并流出淡黄色水样分泌物,分泌物干燥凝固后形成痂皮,黏附于糜烂面上。急性湿疹一般经2～3周左右可治愈,但愈后容易复发。

2.亚急性湿疹

亚急性湿疹常因急性湿疹久治未愈迁延所致。局部瘙痒，但症状比急性湿疹轻，红肿和渗液不剧，可出现鳞屑和结痂。

3.慢性湿疹

慢性湿疹常因急性、亚急性湿疹反复发作或久治不愈发展而来。表现为外耳道皮肤增厚、粗糙、表皮皲裂、苔藓样变、脱屑及色素沉着等。自觉剧痒，常有反复的急性发作。

(三)治疗

1.一般治疗

(1)让家属及患者正确了解湿疹的知识，积极主动配合治疗，细心寻找病因，予以排除。

(2)对病因不明者，注意调整饮食，吃清淡食物，保持胃肠道功能正常，忌饮酒，避免进食具有较强变应原性的食物，如鱼虾、蟹等，改变或停用奶制品。

(3)避免搔抓，忌用热水、肥皂等清洗，禁用刺激性药物。

(4)急性、亚急性期间暂缓预防注射和接种牛痘。

2.局部治疗

依"湿以湿治、干以干治"的原则，分以下三种情况进行处理。

(1)比较干燥、无渗出液者：可涂用1%～2%甲紫糊剂、10%氧化锌软膏、抗生素可的松软膏等，保护创面，以便结痂脱落愈合。干痂较多时，先用3%过氧化氢溶液清洗。皮肤增厚者可试涂敷3%水杨酸软膏，以期皮肤变薄，或用局部浅层X线照射，可收到满意效果。

(2)渗出液较少者：先涂擦2%甲紫液，干燥后涂布甲紫糊剂或氧化锌糊剂。

(3)渗出液较多者：用3%过氧化氢溶液或炉甘石洗剂清洗渗出液及痂皮，再用3%硼酸溶液或5%醋酸铝溶液湿敷，待渗出液减少后，再用上述药物治疗。

3.全身治疗

(1)继发感染时，全身和局部应用抗生素。

(2)服用抗过敏药物，如仙特明或氯雷他定(开瑞坦)片或糖浆、严重者可用地塞米松等糖皮质激素。

(3)渗液特别多时，可静脉注射10%葡萄糖酸钙，补充维生素C。

二、耳郭化脓性软骨膜炎

耳郭化脓性软骨膜炎是指耳郭软骨膜的急性化脓性炎症，软骨因血供障碍而逐渐坏死。病情发展比较迅速，可致耳郭畸形，应积极诊治。

(一)病因

常见的病因如下。

1.耳郭外伤后继发感染

耳郭外伤后继发感染如裂伤、切割伤、钝挫伤、昆虫叮咬伤、冻伤及烧伤等继发感染，耳郭血肿的继发感染亦可导致本病。

2.外耳及邻近组织感染的扩散

外耳及邻近组织感染的扩散如外耳道疖、外耳道炎及外耳湿疹、皮炎的继发感染扩散等。

3.手术

中耳乳突手术作耳内或耳后切口，修补鼓膜取耳屏软骨膜时经创口感染；或耳郭假性囊肿、血肿穿刺抽液时消毒不严；耳郭整形术后继发感染等。

绿脓杆菌及金黄色葡萄球菌为主要致病菌。脓肿形成后，脓液聚积于软骨膜和软骨之间，继之软骨缺血坏死，耳郭支架破坏而致耳郭畸形。

(二)临床表现

常有明确的病因。起病初觉耳郭胀痛及灼热感。检查时可见耳郭红肿、增厚、坚实，弹性消失，触痛明显。继之红肿加重，持续性剧烈疼痛不断加剧，患者烦躁，坐卧不安，喜用手护耳部，唯恐被触及，可伴有体温升高、食欲减退等全身中毒症状。耳郭表面呈暗红色，有脓肿形成者可见局限性隆起，触之有波动感，皮肤溃破后，溃破处有脓液溢出。

(三)诊断

根据病史和临床表现，诊断不难。

(四)鉴别诊断

1.复发性多软骨炎

该病无感染病灶，可反复发作，但从不形成脓肿，可有全身其他部位的软骨炎。

2.耳郭假性囊肿

耳郭局限性隆起，但不充血，疼痛不明显。

(五)治疗

(1)早期脓肿尚未形成时，全身应用大剂量适当的抗生素，以控制感染，局部可用鱼石脂软膏外敷或漂白粉硼酸溶液湿敷，促进局部炎症消退。

(2)脓肿已形成者，应立即在全身麻醉下行手术治疗。方法是：沿耳轮内侧的舟状窝作弧形切口，切口应超出红肿的皮肤，充分暴露脓腔，剥离耳郭皮瓣，直至见到正常软骨，清除脓液，作细菌培养及药物敏感试验，刮除肉芽组织，切除坏死软骨。如能保存耳轮部位的软骨，可避免日后耳郭畸形，保存部分软骨，则可保留部分耳郭形态。但不能因此而姑息，以致炎症不能控制而需再次手术。术中可用抗生素溶液冲洗术腔，置有多个细孔的小管于术腔内，将皮肤贴回创面，对位缝合，管口自切口最上和最下端伸出，适当加压包扎。术后第2天自管上端用抗生素溶液每天冲洗2～3次，至局部和全身症状消退后，可拔出小管，加压包扎，此时多可愈合。如局部仍有红肿，疼痛较剧，多因术中清除病灶不充分，需再次手术。经上述治疗后，临床上仍有部分患者最后遗留耳郭畸形，应引起注意。

(六)预防

(1)耳部手术和局部治疗时应严格消毒，遵循无菌操作原则。

(2)对耳郭的各种外伤，均要彻底清创，严防继发感染。

(3)积极治疗外耳感染性疾病。

三、耳郭假性囊肿

耳郭假性囊肿又名耳郭非化脓性软骨膜炎、耳郭浆液性软骨膜炎、耳郭软骨间积液等，系指耳郭外侧面的囊肿样隆起，内含浆液性渗出物。发病年龄以30～50岁者居多，男性多于女性，多发生于一侧耳郭。

(一)病因

耳郭假性囊肿是一种软骨内的无菌性浆液性渗出性炎症。病因尚不明了,可能与局部受到某些机械性刺激,如无意碰撞、挤压等,而引起局部微循环障碍、组织间出现反应性渗出液积聚有关。

(二)病理

积液在软骨内,而非软骨膜与软骨之间。囊肿的组织层依次为皮肤、皮下组织、软骨膜及与其紧密相连的软骨层。软骨层的厚薄依囊肿大小而定,囊小壁厚者可见连续完整的软骨,囊大壁薄者软骨不完整,裂处为纤维组织所替代,此种情况为囊肿增大时软骨被吸收所致。囊腔内侧壁的软骨层较厚,故隆起多见于耳郭外侧面。软骨层的内侧面被覆一层浆液纤维素,其表面无上皮细胞结构,故不是真性囊肿。

(三)临床表现

耳郭前面出现局限性隆起,常在无意中发现,由小渐大,无痛感或仅感微痛,囊肿较大时可有胀感、灼热、发痒等不适。囊肿多位于舟状窝、三角窝。初期仅为局部增厚,积液较多时隆起明显,可波及耳甲腔。囊肿边界清楚,有弹性及波动感,但无压痛,表面皮肤色泽正常。穿刺抽吸时可吸出淡黄色清亮液体,其中蛋白质丰富,无红细胞和炎性细胞,细菌培养:无细菌生长。

(四)诊断

根据病史和临床表现,诊断不难,但应注意与耳郭其他囊肿和血肿相鉴别。

(五)治疗

治疗的目的是刺激囊壁,促其纤维化,防止液体再生,使囊壁粘连愈合。

(1)早期仅表现为增厚,无明显积液者,可用超短波、氦氖激光或冷冻等物理疗法,以控制渗出,促进吸收。

(2)穿刺抽液加压包扎法:有积液者,用空针抽尽局部积液,注入2%碘酊少许,加压包扎。由于耳郭外侧面不平,一般包扎不易奏效,故可先用棉球或细纱条依耳郭形状压迫局部后,再用纱布、绷带包扎;或用石膏模压迫之。穿刺应在严格无菌操作下进行,术后预防感染。

(3)高渗液囊腔注入法:抽尽积液后注入15%高渗盐水或50%高渗葡萄糖液0.5～1 mL,不加压包扎,24小时抽出注入液体,至抽出液呈红色,即不再注药,否则可重复注射。前述治疗无效时,可于抽液后注入5-氟尿嘧啶。然后用石膏模加压包扎,多可治愈。

(4)手术疗法:经上述治疗无效者,可在局麻或全身麻醉下,在隆起最突出处切开积液腔,吸尽积液,然后充分搔刮囊腔,可放置或不放置引流条,加压包扎。

四、外耳道异物

(一)种类及病因

外耳道异物种类繁多,归纳之,可分为动物性(如昆虫、水蛭等)、植物性(如豆类、谷、麦粒等)及非生物性(如小玩具、铁屑、石子、纱条等)三类。儿童多见,因小儿喜将小物塞于耳内。成人亦可发生,多系挖耳时将火柴头或木棒断入耳内;也可于外伤或作业时异物侵入。治疗外耳道或中耳疾病时若不注意,可将纱条、棉花等遗留于外耳道内。夏季露宿或野外作业务农时昆虫可飞入或爬入外耳道内。

(二)临床表现

依异物的大小、形状、位置、种类不同而异。

1.小而无刺激性的异物

可长期存留而无任何症状;较大的异物则可引起耳痛、耳鸣、听力下降、反射性咳嗽等。

2.活昆虫等动物性异物

可在外耳道内爬行骚动,引起剧烈耳痛和耳鸣;植物性异物遇水膨胀后,可引起植物性炎症和刺激或压迫外耳道,引起胀痛。

3.异物位置

异物位置愈深,症状一般愈明显,靠近鼓膜的异物可压迫鼓膜,发生耳鸣、眩晕,甚至引起鼓膜及中耳损伤。

(三)诊断

外耳道异物的诊断并不困难,但位于外耳道底部深处的小异物容易被忽略;或因异物留存时间过长,并发中耳、外耳道炎症;或局部分泌物较多,或被耵聍包裹,易与上述疾病混淆,应予注意。

(四)治疗

取出异物的方法应根据异物的大小、形状、性质、位置、是否并发感染以及患者的年龄而定。

(1)圆形光滑的异物,可用异物钩或小刮匙等器械顺空隙越过异物而将其钩出,操作中特别是小儿术中不配合时,切勿用镊子夹取,以防将异物推入深处,嵌在峡部或损伤鼓膜。

(2)异物细小时可用冲洗法洗出。冲洗法禁忌证:①合并中耳炎,鼓膜有穿孔者。②鼓膜被异物损伤穿孔或合并中耳异物者。③植物性异物(如豆类)遇水易膨胀者。④尖锐多角的异物。⑤石灰等遇水起化学反应者。

(3)活昆虫等动物性异物,可先滴入甘油或食物油将其淹毙,或用2%丁卡因、70%乙醇,或对皮肤无毒性的杀虫剂等滴入,使其麻醉瘫痪后用镊子取出或冲洗排出。对飞虫也可试行用亮光诱出。

(4)已经泡胀的植物性异物,应先用95%乙醇滴入,使其脱水,缩小后再行取出。易碎的异物也可分次取出。

(5)不合作的幼儿,可在全身麻醉下取出异物。异物过大或嵌入较深,难以从外耳道取出时,或同时合并中耳异物时,可作耳内或耳后切口,取出异物。

(6)外耳道有继发感染者,应先行抗感染治疗,待炎症消退后再取异物,或取出后积极治疗外耳道炎。

(7)异物取出过程中,如外耳道损伤出血,可用碘仿纱条压迫止血,次日取出,涂以抗生素软膏,预防感染。

五、耵聍栓塞

外耳道软骨部皮肤具有耵聍腺,其淡黄色黏稠的分泌物称耵聍,俗称耳屎。耵聍在空气中干燥后呈薄片状;有的耵聍状如黏稠的油脂,俗称“油耳”。耵聍具有保护外耳道皮肤和黏附外物(如尘埃、小虫等)的作用,平时借助咀嚼、张口等运动,耵聍多自行排出。若耵聍逐渐凝聚成团，阻塞于外耳道内，即称耵聍栓塞。

(一)病因

造成耵聍栓塞的原因如下。

1.耵聍分泌过多

因外耳道炎、湿疹、在灰尘较多的空气中工作、挖耳等使局部受到刺激，致耵聍分泌过多。

2.耵聍排出受阻

外耳道狭窄、瘢痕、肿瘤、异物存留等均可阻碍耵聍排出。经常挖耳，可将耵聍推向外耳道深部，下颌关节运动障碍或耵聍被水浸渍等均影响耵聍的正常排出。

(二)症状和检查

依耵聍栓塞的程度及所在位置而有不同的症状。外耳道未完全阻塞者，多无症状。完全阻塞者可使听力减退。若耵聍压迫鼓膜可引起眩晕、耳鸣及听力减退。若耵聍压迫外耳道后壁皮肤，可因刺激迷走神经耳支而引起反射性咳嗽；若遇水膨胀时可致听力骤降，应与特发性突聋鉴别。此外，耵聍尚可诱发外耳道皮肤糜烂、肿胀、肉芽形成等。检查可见外耳道为黄色、棕褐色或黑色块状物所堵塞，或质软如泥，或质硬如石，多与外耳道紧密相贴，不易活动。

(三)诊断和鉴别诊断

外耳道耵聍栓塞通过耳镜检查，一般不难诊断，但需与外耳道胆脂瘤和外耳道表皮栓相鉴别。外耳道胆脂瘤是外耳道损伤后，或皮肤的炎症使生发层的基底细胞生长旺盛，角化上皮细胞加速脱落，且排除受影响，在外耳道内堆积过多形成胆脂瘤。外耳道表皮栓是外耳道内阻塞性角化物的聚集。

(四)治疗

(1)较小或成片状者，可用镊子取出。

(2)耵聍钩取出法：将耵聍钩沿外耳道后、上壁与耵聍栓之间轻轻伸至外耳道深部，注意不要过深，以防损伤鼓膜，然后轻轻转动耵聍钩钩住耵聍栓，将其钩出。

(3)外耳道冲洗法：采用上述方法取出困难者可用此法。冲洗前需先将耵聍膨化，用5%～10%碳酸氢钠溶液滴耳，每 0.5～1 小时1 次，3～4 日后待其全部或部分膨化，再冲洗。如合并外耳道感染，或急、慢性化脓性中耳炎，或有外耳道狭窄者，忌用冲洗法。

(4)抽吸法：对于水渍、感染或应用药物软化后的耵聍均可采用此法。特别是对于外耳道狭窄者更为适宜，吸引器压力不宜太大，抽吸应在明视下进行。

(5)合并感染者应先控制感染，待感染控制后再取出耵聍。

六、外耳道疖

外耳道疖发生于外耳道软骨部，是外耳道皮肤急性局限性化脓性病变，又称局限性外耳道炎。多为单发，亦可多发，是耳科常见的疾病之一。夏秋季多见。

(一)病因

外耳道疖为外耳道软骨部皮肤毛囊或皮脂腺被葡萄球菌等细菌感染所致。骨部的外耳道皮肤无毛囊及腺体，故不会发生疖肿。疖肿的发生与下列因素有关。

(1)挖耳时引起外耳道皮肤损伤、糜烂、导致感染。

(2)游泳或外耳道冲洗时，外耳道进水使表皮软化，易致细菌侵入。

(3)中耳长期流脓及外耳道湿疹等也可诱发本病。

(4)全身因素,如糖尿病、慢性肾炎、内分泌紊乱、慢性便秘、营养不良等疾病使全身及局部抵抗力下降,诱发本病。

(二)症状及检查

(1)以剧烈耳痛为主,可放射至同侧头部。张口、咀嚼、打呵欠时疼痛加剧,乃因下颌关节运动时,外耳道软骨部皮肤张力增加所致。如疖肿堵塞外耳道则可影响听力。婴幼儿外耳道疖肿表现为不明原因的哭闹不安、伴体温升高,患儿不愿卧于患侧,触碰患耳时哭闹不止。

(2)检查可见外耳道软骨部皮肤呈局限性红肿,触痛明显,按压耳屏或牵拉耳郭时疼痛明显加重,此点可与急性中耳炎的耳痛相鉴别。疖肿成熟后,局部变软,尖端显露黄白色脓点,自行溃破后流出带血的黏稠脓液,脓之特点为量少、稠厚、无黏液,故与中耳炎不同。此外,患者耳前、耳后或耳下淋巴结可肿大并有压痛。

(三)诊断和鉴别诊断

根据症状和检查所见,外耳道疖肿不难诊断。但当疖肿位于外耳道前下壁者,耳屏前下方可出现肿胀,易误诊为腮腺炎。疖肿位于外耳道后壁者,耳后软组织可出现红肿,此时,耳郭外突,耳后沟消失,易误诊为急性乳突炎,应注意鉴别。

(四)治疗

1.局部治疗

外耳道疖的局部治疗很重要,在病程的不同阶段,采取不同的治疗方法。

疖肿未成熟时,用细棉条沾10%鱼石脂甘油置于疖肿处,每日更换1～2次,可促使炎症吸收,并可加用局部热敷,红外线照射,氦氖激光照射等可促使炎症局限或疖肿成熟。

疖肿已成熟而未破时,可用细棉签蘸30%～50%硝酸银或纯石炭酸烧灼脓头,使其溃破;或顺外耳道长轴方向切开排脓,切开后置橡皮条引流。注意切勿在外耳道内做横行切口,以免日后形成外耳道狭窄。疖肿未成熟而作切开,可使炎症扩散,应避免之。疖肿自行溃破,则将脓液拭净,周围皮肤用75%酒精清洁后,置抗生素棉条。

2.全身治疗

疼痛较剧时给予镇痛剂;症状较重者,口服或注射抗生素药物。因外耳道疖大多数是金黄色葡萄球菌感染,青霉素类或大环内酯类抗生素应为首选。如已做细菌培养和药物敏感性试验,则根据实验结果首选敏感的抗生素。

(五)预防

纠正挖耳习惯,耳痒者可用4%硼酸酒精或1%水杨酸酒精擦耳。游泳、洗头或淋浴后应及时将外耳道拭干。医师在检查外耳道时应避免意外损伤,对反复发作的顽固病例,应排除糖尿病等疾患。

七、弥漫性外耳道炎

弥漫性外耳道炎乃外耳道皮肤及皮下组织的广泛性感染性炎症,是耳科较为常见的疾病,此病的发病与气温和湿度有密切关系,在热带与亚热带更为常见,因而又被称为“热带耳”,临床上分为急性和慢性两类。

(一)病因

弥漫性外耳道炎为细菌或病毒感染所致,其诱因与下列因素有关。

1.水液浸渍

游泳或冲洗外耳道后,若耳内未拭干净,皮肤受浸渍,破损,易招致感染。

2.温度和湿度变化

温度上升和湿度增加常可导致耵聍的化学性质变化和耵聍腺管堵塞,从而降低了它的防御能力。

3.外伤

挖耳时不慎损伤外耳道皮肤,或异物擦伤皮肤,可造成细菌进入表皮层甚至真皮层,引起感染。

4.耵聍缺乏

因正常人外耳道的耵聍呈微酸性,具有抗感染作用,耵聍缺乏时,外耳道即失去其抗菌的"酸性外衣",故易致病。

5.分泌物的刺激

急、慢性化脓性中耳炎之脓性分泌物的刺激,常致外耳道皮肤抵抗力降低。

6.变态反应

外耳道在变态反应基础上,继发感染。如外耳湿疹患者易并发外耳道炎。

7.分泌物的氢离子指数

正常外耳道皮脂腺分泌物呈弱酸性,pH 在 5.0～7.8,若外耳道进水或使用不恰当的滴耳剂时,则变为碱性,抗感染能力减弱,易导致炎症。

8.解剖构造

外耳道深浅和宽窄与炎症的发生也有关系,例如因外生骨疣而使外耳道变窄者,其深部碎屑难以排除或清除,易遭受感染。

9.全身性疾病

全身性疾病如糖尿病、内分泌紊乱、慢性便秘和贫血等也易诱发本病。常见的致病菌为金黄色葡萄球菌,其他有溶血性链球菌、绿脓杆菌、变形杆菌等,真菌感染也可发生。

(二)症状及检查

1.急性弥漫性外耳道炎

急性弥漫性外耳道炎为外耳道皮肤的弥漫性急性感染。其症状与疖肿相似,发病初期耳内有灼热感,轻微疼痛,随着病情发展,疼痛逐渐加剧,甚至坐卧不宁,咀嚼或说话时加重。根据病情轻重不同,局部体征也不一致。轻者仅见外耳道皮肤轻度充血,肿胀,表面覆以具有臭味而黏稠的分泌物或碎屑。重者外耳道肿胀明显,可致外耳道狭窄及闭塞,皮肤溃烂,分泌物呈浆液性,耳郭周围也可发生水肿。有时耳周围淋巴结肿大,有压痛,鼓膜可充血。

2.慢性弥漫性外耳道炎

耳内有痒感及不适感,外耳道皮肤增厚,管腔变狭。外耳道深处常积聚脱落上皮碎屑,并具有臭味的灰褐色分泌物。病期较长者,因软组织增厚可发生外耳道狭窄而致听力减退,鼓膜光泽消失、增厚、标志不清、甚或有小肉芽肿形成。

(三)诊断和鉴别诊断

一般情况下,根据症状和体征,急、慢性外耳道炎的诊断并不难,但有时需与下列疾病相鉴别。

1.化脓性中耳炎

急性化脓性中耳炎听力减退明显,可有全身症状;早期有剧烈耳痛,流脓后耳痛缓解;检查可见鼓膜红肿或穿孔,脓液为黏脓性。当急、慢性化脓性中耳炎的脓液刺激引起急、慢性外耳道炎,中耳炎所致的鼓膜松弛部被干痂覆盖时,需将脓液或干痂清除干净,再根据上述特征仔细鉴别,必要时可暂给予局部用药,嘱患者要随诊。

2.急、慢性外耳道湿疹

大量水样分泌物和外耳道奇痒是急性湿疹的主要特征,一般无耳痛,检查时见外耳道肿胀,有丘疹或水疱。慢性外耳道湿疹时局部奇痒,并有脱屑,可有外耳道潮湿,清理后见鼓膜完整。

3.外耳道疖肿

症状与急性外耳道炎相似,但外耳道红肿或脓肿局限。

(四)治疗

1.急性弥漫性外耳道炎

可全身应用抗生素控制感染,服用止痛剂,禁止在局部作过多过重的机械性摩擦,以免损伤外耳道皮肤。外耳道红肿时,局部可敷用浸有10%鱼石脂甘油的棉条。外耳道肿胀渗液较甚者,可用浸有5%～8%醋酸铝棉条敷于外耳道。

2.慢性弥漫性外耳道炎

可用醋酸尿素曲安西龙软膏涂布,用药前先清除分泌物或痂皮,全身辅以维生素A治疗;积极治疗感染病灶如化脓性中耳炎;加强全身某些有关疾病的诊治如贫血、维生素缺乏症、内分泌紊乱及糖尿病等。因本病而导致外耳道狭窄及闭锁,影响耵聍排出及听力者,可在炎症痊愈后行外耳道成形术。

八、坏死性外耳道炎

坏死性外耳道炎是指外耳道皮肤和骨质的进行性坏死性炎性疾病,并有向周围组织扩散的趋势,又称恶性外耳道炎,但并非恶性肿瘤。临床上并不多见,通常发生在老年糖尿病或机体免疫力低下的患者,偶见于患有营养不良和贫血的儿童。男女发病率相近,多为单侧。

(一)病因

尚不清楚,可能的病因如下。

1.机体的免疫力低下

老年人、HIV携带者,某些恶性肿瘤、器官移植后长期应用免疫抑制剂类药物的患者,机体的免疫力低下,易导致外耳道非常住细菌感染,且感染不易控制而向外耳道周围蔓延,从而引起坏死性外耳道炎。

2.糖尿病

糖尿病患者代谢异常,合成的免疫球蛋白减少,机体对致病菌的抵抗力减低,易致严重感染的发生。另有报道,糖尿病患者中耵聍物理性状发生改变,表现为低酸和溶酶菌素积聚减少，这种环境有利于细菌的生长。糖尿病引起的血管管腔狭窄、阻塞，微循环障碍在发病过程中也起重要作用。

3.外耳道外伤

外耳道外伤后合并感染可引发本病。也有医源性外伤引发本病的报道。

4.营养不良和贫血

营养不良和贫血引起患者体内免疫球蛋白的合成减少，机体免疫系统对致病菌反应和杀伤力受到抑制，易致严重的感染。

致病菌主要为假单胞菌属，以绿脓杆菌最多见，约占 90%。其他致病菌有葡萄球菌，肺炎链球菌等。曲霉菌感染也可致病。

(二)临床表现

起病较急，耳痛剧烈，较一般外耳道炎严重，夜间明显，可放射至颞部，有脓性或血性分泌物耳溢。检查时可发现外耳道皮肤红、肿、触痛，外耳道峡部底壁皮肤糜烂，肉芽增生，循此处用探针可探及坏死腔。耳郭、耳屏可肿胀，有明显触痛和牵拉痛。乳突区亦有肿胀和叩痛。鼓膜穿孔或坏死。经一般抗感染治疗常无明显效果。病变继续发展可侵犯乳突和颅底，或通过外耳道的骨、软骨裂隙或神经管累及软骨、骨组织、腮腺以及邻近的大血管，导致颞骨、颅底骨髓炎，多发性神经麻痹，其中以面神经最多见。如病变不能控制，可因颅内感染和大出血死亡。

坏死性外耳道炎临床分期(Kraus)如下。

Ⅰ期：炎症局限于外耳道及乳突气房。

Ⅱ期：Ⅰ期加颅底骨质骨髓炎及脑神经麻痹。

Ⅲ期：Ⅱ期加炎症扩散至颅内。

(三)诊断

由于坏死性外耳道炎临床表现不具特异性，早期常易误诊为外耳道的普通炎症和疖肿，因此，对老年糖尿病患者的进行性加重的外耳道炎，经积极抗感染治疗无效者应怀疑此病。诊断时应注意详询病史，送脓液培养，作血糖、尿糖及有关血液检查。对外耳道峡部底壁的肉芽组织送病理检查，以便与恶性肿瘤相鉴别。颞骨、颅底X线断层拍片、CT、MRI 等影像学检查有助于了解骨质及周围组织破坏情况，估计病变范围。

(四)治疗

1.积极治疗和控制糖尿病

请内分泌科医师早期介入并协助治疗。

2.清除局部病灶

早期施行根治性清创术十分重要，如发现面神经或颅底受侵犯，应行乳突根治术和颅底部分切除术。术中一般均不见明显脓腔，仅为蜂窝织炎和坏死性肉芽组织。手术应达到彻底清除病灶，防止炎症扩散的目的。病灶清除后用过氧化氢溶液充分冲洗术腔，放置引流条，术后用抗生素溶液等冲洗。

3.全身抗感染治疗

抗生素的应用应做到早期、大剂量、有足够的疗程，静脉给药，联合运用对致病菌敏感的药物。一般需持续给药 6 周以上，直至病灶完全吸收。但应注意抗生素的耳毒性和肾毒性。局部疼痛减轻和血糖得到控制是治疗有效的最早、最主要的表现。

4.全身支持疗法

加强营养,治疗贫血和营养不良,增强机体的抵抗力。另可进行高压氧治疗,解决组织缺氧,增强机体对病原菌的杀伤力。

(五)预后

坏死性外耳道炎是一种少见的致死性的感染性疾病。根据Kraus分期,Ⅰ期治疗效果好,Ⅱ、Ⅲ期预后差,患者最终大多死于严重的颅内感染。如果在疾病的早期能控制其发展,将能有效地避免严重的并发症的发生,因而早期诊断和治疗极为重要。

九、原发性外耳道胆脂瘤

原发于外耳道的胆脂瘤称外耳道胆脂瘤,又称外耳道栓塞性角化病;有人认为外耳道胆脂瘤和外耳道栓塞性角化病是两种不同的疾病,但未得到公认。亦有称之为表皮病或角化不良者。有人应用"原发性外耳道胆脂瘤"这一名称,以与继发于中耳的胆脂瘤相区别。继发性胆脂瘤常继发于因各种原因引起的外耳道狭窄或闭锁。

(一)病因

病因不明。有关学说如下。

(1)外耳道皮肤受到各种病变的长期刺激(如耵聍栓塞、炎症、异物、真菌感染等)而产生慢性充血,致使局部皮肤生发层中的基底细胞生长活跃,角化上皮细胞脱落异常增多,若其自洁功能障碍,便堆积于外耳道内,形成团块。久之其中心腐败、分解、变性,产生胆固醇结晶。

(2)因有人发现20岁以下的青年患者中,约有50%伴发支气管扩张症,25%伴发慢性鼻窦炎,或这两种伴发病同时存在,故有呼吸道黏膜及外耳道皮肤先天性缺陷学说和耵聍腺分泌过多之说。后者认为支气管扩张症患者,因其位于支气管内之迷走神经传出末梢经常受到脓液刺激,以致耵聍腺反射性分泌增加。

此外,尚有外耳道局限性骨膜炎及猩红热病因说等,但支持者甚少。结扎蒙古沙鼠外耳道可引发外耳道胆脂瘤。

(3)原发于外耳道之先天性原发性胆脂瘤。

(二)临床表现

本病并不罕见。多发生于成年人,男女发病率相等。可侵犯双耳,但单侧者多见。

症状与胆脂瘤大小及是否合并感染有关。无继发感染的小胆脂瘤可无明显症状;胆脂瘤较大,可出现耳内闭塞感,耳鸣,听力下降(堵塞外耳道管径2/3以上时)。一旦发生继发感染则有耳痛,可放射至头部,剧烈者夜不成眠;耳内流脓或脓血,具臭味。

检查见外耳道深部为白色或黄色胆脂瘤堵塞,其表面被无数层鳞片状物质包裹。外耳道皮肤红肿,可有肉芽。胆脂瘤清除后可见外耳道骨质遭破坏、吸收、骨段明显扩大,软骨段一般无明显改变。鼓膜完整,可充血、内陷。少数病例胆脂瘤经外耳道后壁侵犯乳突,不同程度地破坏乳突骨质,严重者并发中耳胆脂瘤;面神经乳突段,鼓索神经亦可因骨质破坏而直接裸露于病灶下方,并发面瘫病情严重者可并发颈侧脓肿和瘘管。

Holt将本病分为3期。即:①外耳道无或轻度扩大,局限性小凹形成。②耳道明显扩大,局部囊袋形成。③侵及乳突或(和)上鼓室。

(三)诊断

根据病史及局部检查，诊断一般不难，取胆脂瘤送病检可确诊。注意和原发于中耳的胆脂瘤、外耳道癌及坏死性外耳道炎鉴别，必要时作颞骨CT扫描，据观察，本病的乳突一般为气化型，病变侵犯乳突时，外耳道后壁的破坏部位大多在近软骨段的一端，上、中鼓室内无明显病变，除非外耳道胆脂瘤侵及中耳。

(四)治疗

不合并感染的胆脂瘤较易取出。合并感染时，由于外耳道肿胀，触痛明显，胆脂瘤嵌顿于扩大的外耳道深部，取出较为困难。此时应注意控制感染。但单纯的控制感染很难迅速奏效，只有将胆脂瘤全部或部分清除后，方能促使炎症完全吸收。

取出时宜用扁头探针将胆脂瘤与外耳道骨壁轻轻分离，先将较易取除的部分取出。当外耳道壁与胆脂瘤间出现较大空隙时，可用耵聍钩或杯状钳将其取出。并存的耵聍栓塞大而硬者，可用3%硼酸甘油或3%～5%碳酸氢钠溶液(合并感染时忌用)滴耳，使其软化后再取。感染严重、取出十分困难者可在全麻及手术显微镜下清除胆脂瘤和肉芽。同时全身应用抗生素控制感染。

术后应随诊观察，清除残余或再生的胆脂瘤。

十、鼓膜炎

鼓膜炎是指发生于鼓膜的急、慢性炎症，既可从外耳道和中耳的急性炎症蔓延而来，也可原发于鼓膜本身，波及到其邻近的外耳道深部皮肤。在鼓膜的急性炎症中，较常见者有急性鼓膜炎和大疱性鼓膜炎；慢性肉芽性鼓膜炎为较多见的鼓膜慢性炎症。

由于急性鼓膜炎大多伴发于急性外耳道炎和急性中耳炎中，故在此不另作介绍。

(一)大疱性鼓膜炎

大疱性鼓膜炎又称出血性大疱性鼓膜炎，是一种可能由病毒感染引起的鼓膜原发性炎症。病理上，以鼓膜表皮层下方的局限性积液而形成的大疱为特征，鼓膜邻近的外耳道深部皮肤常受到波及。

1.病因

由于本病常发生于病毒性上呼吸道急性感染的流行期，故一般认为，本病可能系由病毒感染所致，如流感病毒，脊髓前角灰质炎病毒等，但此说至今尚未得到证实。

2.症状

本病冬季多发。常累及一耳，也可两耳相继发病。

(1)耳痛为本病之主要症状。耳痛往往突然发生，并迅速加重，这种耳深部疼痛为胀痛或刺痛感，持续性，一般均甚剧烈，可伴同侧头痛及颊部疼痛。大疱破裂后，耳痛可渐减轻。

(2)耳溢液：大疱破裂后，耳内可流出淡黄色或略带血性的浆液性分泌物，量一般不多，持续时间短暂。

(3)听力下降一般不重，为传导性。

(4)耳鸣及耳内闷胀感，耳痛发生前、后，可出现低调性耳鸣，或有耳内闷胀感，堵塞感等。

(5)眩晕不多见。

(6)可有低烧，乏力，全身不适感等。

3.检查

(1)外耳道深部皮肤充血，重者可延及整个外耳道皮肤。

(2)鼓膜松弛部充血，重者松弛部膨出。疱疹多位于鼓膜后上方，呈圆形或椭圆形，大小不一，数目不等，数个小疱疹可互相融合，最后变为单个大疱疹；疱疹呈淡黄色，或灰白色，若有新鲜出血，则显红色，积血陈旧时变为暗红或蓝色；疱疹壁薄而软，容易溃破。溃破后，局部呈暗红色，可有少量渗血，但鼓膜不会出现穿孔，1～2天后创面有薄痂覆盖，可迅速愈合，不留瘢痕。疱疹以外的鼓膜正常。

(3)疾病早期，乳突可有轻压痛。

4.诊断

根据耳深部剧痛及鼓膜表面典型的疱疹，即可作出诊断。应注意和急性化脓性中耳炎，特发性血鼓室，以及由各种病因引起的蓝鼓膜鉴别。

5.并发症

(1)单发性或多发性脑神经损害：很少见，其中多为位听神经和(或)面神经损害；发生于疾病早期，或继发于病后3周内。若听神经受累，则可出现轻度到中度的感音神经性聋，眩晕等，耳聋大多为可逆性。

(2)脑膜脑炎：很少见。可与脑神经损害伴发，也可单独出现。

(3)急性中耳炎，分泌性或化脓性中耳炎。但不常见。

6.治疗

(1)大疱未破者，可用尖针刺破之(注意消毒和无菌操作)。

(2)大疱已破，耳内尚有分泌物者，可用0.3%氧氟沙星(泰利必妥)滴耳。

(3)耳痛剧烈者，可用利多卡因(1%～2%)或苯唑卡因滴耳。

(4)为预防继发感染，可用抗生素口服。若为支原体感染，可用红霉素。

(二)慢性肉芽性鼓膜炎

慢性肉芽性鼓膜炎又称特发性慢性鼓膜炎，是以鼓膜表面的肉芽性损害为特点的鼓膜慢性炎性疾病。病变一般局限于鼓膜的表皮层，纤维层可受到波及，但未达内面的黏膜层。外耳道皮肤可出现病损，但骨膜正常。

1.病因

本病的确切病因尚不清楚，可能与以下因素有关。

(1)感染：因肉芽组织表面曾培养出数种致病菌，如葡萄球菌、假单胞菌、念珠菌等，故有认为，本病可能是在特发性鼓膜炎的基础上，继发了细菌或真菌感染。

(2)外伤：慢性炎症刺激如挖耳、慢性外耳道炎等。

(3)表皮抵抗力降低：当外耳道深部的湿度和温度升高时，外耳道深部的皮肤和鼓膜表面的表皮剥脱，在此基础上出现继发感染，以致肉芽组织增生。

2.临床表现

(1)耳内不适或痒感，一般不痛。

(2)耳内流脓，量不多，脓无臭气。

(3)听力常无明显改变，反复发作而久治不愈者，可出现轻度的传导性聋。

(4)鼓膜轻度充血、鼓膜表面和外耳道深部皮肤有微小颗粒状肉芽或表浅溃疡，成簇分布于一处或数处，或遍及全鼓膜，病损表面有少许脓液。肉芽可随鼓膜活动。

(5)颞骨高分辨率 CT 示鼓室及乳突正常。

3.诊断

根据病史及鼓膜像，诊断一般不难。如对本病缺乏认识，观察鼓膜不仔细，可误诊为慢性化脓性中耳炎。颞骨 CT 可资鉴别。

4.治疗

(1)局部以生理盐水清洗后，可用以下滴耳剂滴耳：0.3%氧氟沙星滴耳剂或利福平滴耳剂，或 3%硼酸酒精等。

(2)肉芽面用 10%～20%硝酸银或三氯醋酸烧灼。

(3)肉芽增生较剧者，于 2%丁卡因表面麻醉下刮除肉芽，然后以上述腐蚀剂烧灼之。

(4)个别顽固病例可给泼尼松 5～10 mg，3 次/天，或地塞米松 0.75 mg，3 次/天，共 3～5 天，并用口服抗生素治疗。

十二、后天性外耳道狭窄与闭锁

后天性外耳道狭窄与后天性外耳道闭锁亦称继发性外耳道狭窄与闭锁。多由手术、外伤、骨折移位或炎症后瘢痕组织增生、挛缩所致。继发于各种肿瘤者不在本文讨论之列。本病常发生于一侧，双耳受累者少见。

(一)临床表现

1.耳闭塞感，听力下降

见于重度狭窄或闭锁耳。

2.耳鸣

少见。

3.耳痛，耳内流脓

合并感染或合并化脓性中耳炎时出现。

4.耳部检查所见

外耳道狭窄或闭锁可发生于某一节段，也可侵及全外耳道。狭窄可轻可重。外耳道口狭窄或膜性闭锁大多起因于乳突手术或烧伤；继发于久治不愈之慢性外耳道炎通常侵及外耳道全程，狭窄严重者鼓膜全貌可被掩盖；异物或医源性外伤所致之膜性闭锁或狭窄大多位于峡部或峡部之内侧；错位骨折之病变局限于骨段，软骨段大都完好。

5.听力检查

纯音听力图示传导性听力损失或正常。

6.颞骨 CT 扫描

可显示狭窄或闭锁的位置、范围、外耳道骨壁有无断裂或移位或骨质增生，是否合并中耳炎等。

(二)治疗

轻度狭窄可不予处理。对重度狭窄或闭锁应行外耳道重建术，手术取耳内或耳后切口。暴露骨性外耳道口。磨去外耳道后壁或上壁部分骨质，扩大骨性外耳道管腔。对错位骨折尽可能复位,不能复位时可将堵塞管腔之骨质磨去。彻底切除瘢痕和增厚的皮下组织。创面以自体薄皮片覆盖。外耳道内填塞可吸收性明胶海绵和碘仿纱条。

第九节　耳先天性疾病

由于遗传、染色体畸变、内外环境等各种因素的影响,如孕期(特别是孕早期)母体病毒感染、用药、胚胎在宫内受到挤压、放射性损伤以及父母吸烟、饮酒等危险因素,外耳、中耳和内耳均可发生畸形。其中耳郭和外耳道及中耳的畸形常同时存在。是头颈部先天性畸形中最常见者。据统计,新生儿发病率约为1/10 000～1/20 000。而中耳和内耳畸形共存者比较少见,这可能与膜迷路发源于听囊,鼓室则源于第1咽囊有关。耳畸形还可合并颌面和其他器官、组织的畸形,而称为各种先天性畸形综合征。

一、先天性耳前瘘管

先天性耳前瘘管是一种临床上常见的先天性外耳疾病,为第1、2鳃弓的耳郭原基在发育过程中融合不全所致。家系调查证实其遗传学特征为常染色体显性遗传。根据国内抽样调查发现,该病发病率为1.2%,男女比例为1∶1.7,单侧与双侧发病之比为4∶1,较少合并其他耳部畸形。瘘管的开口很小,多位于耳轮角前;少数可在耳郭的三角窝或者耳甲腔,平时可无症状,甚至一生无感染或自觉症状,不以为疾。如出现感染,方引起注意和接受治疗。

(一)病理

先天性耳前瘘管为一狭窄的盲管(窦道),深浅长短不一,可呈分支状,长度从1 mm到3 mm以上,可穿过耳轮脚或耳郭部软骨,深至外耳道软骨与骨部交界处或者乳突表面。管壁被囊复层鳞状上皮,具有毛囊、汗腺、皮脂腺等组织,管腔内常有脱落上皮、细菌等混合而成的鳞屑或豆渣样物,有臭味。管腔可膨大成囊状,如发生化脓性感染,可形成局部脓肿。

(二)症状与检查

一般无症状。按压时可有少许稀薄黏液或乳白色皮脂样物自瘘口溢出,微臭,局部微感瘙痒不适。如发生感染,则局部及其周围组织发生红肿、疼痛,而形成脓肿,脓肿穿破后溢浓,可如此反复发作形成瘢痕。感染时间长时,瘘管口附近皮肤可发生溃烂,肉芽,或形成数个溢脓小孔。瘘管较长、伸展较远者,如深部发生感染,可在远离瘘口处发生脓肿。

(三)诊断

根据病史与局部检查,一般无困难。按其瘘口位置与瘘管走向,可与第一鳃沟瘘管相鉴别。急性感染与溃疡不愈时需要与皮肤疖肿或颈部淋巴结炎和淋巴结结核性溃疡等相鉴别。

(四)治疗

无感染或无任何症状者,通常不需要治疗。

耳前瘘管切除术如出现局部瘙痒,有分泌物溢出者,宜行手术切除。对反复发生感染的瘘管,或因感染引起皮肤溃烂者,应手术切除,但需先控制急性炎症。局部有脓肿者应切开引流,待炎症控制后再手术。手术方法如下。

(1)先以钝头弯针插入瘘口,注入2%亚甲蓝溶液少许,注射后稍加揉压,将多余的染料擦干净，以免污染手术视野，也有利于亚甲蓝向深部或分支浸润。

(2)瘘管周围以1%普鲁卡因做皮下浸润麻醉。小儿可在基础麻醉加局部麻醉下进行。

(3)在瘘管口周围做一梭形切口，切开皮肤。沿蓝染的瘘管向深处分离，注意勿将瘘管分破，分断，以免瘘管内容物溢出污染手术视野，或切除不彻底。分离中可用组织钳提起已分离出的瘘管，再循此继续分离，直达盲端。如有分支，也需全部予以分离、切除。

(4)如果术中发现瘘管的另一端通向鼓室或者外耳道深部，则需循窦道延长切口，将耳郭向下翻转，方能使手术视野得以良好暴露。

(5)如皮肤溃烂，但溃烂面积不大，可在急性炎症控制后，将瘘管及皮肤溃烂面一并切除，然后缝合皮肤，可达治愈目的。

二、第1鳃沟瘘管

第1鳃沟瘘管也称先天性耳颈瘘管，是第1鳃沟发育异常所致。胚胎发育第4周时，第一鳃沟逐渐深陷，其背部成为原始外耳道，中部形成耳甲腔，腹侧端消失。若胚胎第2～4个月期间，第1鳃沟腹侧消失不全，即可形成与外耳道关系密切的外胚层组织残留。可同时伴发耳郭及外耳道畸形。

(一)病理

病理特征与先天性耳前瘘管基本相同，但瘘口位置与瘘管走向不同。外瘘口多位于患侧下颌角附近、耳郭后下或乳突尖下方；内口或者盲端多位于或指向同侧外耳道的后壁和下壁。可表现为囊肿、瘘管或窦道等形式。

(二)临床表现

瘘管开口一般于出生时即已存在，多位于患侧下颌角附近、耳郭后下方或乳突尖前下方，有约针眼大的皮肤凹陷或小口，常易忽略。位于外耳道壁的瘘口尤其难察觉，多数在出生后数月或数年，甚至出现症状后始被发现。按表现形式不同，可分为下列几种类型。

1.瘘管型

瘘管型有内外两个开口。外口在患侧耳垂下方或胸锁乳突肌前与下颌角后方连线的某一部位，内口可因发育障碍出现的胎龄不同而有所区别。因开口位置不同可分为：①单纯瘘管型，由第1鳃沟发育异常形成，其内口在外耳道骨部与软骨部交界处。②复合瘘管型，发育障碍出现在闭锁膜形成之前，第1咽囊与第1鳃沟之间沟通，瘘管之内口可追溯至由咽囊发育而成的鼓室腔或咽鼓管。

2.囊肿型

囊肿型表现为耳垂后下方进行性增大之囊性包块，与表面皮肤无粘连，常在腮腺浅叶深面，部分包在腮腺内，与面神经颞骨外主干段相邻。并发感染时，出现局部红、肿、热、痛等。炎症消退后包块可以缩小，但不消失。如形成脓肿，在耳下区皮肤溃破排脓后形成久治不愈的瘘管。

3.窦道型

窦道型也表现为耳后或耳垂下方包块，但有窦道与外耳道相连，即在患侧外耳道软骨部与骨部有瘘口残存，形成由外耳道狭部伸向耳郭后方或下方之窦道。因窦道狭小，窦道腔内排除物长期蓄积在窦道远端，可致盲端膨大形成囊袋状，如感染严重，局部皮肤破溃，可在耳后或耳下区形成瘘管。

(三)诊断

根据病史和局部检查,一般可做出诊断。依瘘口位置、走向及是否存在内口等情况,与先天性耳前瘘管相鉴别。表现为耳后包块,或者因继发感染破溃成瘘时,应注意与化脓性中耳炎之耳后脓肿、腮腺囊肿、皮脂腺囊肿、耳后淋巴结炎、淋巴结结核等相鉴别。

(四)治疗

手术彻底切除瘘管或者窦道是治愈该病的唯一方法。若有感染,需先行抗感染治疗;有脓肿形成者先切开引流,经换药抗感染治疗,控制炎症后行切除术。

手术一般在全身麻醉或局部麻醉下进行。可先经瘘口注入少许亚甲蓝溶液,表浅而较短的瘘管可沿其行程作纵形切口,并于瘘口周围作小的梭形切口。而对于大部经过腮腺或位于腮腺内的瘘管或囊肿,为了避免面部的损伤,可采用与腮腺切除术相似的切口,即上自耳屏前或耳垂后,下达下颌角稍微向下的水平,沿胸锁乳突肌前缘纵形切口。手术中应特别注意观察瘘管与面神经的解剖关系。

手术可能出现的并发症主要有外耳道瘢痕狭窄、面神经损伤和腮腺漏,应尽量避免发生。外耳道皮肤和软骨切除不宜过多,如缺损较大,需同期植皮,碘仿纱条填压。正确地选择切口,采用亚甲蓝示踪瘘管行程,熟悉面神经和腮腺的解剖及细致分离是防止面神经损伤和腮腺漏发生的技术保障。尤其对复发病例,更应提高警惕,精细操作。

三、先天性耳郭畸形

耳郭在胚胎第3周开始由第1鳃弓和第2鳃弓发生,第6周初具雏形。由于耳郭的各个部分如耳屏,耳垂,对耳轮,对耳屏等是从两个鳃弓上六个分离的小丘状结节为中心衍生发育而成,所以其外形可以有很大的变异。

耳郭的先天畸形又称耳郭发育不全,可表现在耳郭的大小、位置和形状三方面的异常。单侧畸形较多见,为双侧的3~6倍,男性比女性多发。

(一)分类

1.隐耳

耳郭部分或全部隐藏于颞侧皮下,触诊时于局部皮肤的下面可能触及隐藏耳郭的软骨支架。

2.移位耳

耳郭向下或向前等各个方向移位,形态基本正常或有轻微畸形。

3.招风耳

耳郭向前倾斜,颅耳角增大达150°或150°以上,对耳轮和三角窝消失,舟状窝失去正常形态,耳郭上部扁平,而耳垂和耳屏的位置正常。

4.杯状耳

对耳轮和三角窝明显内陷,耳轮向前过度弯曲,耳郭形如杯状。

5.猿耳

耳郭上缘与后缘交界处出现一向后的三角形突起,如猿耳之耳尖,故得此名。

6.大耳

耳郭的某一部分过度发育。全耳郭肥大少见。

7.副耳

耳屏前方或颊部或颈部有一个或数个大小不一、形态各异的肉赘样突起，突起内可能有软骨。

8.小耳

按 Marx 分类法，可将小耳分为 3 度。

Ⅰ度：耳郭各部均已发育，但耳郭较小，上半部可向前下卷曲。

Ⅱ度：耳郭仅为一由皮肤包裹软骨构成的不规则条形突起，有正常耳郭的 1/2 或 1/3 大，附着于颞颌关节后方或后下方，耳屏可正常。

Ⅲ度：耳郭处仅有零星而不规则的软组织突起，部分软组织突起内有软骨，位置可前移或下移。

Ⅳ度：无耳，无任何耳郭结构，颞侧平滑。

（二）治疗

对招风耳、杯状耳、大耳等畸形，宜在 5～6 岁时作整形术，因为此时耳郭的大小近似成人，手术干扰对耳郭未来的发育影响不大。由于小耳畸形一般均伴外耳道闭锁，所以Ⅱ度以上小耳的耳郭成形术大多与外耳道及中耳成形术同期或分期进行。如果外耳道及中耳成形术无手术适应证，则耳郭成形术可单独实施。耳郭成形术的方法有以下两种。

（1）以患者自体游离的肋软骨作为支架，经过雕刻和塑形后植入皮下，一期或分期再造新耳郭，但成形后新耳郭形状与正常耳郭往往相距甚远，美容效果不理想。手术时机的选择应注意。①患者自身有足够的肋软骨供耳郭成形之用。②新耳郭的大小应近似于成年人。一般认为，6 岁儿童耳郭的体积约为成人的 80%～90%，此时成形的耳郭可与对侧耳郭同时生长。

（2）佩戴耳郭假体由于高质量人工材料和相应染料的成功研制，耳郭假体近年来有了快速发展。安装时首先通过手术在外耳道口附近植入金属框架，用于固定佩戴的假体。假体可以根据患者另一个正常耳的大小和肤色进行制作，佩戴后其外观可酷似正常耳郭。如假体日久老化，还可更换新的假体。

四、先天性外耳道狭窄与闭锁

外耳道的先天畸形又称外耳道发育不全，系因胚胎期第 1 和第 2 鳃弓之间的第 1 鳃沟发育障碍所致。外耳道的先天畸形可分为外耳道狭窄和外耳道闭锁。外耳道闭锁常合并小耳畸形，仅在少数情况下，耳郭发育正常；而小耳畸形不合并外耳道闭锁者，却很罕见。此外，外耳道发育不全还常常合并中耳畸形。本病单侧较多见。

（一）分型

外耳道的先天性畸形可分为轻度狭窄，高度狭窄和闭锁三型。

1.轻度狭窄

可为整个外耳道全部狭窄，或软骨段和（或）峡部狭窄，而骨性外耳道正常。本型较常见。

2.高度狭窄

软骨段仅为一瘘道；鼓骨发育不良，以致骨段外耳道仅由一裂隙状孔道所代替。鼓室外侧壁由骨质形成完全性或不完全性闭锁板。

3.外耳道闭锁

外耳道软骨段由软组织填充。骨性外耳道由致密骨或松质骨或充满气房的气化骨代替。闭锁外耳道的骨质来源于不同的邻近部位：多数为颞骨鳞部的尾侧突起，或由乳突向前伸展达颞颌关节，少数由增生畸形的鼓骨形成闭锁的外耳道。在乳突前伸的病例，几乎大都合并鼓骨缺失，乳突前壁和畸形的下颌骨髁状突形成不典型的颞颌关节，此时由于髁状突向鼓室内突出，以致鼓室狭窄，此为鼓室狭小的原因之一。

(二)并发症

本病可合并先天性和后天性原发性胆脂瘤。

(三)诊断

见先天性中耳畸形。

(四)治疗

见先天性中耳畸形。

五、先天性中耳畸形

鼓室和咽鼓管由第1咽囊发育而来，鼓室起源于第1鳃沟，一般认为锤骨和砧骨来自第1鳃弓，镫骨来自第2鳃弓。

先天性中耳畸形常常合并外耳的畸形，但是也可能单独存在，即单纯中耳畸形；也可合并内耳畸形。先天性中耳畸形包括鼓室、听小骨、咽鼓管、面神经和耳内肌等畸形。这些畸形可以单独发生，也可能有某些畸形同时出现；其中以鼓室畸形和在颞骨行程中的面神经畸形较为多见。

(一)鼓室畸形

外耳道闭锁者，大都合并鼓膜缺失，或仅有少量遗迹性结缔组织；外耳道狭窄常合并小鼓膜；鼓膜先天性囊肿则罕见。除鼓膜外，鼓室其他各壁较常见的畸形为先天性骨质缺裂，如天盖或鼓室底部的先天性缺失，可合并硬脑膜下垂或颈静脉球向鼓室内突出；鼓室内壁的前庭窗或(和)蜗窗狭窄、闭锁、无窗等，而窗裂则少见。颞骨发育不全时，鼓室的长度和宽度也会出现不同的改变，鼓室变小，鼓室不再分为上、中、下三部，鼓室完全缺失却很少见；此外还可出现Korne隔：鼓室被纵行或横行的骨一膜性隔板分为内、外或上、下两室，纵行分隔者，畸形的听骨可居外室，两窗位于内室。

(二)听小骨畸形

在听小骨畸形中，三个听骨均未发育的很罕见，而单个听骨或两个听骨畸形的较多见。合并外耳道闭锁者，以锤砧骨骨性融合并与闭锁板固定最为常见，其次是砧骨长脚、豆状突畸形，砧镫关节中断或被一个纤维带所代替，锤骨柄缺失或弯曲，锤砧关节中断，锤骨头有骨索固定于上鼓室，锤骨柄和鼓沟间骨桥形成，砧骨体和相邻的骨壁或砧骨窝固定等。镫骨的畸形有头部断裂或缺失，足弓增粗，两弓融合，足板固定，足板裂孔，环状韧带缺失，镫骨上结构完全缺失等。在单纯的中耳畸形中，镫骨和前庭窗的畸形较常见。

(三)面神经畸形

颞骨发育不全时，常合并面神经畸形，中耳畸形较重时，合并面神经畸形的机会也较多，但中耳畸形的严重程度并不和面神经畸形的严重程度相关。常见的面神经畸形有骨管全部或部分缺裂，多发生于鼓室段，面神经可从裂孔中疝出，甚者，裸露的面神经可覆盖于前庭窗上，表面仅有薄层黏膜覆盖；面神经骨管狭窄时可合并先天性不全面瘫。面神经行程亦可发生异常，如鼓室段向下移位，或呈球形，压迫于镫骨前脚；锥曲段向后上延长、移位，在鼓室段和乳突之间形成锐角；锥曲向前下移位时，可遮盖前庭窗；垂直段可向前移位。此外，面神经还可形成异常的分支，如鼓室段可分为两支，一支位置正常，另一支穿行于鼓岬上；垂直段也可分为两支或数支；也有面神经骨管行程正常，而面神经深藏于鼓岬上的另一个骨管中；鼓索小管亦可出现高位或低位异常。面神经入中耳前之主干亦可有发育不全等畸形，但不多见。

（四）咽鼓管畸形

严重的外耳道畸形常合并咽鼓管畸形，如全程闭锁，狭窄或软骨段畸形，圆枕低平，咽口闭锁或鼓口骨质异常增生，以及先天性憩室、小息肉，水平移位等。

（五）其他

鼓室内肌可出现畸形，其中镫骨肌合并锥隆起发育不全有不少记载，还可出现双镫骨肌，镫骨肌腱缺失，镫骨肌行走方向异常、过长或过短、骨化以及附着点异位、锥隆起粗大、延长等。单独的鼓膜张肌缺失罕见。此外，面神经管内尚可出现多余的肌肉，凭借骨板与面神经分隔。

鼓窦的位置、大小可出现异常，或完全缺如，乙状窦前置或外置，颅中窝下垂。乳突的气化和中耳畸形的严重程度一般呈平行的关系。但是在个别病例，这种关系并不存在，例如，在颅面骨发育不全中，乳突严重发育不全，但却常常合并发育正常或仅有轻度畸形的中耳。

1.检查

(1)全面的体格检查：由于外、中耳畸形常合并其他部位、特别是颌面部畸形，因此不应忽略全面的体格检查，如上、下颌骨，毛发及发际，眼，脊柱，手(足)指(趾)，心血管等，若有畸形，应详细记载，必要时需要进一步做有关的专科检查。

(2)听力学检查：婴幼儿作电反应测听，能够配合检查的儿童可作纯音听力检测。由于三个听小骨和两窗不同的畸形可引起不同程度和不同类型的听力障碍，目前有不少关于中耳畸形的分类，分析它们与听力损失的关系，以达到在术前对畸形的种类做出预测的目的。但意见尚未统一。

(3)颞骨高分辨率薄层CT，必要时MRI扫描取轴位和冠状位，必要时结合三维重建，了解外耳道是否完全闭锁，若为后者，则观察外耳道区为致密骨或气化骨，鼓室的位置及大小，听骨链发育状况，面神经有无畸形，乳突气化及鼓室充气情况。如鼓室由均匀一致的阴影所充满，乳突为无任何气房的松质骨，说明咽鼓管可能有严重畸形。还应注意内耳和内耳道、听神经有无畸形等。

2.治疗

外耳道及中耳畸形应以手术治疗为主，通过外耳道中耳重建术，达到提高听力的目的。若因内耳或(和)内耳道、听神经畸形或鼓室及乳突完全未气化，无望提高听力，手术即失去意义。有残余听力而不能手术或不愿手术者，可佩戴植入式助听器，也可在外耳道成形术后佩戴耳内式助听器。但凡合并胆脂瘤者，无论畸形如何，均应即时行手术治疗。

至于手术时机的选择，目前趋于一致认为，双耳畸形时：可以在学龄前(6岁左右)先择一耳手术。基于小儿分泌性中耳炎发病率较高，咽鼓管功能障碍等，容易导致手术失败，所以单耳畸形以在成年后手术为宜。

外耳道中耳重建术可分为手术径路和传音功能重建两个重要的部分。

(1)手术径路：由于畸形的鼓室腔常常狭小，位置异常，鼓窦及鼓窦入口的位置和大小亦有变异，加之外耳道闭锁，因此，如何能较快而安全地进入鼓室，即成为耳外科医师在选择手术径路时应该考虑的。进入鼓室的径路有两种：①鼓窦径路：即经典的径路。按乳突开放术的步骤，先找到鼓窦，逐次开放上鼓室，暴露听骨，然后磨去鼓室外侧的闭锁板，开放乳突气房。术后可遗留一宽大的空腔。②直入式径路：又称前上径路。从闭锁的外耳道外侧开始，由外而内磨去外耳道区内的骨质，直达鼓室。由于该径路不开放乳突气房，故形成的新外耳道比较接近正常的解剖生理关系，并可减少术后乳突腔的感染机会，只要病例选择适当，手术并不如想象中的那么危险。

(2)传音功能重建术：按听骨链重建术和镫骨手术的基本原则施行。

六、先天性内耳畸形

正常人在出生前，耳蜗形态已发育成熟。如内耳胚胎的正常发育受阻，发生畸形，即出现先天性感音神经性聋。应用高分辨率 CT 成像技术发现，约有 20%先天性感音神经性聋患者骨迷路存在细微或严重的畸形。

内耳骨迷路的畸形可见于 1 侧，也可双耳同时受累，且以双侧畸形较多，约占 65%。内耳的先天畸形可为遗传性，或母孕早期患感染性疾病，或受 X 射线、微波、电磁辐射、药物中毒等伤害，致使内耳发育障碍。

(一)分类

目前对内耳先天畸形的认识主要是从放射学检查和少量颞骨尸检报告中获得的，虽然通过高分辨率 CT 扫描和内耳膜迷路 MR 水成像技术，可以观察到内耳骨迷路或膜迷路轮廓的变异，但是对其细胞水平、分子水平的异常目前还是无知或知之甚微的。因此，内耳畸形的分类法目前并不全面，有待进一步完善。

1.传统分类法

(1)米歇尔畸形是内耳发育畸形中最严重的一种，内耳可完全未发育。在某些病例，颞骨岩部亦未发育。属常染色体显性遗传。常伴有其他器官的畸形和智力发育障碍。颞骨 CT 图像上应与脑膜炎所致之骨化性迷路炎鉴别。

(2)蒙底尼畸形：耳蜗底周已发育，但第 2 周及顶周发育不全；耳蜗水管及内淋巴管、前庭池可合并畸形；半规管亦可缺如或大小不一；以及两窗畸形等。在此基础上，有些病例可出现继发性迷路窗膜破裂。CT 图像上耳蜗扁平，除底周外，其余仅表现为一骨痿样结构。为常染色体显性遗传。单耳或双耳受累。可伴发短颈畸形综合征，甲状腺耳聋综合征，额部白化、鼻根增宽、耳聋综合征，以及颌面部发育不全等。有残余听力者，可早期佩戴助听器。

(3)宾一亚历山大畸形：骨迷路发育正常，蜗管分化不全，主要病变在底周螺旋器及螺旋神经节。属常染色体显性遗传。患者高频听力损失严重，而低频残余听力尚可利用。

(4)赛贝畸形：赛贝畸形为常染色体隐性遗传。是最轻的内耳畸形。本型骨性迷路及膜性迷路的上部结构，包括椭圆囊及半规管均发育正常，畸形仅限于蜗管和球囊，故又称耳蜗球囊畸形。耳蜗螺旋器常有分化不全，如盖膜蜷缩，前庭膜塌陷，基底膜上仅由一堆未分化的细胞构成小丘状隆起，血管纹出现发育不全和细胞增生的交替区。球囊壁扁平，感觉上皮发育不全。可伴有其他器官的畸形。

2.Jackler 分类法

(1)耳蜗未发育或发育不全：①内耳未发育：内耳(包括耳蜗和前庭终器)完全缺如。(相当于 Michel 畸形)。②耳蜗未发育：耳蜗缺如，前庭和半规管正常或发育不全。③耳蜗发育不全：小耳蜗，前庭和半规管正常或发育不全。④耳蜗分隔不全：耳蜗小，耳蜗内的分隔部分或完全缺如；前庭和半规管正常或发育不全。⑤共同腔：又称囊状耳蜗，耳蜗和前庭形成一个共同的大腔，内部结构不全；半规管正常或发育不全。

(2)耳蜗正常：①前庭一外半规管发育不全：前庭扩大，外半规管短而宽，其余半规管正常。②大前庭水管：前庭水管扩大，合并正常的半规管，前庭正常或扩大。

3.Sennaroglu 分类法

(1)耳蜗畸形：①米歇尔畸形：耳蜗和前庭结构完全缺如。②耳蜗未发育：耳蜗完全未发育。③共同腔畸形：耳蜗和前庭区仅出现一囊腔，前庭和耳蜗完全未分化。④耳蜗发育不全：前庭和耳蜗已分开，但其体积较正常者小，发育不全的耳蜗犹如从内耳道萌出的小芽。⑤I型分隔不全：耳蜗内缺少完整的蜗轴和筛区，以致外形呈囊状。合并一大的囊状前庭。⑥II型分隔不全：耳蜗仅 1 周半，其中周和顶周融合为一囊状的顶端。合并一扩大的前庭和大前庭水管。

(2)前庭畸形：前庭畸形分为米歇尔畸形，共同腔畸形，前庭未发育，前庭发育不全和前庭扩大。

(3)半规管畸形：半规管畸形分为半规管缺如，发育不全和扩大。

(4)内耳道畸形：内耳道畸形分为缺如，狭窄和扩大。

(5)前庭水管和蜗水管畸形：前庭水管和蜗水管畸形分为扩大和正常。

(二)临床表现

1.听力障碍

先天性内耳畸形大都患有较严重的耳聋，多数出生时即为极重度聋或重度聋，内耳或耳蜗未发育的 Michel 畸形，出生后听不到任何声响。共同腔和耳蜗发育不全者多为极重度聋。Mondini 畸形因耳蜗底周已发育，可能保留部分高频听力。单纯性前庭水管扩大者出生时听力即差，亦可正常，正常者直至幼年或青年时期出现突聋或波动性耳聋。

2.耳鸣

少见。

3.眩晕

前庭器畸形时，可有眩晕和(或)平衡失调，但不多见。大前庭水管综合征患者受到强声刺激时，可出现眩晕和眼震(Tullio 现象)。

4.脑脊液耳漏或脑脊液耳、鼻漏

某些内耳先天畸形如 Mondini 畸形、共同腔、前庭水管扩大等，在内耳和蛛网膜下隙之间、内耳和中耳之间有先天性瘘管存在，可发生脑脊液耳漏或耳、鼻瘘，在人工耳蜗植入术中可出现井喷。

(三)检查

1.颞骨高分辨率 CT

颞骨薄层 CT 扫描及三维重建可显示内耳骨迷路的多种畸形。耳蜗或包括耳蜗和前庭终器在内的整个内耳甚至岩骨均未发育者很少见。若耳蜗和前庭缺如,在该处出现一椭圆形空腔时,即为共同腔,共同腔内可能存在少量感觉上皮。Mondini 畸形在 CT 扫描中的特点是耳蜗较小,呈扁平状,仅可见及底周或一周半。耳蜗畸形严重者耳蜗仅如一单曲小管或小囊。CT 扫描中还可观察前庭水管是否扩大。

2.膜迷路 MR 三维重建及水成像

可显示内耳膜迷路的全貌及其立体形态,鼓阶与前庭阶、中阶影像是否均匀、完整,以及蜗轴的发育、耳蜗内的液体体积,纤维化及骨化等。

3.家系调查

家系调查应做到全面、真实并应对存活者进行必要而尽可能详细的检查,特别是听力学检查。调查后画出家系图。并尽可能做致聋基因的筛查。

(四)治疗

根据患者的听力水平、CT 和(或)MRI 所见,选配助听器或人工耳蜗植入术。

第十节　听力障碍

一、听力障碍概论

人体听觉系统中的传音、感音或分析综合部位的任何结构或功能障碍,都可表现为听力障碍。世界卫生组织(WHO)将听力障碍分为轻度、中度、重度和极重度四类。平均听阈≥81 dB 者为极重度听力障碍,又称为耳聋。

(一)耳聋分类

按病变性质和部位分类,可分为器质性聋和功能性聋两大类。器质性聋可按病变部位分为传导性聋、感音神经性聋和混合性聋三种。感音神经性聋可细分为:感音性聋,其病变部位在耳蜗,又称为耳蜗性聋;神经性聋,因病变部位在耳蜗以后的诸部位,又称为蜗后聋。功能性聋因无明显器质性变化,又称精神性聋或癔症性聋。

按发病时间分类,可以出生前后划分为先天性聋和后天性聋。以语言功能发育程度划分为语前聋和语后聋。先天性聋按病因不同可分为遗传性聋和非遗传性聋两类。

按病因分类:遗传性、疾病外伤、环境和药物因素。

(二)听力障碍分级与评残标准

临床上常以纯音测听所得言语频率听阈的平均值为标准。我国法定为以 500 Hz、1000 Hz 和2000 Hz 3 个频率为准,WHO 日内瓦会议对听力残疾定义和听力损失分级将 3000 Hz 或 4000 Hz列入计算范围。

听力障碍分级,以单耳听力损失为准,分为 5 级。①轻微听力障碍:听低声谈话有困难,语频平均听阈<26 dB。②中度听力障碍:听一般谈话有困难,语频听阈在 41～55 dB。③中重度

听力障碍：要大声说话才能听清，语频听阈 56～70 dB。④重度听力障碍：需要耳旁大声说话才能听到，听阈在 71～90 dB 之间。⑤极重度听力障碍：耳旁大声呼唤都听不清，听阈>90 dB。

（三）传导性聋

在声音传导径路上任何结构与功能障碍，都会导致进入内耳的声能减弱，所造成的听力下降为传导性听力损失，称为传导性聋。

1.病变部位

（1）单纯耳郭畸形。

（2）外耳道堵塞、狭窄或闭锁。

（3）鼓膜病变。

（4）听骨链病变。

（5）咽鼓管及气房系统病变。

（6）内耳淋巴液波传导障碍。

2.诊断

（1）病史及专科检查：可以了解病变的原因、部位、损害的范围和轻重程度。

（2）听功能检查。

音叉检查：①林纳试验（Rinne test，RT）阴性。②韦伯试验（Weber test，WT）偏患侧。③施瓦巴赫试验（Schwabach test，ST）延长，是传导性聋的重要特征。

纯音测听：骨导听阈基本正常，气导听阈>60 dB。

声导纳计检查：用于耳道和鼓膜完整的病例。检查鼓室图及声反射，可以帮助判断鼓室气压功能及听骨链的完整性。

（3）影像检查：可以根据上述检查结果选定，首选颞骨 X 线片或高分辨率 CT 检查，可以协助确定病变的部位、范围及程度。

3.治疗

应根据病因、病变的部位、性质和范围确定不同的治疗方法。在确定咽鼓管功能及耳蜗功能正常后，大多数传导性聋可以经过耳显微外科手术重建听力。因各种原因不能接受手术或手术治疗无效者，可佩戴助听器。

（四）感音神经性聋

由于螺旋器毛细胞、听神经、听觉传导径路或各级神经元受损害，致声音的感受与神经冲动传递障碍以及皮层功能缺如者，称感音性、神经性或中枢性聋。

1.病因及临床特征

（1）先天性聋：①遗传性聋。②非遗传性聋。

（2）老年性聋。

（3）传染病源性聋。

（4）全身系统性疾病引起的耳聋：常见者首推高血压与动脉硬化。临床表现为双侧对称性高频感音性聋伴持续性高调耳鸣。其他如糖尿病、甲状腺功能低下等。

（5）耳毒性聋：耳毒性聋又称药物中毒性聋，指误用某些药物或长期接触某些化学制品所致的耳听力损失。化学物质中毒致聋受损的部位多在蜗后，常同时累及前庭功能。临床上均有耳鸣、耳聋与眩晕，一般为暂时性，少数为永久性。

(6)创伤性聋。

(7)特发性突聋：特发性突聋指无明显原因短时间突然发生的感音神经性聋。

(8)自身免疫性聋：自身免疫性聋为多发于青壮年的双侧同时或先后出现的、非对称性、波动性进行性感音神经性聋。

(9)其他：能引起感音神经性耳聋的疾病尚有很多，较常见者如中耳炎并发症、梅尼埃病、耳蜗性耳硬化、桥小脑角占位性疾病、多发性硬化症等。

2.诊断和鉴别诊断

全面系统地收集病史，详尽的耳鼻部检查，严格的听功能、前庭功能和咽鼓管功能检测，必要的影像学和全身检查等是诊断和鉴别诊断的基础。客观的综合分析则是其前提。

3.治疗

感音神经性聋的治疗原则是恢复或部分恢复已丧失的听力，尽量保存并利用残余的听力。具体方法如下。

(1)药物治疗：因致聋原因很多，发病机制和病理改变复杂，且不尽相同，故迄今尚无一个简单有效且适用于任何情况的药物或疗法。目前，多在排除或治疗原因疾病的同时，尽早选用可扩张内耳血管的药物、降低血液黏稠度和溶解血栓的药物、维生素 B 族药物，能量制剂，必要时还可应用抗细菌、抗病毒及糖皮质激素类药物。药物治疗无效者可配用助听器。

(2)助听器。

(3)耳蜗植入器：耳蜗植入器又称电子耳蜗或人工耳蜗，包括植入体及言语处理器两部分，是当前帮助极重度聋人获得听力、获得或保持言语功能的良好工具。

(4)听觉和言语训练。

(五)混合性聋

耳传音与感音系统同时受累所致的耳聋称混合性聋。混合性聋的治疗方法，应根据不同病因及病情综合分析选定，语频区骨导听阈＜45 dB，气骨导差＞25 dB的晚期耳硬化症及慢性中耳炎静止期、咽鼓管功能正常者，可以考虑手术治疗；慢性中耳炎伴有糖尿病致混合性聋者，应注意控制血糖和治疗中耳炎症。听力损失可用助听补偿治疗。

(六)功能性聋

本病又称精神性聋或癔症性聋，属非器质性耳聋。

(七)伪聋

伪聋又称诈聋，指听觉系统无病而自称失去听觉，对声音不作搭理者的表现。自从声导抗、听性诱发电位和耳声发射测听法问世以来，伪聋的准确识别多已不成问题，但确诊前必要注意慎重地与功能性聋相鉴别。

二、骨锚式助听器

现代助听器是一种利用电频振动放大原理扩大声音响度以补偿听力损失的电声转换器具。

(一)骨锚式助听器的工作原理与构件

BAHA 是基于直接骨导原理。将系统的微音器、声处理器、传声器固定在颅骨上，将信号直接传到颅骨、振动耳蜗产生听觉，如同音叉接触牙齿。

BAHA 是部分植入式助听装置，由钛质螺钉、桥基和声音处理器三部分组成：①钛质螺钉铆在乳突部颅骨上的全植入部。②桥基如同螺栓，穿过皮肤与固定在骨内之螺钉相接。③体外部分声音处理器是微音器言语信号处理电路。振荡器和电池的集成体，以旋转轴方式与桥基相接，将声振动直接传至颅骨，传至耳蜗，引起内耳淋巴液振动。

(二)骨锚式助听器的适应证

骨锚式助听器主要是用于不宜佩戴气导助听器的传导性聋、混合性聋及中度以下骨导损失的感音神经性聋者。

(1)外耳道狭窄、闭锁或中耳、耳道炎症、流水长期不能控制的重听患者。

(2)由于堵耳不适或啸叫难忍不能耐受气导助听器的中、重度听力损失者。

(3)单耳完全失聪，要求获得双耳听觉效应者。

(4)最适宜病例，纯音骨导听阈平均值(PTAbc)≤45 dBHL，最大言语识别率(SRSmax)≥80%。PTAbc≥70 dBHL，SRSmax≥60%者视为不宜病例。

(三)BAHA 的植入方式及使用

植入手术可分二期或一期完成。成人一般局麻，儿童及不能配合者可在全麻下完成。在耳后乳突区选择合适部位，切开皮肤及皮下组织，显露乳突骨面，在距耳道口后上方 5～6 cm 处，以电钻打一深3～4 mm的骨孔，将钛螺钉缓慢旋入，使牢牢铆在乳突骨质上，皮肤复位、缝合、加压包扎。3～4 个月后，钛螺钉将与骨质严实愈着铆定，可行二期手术，让桥基穿过皮肤与螺钉旋接，将螺钉周围皮下组织切除，使能与乳突骨面直接愈着，术后局部加压包扎。

(四)BAHA 的效果与并发症

BAHA 具有颅骨直接振动、声音衰减接近零和失真度极少的优势，使术后听敏度、言语分辨率及声源定向能力都获得明显改善。

BAHA 为部分植入式助听器，桥基部跨越皮肤，容易引起不适和炎症，声音处理器固定在体外，亦易受碰撞引起不适和需安装取下不便等缺点，成为人们研制完全植入式器具的动力所在。

三、人工中耳

人工中耳又称植入性助听器，其工作原理是用一个电机械转换器替代了传统助听器的放大器。

(一)组成

一般由四个部分组成：麦克风、电调控器及放大器、电转换器(振动器)、电源(电池)。完全植入性助听器的所有部件都可植入，因此体外及外耳道都没有可见的部件。部分植入性助听器中有一个或多个组成部分留在体外或外耳道。

(二)分类

从植入形式上可分为部分以及全部植入性助听器。从工作方式上可分为电磁式以及压电式助听器。下面介绍目前市场上唯一既有美国也有欧洲 FDA 认可的中耳植入性助听器——

振动声桥。

振动声桥是一种部分植入性助听器，主要用于中度到重度感音性聋的患者，也可用于传导性聋。最好的适应证是全频听力下降，高频比低频重。其有效的上限可达 80～85 dB。特别适用于 1 kHz 听阈相对较低的患者以及高频下降为主的患者。随着研究的深入，振动声桥的适应证不断扩展，可用于手术疗效欠佳的耳硬化症和慢性化脓性中耳炎(含中耳胆脂瘤)以及先天性外耳道闭锁等传导性聋。漂浮质量传感器(FMT)既可以固定在听骨链上，也可以固定在圆窗。振动声桥的适应证为：①中重度感应神经性聋。②患者对助听器不满意或无法佩戴助听器。③传导性聋和混合性聋。④鼓室压图正常。⑤中耳解剖正常。⑥65 dB 语言识别率≥50%。

四、耳蜗植入

(一)人工耳蜗基本部件及工作原理

人工耳蜗实质上是一种特殊的声-电转换电子装置，其工作原理是：将环境中的机械声信号转换为电信号，并将该电信号通过电极传入患者耳蜗，刺激病耳残存的听神经而使患者产生听觉。目前，世界上人工耳蜗的种类很多，但其基本组成部分相同，部件由以下四部分组成。

(1)拾音器。

(2)言语信号处理器。

(3)传递-接收/刺激器。

(4)电极。

(二)人工耳蜗植入患者的选择

(1)患者年龄：≥1 岁的儿童都可作为人工耳蜗植入的候选人。

(2)听力损失程度：双耳听力损失≥90 dB(HL)，助听器无效或帮助不大。

(3)耳蜗的发育和骨化情况。

(4)患者耳聋的性质：语前聋以及部分先天性聋也列为人工耳蜗植入的适应证。但须评估听神经及听觉通路的完整性。

(5)患者全身健康状态可耐受手术、精神与智力正常、有要求和耐心能完成术后的康复训练，也是选择患者的基本要求之一。

(三)人工耳蜗言语处理器的调试编程

人工耳蜗植入术后，人工耳蜗装置的言语处理器需进行调试编程。

(四)人工耳蜗植入患者的听觉言语康复

听觉言语康复训练有两个目的：一是重建或增进人工耳蜗植入患者的听觉能力；二是重建或改善患者的言语能力。

五、耳聋的分子遗传学研究简介

由于遗传物质改变(基因突变或染色体畸变)所致的耳聋是最常见的遗传病之一，聋病患者中，约有 50%与遗传因素有关，儿童期所占比例更大，平均每 1000 个新生儿中就有 1 名先天性耳聋患者。

（一）遗传性聋的基本概念

1.非综合征型耳聋

临床上仅表现为听觉系统异常，不伴有其他器官和系统的病变。

（1）常染色体显性遗传。

（2）常染色体隐性遗传。

（3）性染色体遗传。

（4）母系遗传。

2.综合征型耳聋

耳聋患者伴有其他器官或系统的异常，如：皮肤异常角化、色素异常缺失或过度沉着；眼睛视网膜的色素沉着、高度近视、斜视、夜盲等；发育畸形，如颅面部畸形、脊柱四肢、手指、足趾的异常；患者或其家族中有人表现心脏的异常、泌尿系统的异常或甲状腺的异常肿大等。临床上较为常见的常染色体显性遗传综合征型耳聋有 Mondini 畸形（骨及膜迷路的各种畸形）、Waardenburg 综合征和 Treacher-Collins 综合征等。较常见的常染色隐性遗传综合征型耳聋包括 Usher 综合征（耳聋视网膜色素变性综合征）、Pendred 综合征（先天性甲状腺肿-耳聋综合征）和 Jervel and Lange-Nielsen 综合征（耳聋、心电图 Q-T 间期延长综合征）等。

（二）遗传性聋研究方法及现状

耳聋的分子遗传学研究始于遗传性耳聋家系资料系统的病史收集。全部家系成员应填写详细的问卷式调查表，进行详细的全身检查和专科检查，含听力和前庭功能评估、影像学检查（颞骨 CT、颅脑 MRI）。抽取 DNA，进行基因筛查、定位克隆。目前，克隆耳聋基因的方法涉及耳聋家系连锁分析、候选基因筛查及动物模型的选择等方法。连锁分析是目前进行遗传性聋致病基因的定位和克隆的常用方法。动物模型可以控制暴露因素，容易获得大量有用信息的后代，常用的动物模型有聋鼠模型和斑马鱼模型等。

目前，已有 130 个非综合征性耳聋基因位点定位在除 20 号染色体外的 21 对常染色体和 X 及 Y 性染色体上，其中，常染色体显性遗传性聋 54 个，常染色体隐性遗传性聋 67 个，X-连锁遗传性聋8 个，Y-连锁遗传性聋 1 个。目前发现的遗传性聋致病基因近百个，属于功能各异的基因家族，包括转录因子、细胞外分子、细胞支架成分、离子通道等。大量散在的听力减退基因位点和不同的耳聋基因反映了耳聋遗传的异质性和各基因间作用的复杂性。

（三）聋病分子遗传学研究的成果应用及展望

耳聋基因诊断的临床应用可以为部分耳聋患者揭示其发病原因，清楚地描述整个耳聋家族各成员致病基因携带状况，为临床咨询和产前诊断防止聋儿再出生提供了准确的诊断依据。近几年遗传性聋分子遗传学取得迅速发展，但是耳聋人群的遗传学研究仍然相对匮乏。一方面，仍有大量的耳聋基因未被发现和克隆，多数耳聋致病基因的机制仍未阐明；另一方面，由于检测技术的局限，目前的研究成果无法最大限度地应用到临床检测中。

第十一节　特发性突聋

突然发生的听力损失称为突聋，这种耳聋大多为感音神经性。许多疾病都可以引起突聋。特发性突聋则是指突然发生的、原因不明的感音神经性听力损失，患者的听力一般在数分钟或数小时内下降至最低点，少数患者可在3天以内；可同时或先后伴有耳鸣及眩晕；除第Ⅷ对脑神经外，无其他脑神经症状。目前，临床上多将这种特发性突聋称为“突发性聋”。由迷路(内耳)窗膜破裂引起的突聋已作为一个单独的疾病，不再包括在“突发性聋”之内。

一、病因

病因尚不清楚。主要的学说有如下两种。

(一)病毒感染学说

据临床观察，不少患者在发病前曾有感冒史；不少有关病毒的血清学检查报告和病毒分离结果也支持这一学说。据认为，许多病毒都可能与本病有关，如腮腺炎病毒、巨细胞病毒、疱疹病毒、水痘带状疱疹病毒、流感病毒、副流感病毒、鼻病毒、腺病毒Ⅲ型、EB病毒、柯萨奇病毒等。

(二)内耳供血障碍学说

内耳的血液供应来自迷路动脉。迷路动脉从椎－基底动脉的分支——小脑下后动脉或小脑下前动脉或直接从基底动脉分出。迷路动脉虽然可以通过鼓岬和骨半规管上的裂隙与颈内、颈外动脉的分支相交通，但是这些吻合支均甚纤细，所以迷路动脉基本上是供应内耳血液的唯一动脉。加之椎－基底动脉－迷路动脉系统常常出现解剖变异，这就更增加了内耳供血系统的脆弱性。内耳微循环的调控机制目前尚未完全阐明，现已知，它除受自主神经系统及局部调控机制的影响外，也受血压，血流动力学的影响。不少学者证实，来自颈神经节和胸神经节的交感神经节后纤维沿血管(颈内动脉，颈外动脉和椎－基底动脉)周围神经丛，并沿鼓丛神经、第Ⅶ、Ⅷ、Ⅹ对脑神经耳支的周围行走，进入耳蜗后，循螺旋蜗轴动脉及其分支伸抵放射状动脉的起始段。而螺旋韧带、血管纹、螺旋缘及基底膜处的小血管则无肾上腺素能神经支配。内耳供血障碍学说认为，特发性突聋可因血栓或栓塞形成、出血、血管痉挛等引起。

二、症状

本病多见于中年人，男女两性的发病率无明显差异。病前大多无明显的全身不适感，但多数患者有过度劳累、精神抑郁、焦虑状态、情绪激动、受凉或感冒史。患者一般均能回忆发病的准确时间(某月某日某时)，地点，及当时从事的活动，约1/3患者在清晨起床后发病。

(一)听力下降

可为首发症状。听力一般在数分钟或数小时内下降至最低点，少数患者听力下降较为缓慢，在3天以内方达到最低点。听力损失为感音神经性。轻者在相邻的3个频率内听力下降达30 dB以上；而多数则为中度或重度耳聋。如眩晕为首发症状，患者由于严重的眩晕和耳鸣，耳聋可被忽视，待眩晕减轻后，方始发现患耳已聋。

(二)耳鸣

可为始发症状。患者突然发生一侧耳鸣，音调很高，同时或相继出现听力迅速下降。经治疗后，多数患者听力虽可提高，但耳鸣可长期不消失。

(三)眩晕

约半数患者在听力下降前或听力下降发生后出现眩晕。这种眩晕多为旋转性眩晕，少数为颠簸、不稳感，大多伴有恶心、呕吐、出冷汗、卧床不起。以眩晕为首发症状者，常于夜间睡眠之中突然发生。与梅尼埃病不同，本病无眩晕反复发作史。

(四)其他

部分患者有患耳耳内堵塞、压迫感，以及耳周麻木或沉重感。

多数患者单耳发病，极少数可同时或先后相继侵犯两耳。

三、检查

(一)一般检查

外耳道，鼓膜无明显病变。

(二)听力测试

纯音听阈测试：纯音听力曲线示感音神经性聋，大多为中度或重度聋。可为以高频下降为主的下降性(陡降型或缓降型)，或以低频下降为主的上升型，也可呈平坦型曲线。听力损失严重者可出现岛状曲线。

重振试验阳性，自描听力曲线多为Ⅱ型或Ⅲ型。

声导抗测试：鼓室导抗图正常。镫骨肌反射阈降低，无病理性衰减。

耳蜗电图及听性脑干诱发电位示耳蜗损害。

(三)前庭功能试验

本检查一般在眩晕缓解后进行。前庭功能正常或明显降低。

(四)瘘管试验(Hennebert 征，Tullio 试验)

阴性。

(五)实验室检查

包括血、尿常规，血液流变学等。

(六)影像学检查

内耳道脑池造影、CT、MRI(必要时增强)示内耳道及颅脑无病变。

四、诊断及鉴别诊断

只有在排除了由其他疾病引起的突聋后，本病的诊断方可成立，如听神经瘤、梅尼埃病、窗膜破裂、耳毒性药物中毒、脑血管意外、化脓性迷路炎、大前庭水管综合征、梅毒、多发性硬化、血液或血管疾病、自身免疫性内耳病等等。

听神经瘤可能由于肿瘤出血、周围组织水肿等而压迫耳蜗神经，引起神经传导阻滞；或因肿瘤压迫动脉，导致耳蜗急性缺血，故可引起突发性感音神经性聋。据文献报告，其发生率为10％～26％不等。应注意鉴别。

艾滋病患者发生突聋者已有报告，突聋也可为艾滋病的首发症状，两者之间的关系尚不明了。由于艾滋病可以合并中枢神经系统的感染、肿瘤以及血管病变等，如这些病变发生于听系、脑干等处，则可发生突聋。此外，艾滋病患者在治疗中如使用耳毒性药物，也可引起突聋。

少数分泌性中耳炎患者也可主诉突聋，鼓膜像和听力检查结果可资鉴别。反之，临床上也有将特发性突聋误诊为分泌性中耳炎者，这种错误并不罕见。

由于本病容易发生误诊，为慎重起见，建议对特发性突聋患者进行 6～12 个月的随诊观察，以了解听力的变化情况、病情的转归，进一步排除其他疾病。

五、治疗

本病虽有自愈倾向，但切不可因此等待观望或放弃治疗。前已述及，治疗开始的早晚和预后有一定的关系，因此，应当尽一切可能争取早期治疗。治疗一般可在初步筛查后(一般在 24 小时内完成)立即开始。然后在治疗过程中再同时进行其他的(如影像学)检查。

(1)10％低分子右旋糖酐 500 mL，静脉滴注，3～5 天。可增加血容量，降低血液黏稠度，改善内耳的微循环。合并心功能衰竭及出血性疾病者禁用。

(2)血管扩张药：血管扩张剂种类较多，可选择以下 1～2 种。①钙通道拮抗剂：如尼莫地平或尼莫通 30～60 mg，2～3 次/天；或西比灵(盐酸氟桂利嗪)5 mg，1 次/天。钙通道拮抗剂具有扩张血管、降低血黏度、抗血小板聚集、改善内耳微循环的作用。注意仅能选其中 1 种应用之。②组胺衍生物：如倍他啶(β-histin)4～8 mg，3 次/天；或敏使朗 6～12 mg，3 次/天。③活血化瘀中药：如复方丹参 8～16 mL，加入 10％葡萄糖液中静脉滴注，1 次/天，或 3 片，3 次/天；或川芎嗪 200 mL，以 5％葡萄糖液或生理盐水稀释后静脉滴注，1 次/天。亦可用银杏叶制剂(舒血宁)20 mL 溶于 5％葡萄糖 250 mL 中静脉滴注，1 次/天。许多实验证明，烟酸对内耳血管无扩张作用。

(3)糖皮质激素可用地塞米松 10 mg，静脉滴注，1 次/天，3 天，以后逐渐减量。Hughes 推荐的治疗方案为：1 mg/(kg·d)，5 天后逐渐减量，疗程至少 10 天。对包括糖皮质激素在内的全身药物治疗无效者，或全身应用糖皮质激素禁忌者，有报告采用经鼓室蜗窗给地塞米松治疗而在部分病例取得较好疗效者。因为蜗窗投药可避开位于血管纹和螺旋韧带处的血迷路屏障，使内、外淋巴液中的药物有较高的浓度，药物的靶定位性好，而且不存在全身用药的副作用。糖皮质激素应用于本病是由于它的免疫抑制作用，大剂量可扩张血管，改善微循环，并可抗炎、抗病毒感染。但在疾病早期用药效果较好。

(4)溶栓、抗凝药当血液流变学检查表明血液黏滞度增高时，可选用以下一种。①东菱迪芙(巴曲酶)5 U 溶于 200 mL 生理盐水中，静脉滴注，隔日 1 次，共 5～9 次，首剂巴曲酶用量加倍。②腹蛇抗栓酶 0.5～1 U，静脉滴注，1 次/天。③尿激酶(urokinase)0.5 万～2 万 U，静脉滴注，1 次/天。其他尚有链激酶。用药期间应密切观察有无出血情况，如有出血倾向，应立即停药。如有任何出血性疾病或容易引起出血的疾病，严重高血压和肝、肾功能不全，妇女经期，手术后患者等忌用。

(5)维生素：可用维生素 B_1 100 mg，肌注，1 次/天，或口服 20 mg，3 次/天。维生素 E 50 mg，3 次/天。维生素 B_6 10 mg，3 次/天。或施尔康 1 片，1 次/天。

(6)改善内耳代谢的药物：如都可喜 1 片，2 次/天。脑复康 0.8～1.6 g，3 次/天。ATP 20 mg，3 次/天。辅酶 A50～100 U，加入液体中静脉滴注。或腺苷辅酶 B12 口服。

(7)气罩吸入 5％CO_2 及 95％O_2，每次 30 分钟，8 次/天。或高压 O_2。

(8)星状神经节封闭。方法如下:患者仰卧,肩下垫枕,头后伸。首先对第 7 颈椎横突进行定位:第 7 颈椎横突的位置相当于颈前体表面中线外 2 横指和胸骨上切迹上方 2 横指之交界处。在此交界处之上方,即为进针点,从此可触及第 6 颈椎横突。注射时用左手中指和食指从同侧胸锁乳突肌前缘将胸锁乳突肌和颈动脉向外牵移,即将注射针头刺入进针点之皮肤,向皮内注射少许 2%利多卡因后,再进针约 0.3 cm,回抽之,若无空气,则可继续进针,直达颈椎横突,然后略向后退少许,注入 2%利多卡因 2 mL,观察 15～30 秒,若无特殊不适,则可将剩余之 4～6 mL利多卡因注入。如注射部位准确,则患侧迅速出现霍纳征(瞳孔缩小,上睑下垂,结膜充血)。除治疗突聋外,本方法亦有用于治疗梅尼埃病者。由于本术可引起气胸、迷走神经或喉返神经麻痹、食管损伤、脑部空气栓塞等并发症,故应谨慎行之。以上治疗无效者,可选佩戴助听器。

第十二节　耳　鸣

由于患者对耳鸣所致的烦恼常是主观的,而客观评定的方法不多,致使临床医师对其不甚了解,且定位诊断困难,治疗方法不足,而成为临床难题。

一、定义

耳鸣为无相应的外界声源或电刺激,而主观上在耳内或颅内有声音感觉。耳鸣是一类症状而非一种疾病。耳鸣的发生率平均为 3%至 30%。随着年龄的增长,耳鸣发病率升高,高发年龄在 50～60 岁。两性患病率各家统计不一。

耳鸣不应包括声音幻觉及错觉,有认为也不包括来自身体其他部位的声音,如血管搏动声、腭咽喉肌阵挛的咔哒声、咽鼓管异常开放的呼吸声,这些可称为体声,过去称为“客观性耳鸣”。颅内的鸣声,称为颅鸣,实为来自双耳立体声的听觉作用的表现形式。

耳鸣常为许多疾病的伴发症状,也是一些严重疾病(如听神经瘤)的首发症状,且常与听觉疾病同时存在,如耳聋及眩晕,且表现为首发症状,故临床上应加以重视。

二、耳鸣的分类

耳鸣是累及听觉系统的许多疾病的不同病理变化的结果,病因复杂,机制不清,故分类困难。传统的耳鸣分类法很多,如根据耳鸣的发源部位分为耳源性耳鸣和非耳源性耳鸣;根据耳鸣的病变部位分为传导性耳鸣、感音神经性耳鸣、中枢性耳鸣;根据耳鸣的病理生理特点分为生理性耳鸣、病理生理性耳鸣、病理性耳鸣、心理性耳鸣、假性耳鸣等;根据患者的感受情况分为主观性耳鸣和客观性耳鸣;根据耳鸣的发生情况分为自发性耳鸣和诱发性耳鸣;根据耳鸣的病因分为噪声性耳鸣、药物性耳鸣、中毒性耳鸣、外伤性耳鸣等;根据耳鸣声的来源分为神经源性耳鸣、血管源性耳鸣、肌源性耳鸣、呼吸性耳鸣等;根据耳鸣的音调分为低调性耳鸣、高调性耳鸣、复合音耳鸣;根据耳鸣的持续时间分为持续性耳鸣、间歇性耳鸣、发作性耳鸣;根据听力情况分为伴有听力损失的耳鸣、不伴有听力损失的耳鸣等。这些分类法都有它的局限性,临床上应用时要加以选择。为了便于诊断与治疗,最为实用的分类法是根据病因及功能障碍部位的分类。

(一)听功能障碍部位的分类

耳鸣部位的诊断及病因诊断常常交杂在一起，通常根据功能障碍的部位而做出耳鸣的定位诊断。但是，相同部位的病变可能有着多种病因，如耳蜗的病变，可由噪声、药物、衰老等损害所致。且耳鸣的发生，往往是某一部位的病变达到某种程度所致。故从临床上，对耳鸣的了解与处理常常取决于听功能障碍的部位。但是由于对耳鸣的发病机制尚无深入的了解，因而引起耳鸣的确切解剖部位尚难确定。

1.传导性耳鸣

传导性耳鸣多为低频、宽频带、持续性或搏动性耳鸣。能用相当于听阈的音量掩蔽。

2.感音神经性耳鸣

感音神经性耳鸣常见于感音神经性听力损失耳，耳鸣为窄频带声，其频率常位于高频下降型听力损失区之外侧。

3.中枢性耳鸣

中枢性耳鸣见于脑干或中枢听觉通路的病变。可能为一种反射性表现，对掩蔽反应差。

(二)按病因的分类

1.生理性耳鸣

生理性耳鸣主要为出现于颅内的体声。听力正常者在极安静的环境中可听到下列声音。①血液循环的嗡嗡声或肌肉的颤音；②空气在鼓膜上或耳蜗内液体的布朗尼运动产生的声音。③剧烈运动或情绪激动时的搏动性耳鸣。④头侧放于枕头上，颞区或耳区的动脉被压而致部分阻塞时，可出现搏动性耳鸣。上述情况乃由于"塞耳效应"，即堵耳效应及环境噪声降低所致。⑤吞咽时的咔哒声是因咽鼓管开放时，其黏膜的表面张力被打破之故。

2.病理生理性耳鸣

可能为耳蜗或脑干功能的微小障碍所致；也可能是未被发现的疾患，而该疾患本身的病变程度尚不足以引起耳鸣，但加上发生耳鸣的"触发因素"。常表现为短暂耳鸣。

(1)自发性耳鸣：许多人曾偶然出现过数秒钟的哨声样耳鸣。约15%的人曾有过5分钟以上的耳鸣。

(2)噪声性耳鸣：耳鸣的发生与内耳神经元自发活动紊乱有关。

(3)药物性耳鸣：可分两类。①不伴听力损失的药物：此类药物多达55种，如抗癌药(氨甲蝶呤)、抗惊厥药(卡马西平)、抗菌药及抗虫药[磺胺类药、氨苯砜、四环素、多西环素(强力霉素)、甲硝唑等]、利尿剂(环戊丙甲胺)、精神病用药(莫灵顿、多虑平、阿米替林、优降宁等)、抗组胺药(苯海拉明、异丙嗪等)、影响β-肾上腺素能受体药(普萘洛尔)、麻醉镇痛药(丁哌卡因、利多卡因、吗啡等)、中枢神经系兴奋药(氨茶碱、咖啡因)、血管扩张药(硝酸异山梨酯)、糖皮质激素类药(氢化泼尼松等)、非甾体类镇痛药(布洛芬)、有机溶剂(甲醇、乙醇、苯)、免疫抑制剂(青霉胺)、降糖药(降糖灵)等。此类药物引起耳鸣的发生率尚不清楚。②伴听力损失之药物：此类药物有，抗癌药(顺铂、氮芥等)、氨基苷类、环肽类、复烯类、大环内酯类抗生素、4-基喹啉(氯喹等)、8-基喹啉(伯氨喹)、奎宁类药、利尿剂(利尿酸、速尿等)、解热镇痛药、水杨酸盐类(水杨酸盐制剂)、布洛芬及氯灭酸、甲灭酸等非甾体类抗炎镇痛药、口服避孕药、抗甲状腺素药等。发生的机制与耳蜗神经纤维自发放电率出现异常有关。

(4)毒血症性耳鸣:毒血症可致短暂的或持久的耳蜗损害,或作为已存在缺陷的耳蜗的耳鸣触发因素。

3.与某些疾病相关的耳鸣

(1)听系统外的耳鸣:①肌性:最常见的为腭肌阵挛,耳鸣为与肌阵挛同步的咔哒声。常自发消失。此种耳鸣可被身旁之人听见。中耳肌阵挛所致之耳鸣可出现于眨眼时,或为自发或自主性,也见于声刺激及耳郭皮肤刺激致镫骨肌收缩而出现。可用小量卡马西平治疗。咽鼓管开放或关闭也可出现咔哒声耳鸣,颞颌关节异常时,张、闭口也可出现咔哒声,另外,咬紧牙关时也可出现一种颤动型声音,适当的口腔科治疗可全部或部分缓解。②呼吸性:咽鼓管异常开放,耳内常出现与呼吸同步的吹风样声,且可有自声过强。本病常发生于过度消瘦者;也可见于潜水、吹奏乐器等职业者。③血管性:为搏动性耳鸣,难以确定是生理性还是病理性。常间歇性出现,它可以是唯一的耳鸣声或为一种附加的耳鸣声;或为一种高调感音神经性耳鸣叠加的搏动性变化。此种耳鸣有时是属于一些疾患的症状,故应注意:a.确定耳鸣是否与心脏搏动同步;b.测量血压;c.对双耳、颈的双侧及头部进行听诊,可听见低调、搏动性声音;d.压迫每侧颈静脉及乳突区,观察耳鸣是否消失或减轻。最常见的病因是同时存在高血压的动脉粥样硬化或血管扭曲引起动脉性涡流现象所致。不常见的病因为动脉性动脉瘤、动静脉瘘、颈静脉球体瘤,其中以乳突导静脉的畸形与高位颈静脉球常见。当头转向耳鸣的对侧、压迫患侧颈静脉时耳鸣减轻,可诊断为动静脉瘘。血管性耳鸣可由宽带噪声所掩蔽,但纯音不能掩蔽。

(2)传导性耳鸣:引起外耳道阻塞的疾病可致耳鸣,耵聍触及鼓膜时可引起耳鸣,鼓膜穿孔、急性或慢性中耳炎,听骨链病变,鼓室积液,鼓室肿瘤也可伴有耳鸣。当出现传导性听力损失时,由于堵耳效应以及环境噪声减低使正常掩蔽效应减小,致耳鸣被发现或加剧。

(3)感音神经性耳鸣:大部分来自蜗内疾患。感音神经性耳鸣可分为感音性、周围神经性及中枢神经性耳鸣。但较难明确分开,且常互相混合。①感音性耳鸣:为耳鸣中最常发生的部位,常见的为老年性聋、耳毒性药物性听力损失、噪声性听力损失、梅尼埃病、迟发性膜迷路积水、外淋巴瘘、内耳感染、耳硬化症、Paget病及耳蜗血管性缺陷等。耳蜗性耳鸣的特征千变万化,通常耳鸣的音调易匹配,且位于听力障碍的频率范围内或其附近。临床听力学检查有助于诊断。耳鸣的严重程度及发生率与听力损失有明显关系。感音性听力损失越重,越易产生耳鸣。耳鸣的响度也随听力损失加重而增加。但是,耳鸣亦可发生于听力正常者。约有1/3之中度及重度听力损失者不伴有耳鸣;这一点至今尚无法解释。耳蜗性耳鸣发病的机制仍不甚清楚,从神经电生理和耳蜗微机制方面学说有:神经元自发放电节律异常,耳蜗的机械功能障碍,耳蜗的微力学活动异常,耳蜗内的机械反馈作用和外毛细胞摆动失调等。②周围神经性耳鸣:听神经瘤的耳鸣为首发症状者约占10%,单侧性耳鸣而听力正常者,一定要排除听神经瘤。听神经疾患致耳鸣者比耳蜗疾病者少见,且多为较大的嗡嗡声。其机制尚不清楚,可能与神经纤维的变性引起纤维间交互传递或神经纤维传递变慢有关。听神经纤维排放时静止状态的失真,神经纤维的传递变慢,可引起到达大脑的神经纤维异常点火模式,即可出现耳鸣。③中枢神经性耳鸣:常发生于原有的或潜在的周围性听功能障碍之耳,如迷路或听神经手术后出现耳鸣。也可由紧张状态作为促发或加剧因素而致。肿瘤、血管性异常、局部炎症、多发性硬化等侵及听传导径路者皆可发生耳鸣。耳鸣常呈现为白噪声样。如耳鸣与脑血管疾病发作同时出现而无听力障碍时，多为中枢神经性耳鸣。另外，患者诉述耳鸣是在头内部时，有可能为中枢性，但也可能是无法描述耳鸣部位的双侧耳蜗性耳鸣。

(4)反射性(非听觉疾病性)耳鸣：①颞颌关节疾患或咬合不良。②颈椎关节病、颈损伤(甩辫子损伤或插管麻醉时)，椎动脉功能障碍可能为部分原因：这些疾患常有嚼肌及颞肌、枕、额肌以及颈肌等肌肉痉挛。可致张力性头痛而使耳鸣加剧，耳鸣又可致肌张力增加转而加重耳鸣。

(5)全身疾病性耳鸣：某些疾患可导致耳鸣，如甲状腺功能异常，糖尿病，多发性硬化，碘、锌缺乏，贫血，偏头痛，高血压，高血脂，肾病，自身免疫性疾病等。

4.假性耳鸣

假性耳鸣为耳鸣样声，但不遵循耳鸣的定义。

(1)自然环境声：偶然，外来声音类似于耳鸣声，或附加于耳鸣之上，如钟声，风吹电线声、变压器、家用电器的嗡嗡声，环境声仅在家中某一房间才听见，或在特定的地理位置，且可为其他人所听见。但患者的听力在正常范围内。

(2)伪病：有些人为了某种目的，夸大了耳鸣的程度及影响，部分是属于法医学范畴。

5.耳鸣发生机制的新假说——中枢高敏学说

过去一直认为，大部分耳鸣是耳蜗病变的结果。但越来越多的数据表明，中枢神经系统也参与了耳鸣的产生和维持。听系和非听系中枢、自主神经系统、边缘系统等均与耳鸣有关。

在迷路切除和第Ⅷ对脑神经切断后耳鸣患者仍感到耳鸣持续存在。耳鸣可以在人工耳蜗植入后通过电刺激第Ⅷ对脑神经而受到抑制。一侧耳的耳鸣可以被同侧和对侧噪声所掩蔽。电刺激耳鸣患者的中间神经时，可引起耳鸣响度的变化，等等。而正电子发射断层成像、功能性 MRI(PET、fMRI)等研究发现耳鸣患者的左侧听皮层代谢活动显著升高，给动物注射水杨酸后单纤维记录显示部分听神经纤维、下丘神经元、初级听皮层内单个神经元的自发放电活动增加等。此外，心理学研究也提示，耳鸣与中枢神经系统功能(意识、注意力、情绪、学习和记忆)有关，连续耳鸣会对人造成长期心理负荷而影响身心健康，而不良情绪又可以加重耳鸣。

中枢高敏学说认为，耳鸣是一种由外周或中枢病变引起的、中枢神经系统参与的心身疾病的症状。外周或中枢病变后，听觉神经系统及其相关脑区的自发电活动是耳鸣发生的神经生理学基础。不管外周或中枢病变，中枢神经系统都参与长期耳鸣的维持，中枢敏感性的异常增高是耳鸣产生与维持的主要原因。心理因素与耳鸣密切相关，耳鸣是典型的心身疾病。

三、影响或触发耳鸣的因素

(一)噪声

噪声的接触可致原有的耳鸣加重，但也可使耳鸣减轻或缓解(故可采用掩蔽声以治疗耳鸣)，或促发出另一种耳鸣声而与原有的耳鸣声混合。急、慢性声创伤(慢性声创伤如响度很高的音乐)也可引起耳鸣。

(二)心理学等其他因素

因家庭、婚姻、职业、意外事件等方面的精神压力可触发耳鸣发生。而耳鸣又可使患者出现压抑、忧郁、烦躁、情绪波动、过分忧虑等心理障碍，心理障碍又加重耳鸣，从而互相影响，出现恶性循环。疲劳时可使耳鸣加重，心情愉快可使耳鸣减轻，大部分患者卧位时耳鸣加重，但有少部分患者感到减轻，女性月经期可致耳鸣加重，减肥食品既可使耳鸣患者症状加重，但也可使耳鸣缓解，某些食品可使体内产生变态反应而致耳鸣，奶酪类食品、巧克力、含咖啡因的饮料、酒精、烟草可加重耳鸣。

四、耳鸣的临床意义

（一）耳鸣的后果

耳鸣对患者影响程度的大小，按其顺序为失眠、听功能障碍、头昏、注意力不集中、情绪激动、焦虑、忧郁、孤独。

（二）耳鸣的严重程度

必须对耳鸣严重性的程度做出评定，以确定是否需进行治疗，以及对治疗的结果进行评价。耳鸣严重程度的分级如下。

轻度耳鸣：耳鸣为间歇性发作，或仅在夜间或很安静的环境下才感到有轻微耳鸣。

中度耳鸣：耳鸣为持续性，即使在嘈杂的环境中也感到耳鸣的存在。

重度耳鸣：耳鸣为持续性，严重地影响患者的听力、情绪、睡眠、生活、工作和社交活动等。

极重度耳鸣：耳鸣为长期持续性，且响声极大，患者难以忍受，极度痛苦，甚至无法正常生活。

（三）耳鸣的心理学问题

大量事实表明，耳鸣与心理因素密切相关。心理因素可以是耳鸣的原因，也可以是耳鸣的结果。心理因素引起的耳鸣，是典型的心身疾病。耳鸣成为第一主诉，可能是由于这部分人对耳鸣的耐受阈较低，或中枢神经系统的敏感性较高之故。在遇到这类耳鸣患者时，应仔细追问病史，并首先取得患者及其家属的信任，争取弄清心理和社会方面的原因。耳鸣也可以引起严重的心理反应，甚至心理障碍，其耳鸣严重到不能忍受、不能进行正常的工作和生活、并有自杀行为或倾向。治疗这类患者，在积极治疗原发疾病的同时，耳鸣习服疗法有较好的效果。即帮助患者树立正确的“耳鸣观”，纠正对耳鸣的错误认识，增加对耳鸣及其原发病的心理认同和心理适应，消除“耳鸣情绪”，配合全身松弛训练、转移注意力和自我心理调适等方法，争取忽略和习惯耳鸣，提高生存质量，成为新的“耳鸣感受”。因为观点不同，情绪不同，耳鸣感受也不同。

五、耳鸣的诊断

（一）病史的采集

病史采集极为重要，是耳鸣诊断的关键，病史应包括以下内容。

（1）耳鸣是否合并听力损失及眩晕：三者之间出现时间先后的关系。

（2）耳鸣出现的时间：持续时间，变化的过程，诊断及治疗过程，目前现状。

（3）耳鸣的特征：包括部位及耳别，持续性或间断性，间断的时间以及有无规律性变化。

（4）耳鸣音调的性质：是高调，还是中调、低调，耳鸣声的具体描述，如蝉鸣、哨音、汽笛声、隆隆声、风吹电线声、风声、拍击声及咔哒声等。是搏动性还是非搏动性，搏动性是否与心跳或脉搏同步，是否与呼吸有关，音调性质有否变化。

（5）耳鸣响度：可与环境声或生活声比较。

（6）耳鸣的严重性：对情绪及生活、工作的影响，使患者感到烦恼的程度，焦虑及抑郁是原因还是后果，是否可逐渐适应。

(7)耳鸣的可能原因:耳鼻咽喉科尤其是耳科的过去病史、头外伤、声创伤、耳毒性药物史、心脑血管疾病史、变态反应疾病史等。女性患者应了解与月经期的关系。

(8)耳鸣的触发或加剧等影响因素。

(9)耳病及与耳病有关的全身性疾病情况:特别是神经系统疾病的病史询问,以便确定耳鸣是否与神经系统疾病有关。

(10)患者自身控制耳鸣的方法:如听音乐、散步、旅游等。

(11)家族史:特别是与耳鸣有关的疾病史。

(二)临床一般检查

1.系统检查

应与内科及神经科医师合作,根据需要进行有关病变及功能状态的检查。

2.耳鼻咽喉科检查

尤其是耳科的详细检查。并应做颈部、颞颌关节功能检查。如为搏动性耳鸣,应做头及颈侧及耳的听诊,以了解有无血管搏动声,转动颈部,了解压迫颈静脉后对耳鸣的影响。

3.心理学评价

由于耳鸣与焦虑互为因果,故应与心理学家合作,对耳鸣患者作出心理学的评价。

4.影像学检查,实验室检查(含免疫学检查)

应根据患者的病史,怀疑局部或全身疾患与耳鸣有关时才进行相关检查,结果如有异常也应小心分析。

(三)听力学测试

听力学测试对于耳鸣的诊断极为重要,尤其是病因及病变部位的确定及治疗效果评定。但应注意少数患者听力可能完全正常。对于未发现听阈损失的被检者,扩展高频纯音听阈测试,有时可有异常发现而有助于诊断。

(四)前庭功能检查

前庭功能检查应包括自发性及诱发性前庭功能检查,进行眼震图记录,姿势图检查等。

(五)耳鸣测试

由于耳鸣本身是一种主观症状,故目前尚缺乏客观测试指标以判断有无耳鸣存在及耳鸣的严重程度。下列的行为反应测试,其可靠性及精确性还存在一定问题。

(1)耳鸣音调的频率匹配:通过音调的匹配来确定其音调的频率或是最令患者心烦的主调,临床上仅需以纯音听力计来进行匹配。

(2)耳鸣的响度匹配:为了解对耳鸣完全掩蔽所需的强度,应做响度匹配。但是,在实际进行时,由于重振现象及掩蔽效应的存在而有一定的困难。

(3)最小掩蔽级:也称耳鸣掩蔽曲线测试,为测定刚可掩蔽耳鸣的测试音的最小强度级。掩蔽曲线可分五型。①Ⅰ型,聚合型,听阈曲线与掩蔽曲线从低频至高频逐渐接近,多见于噪声性听力损失。②Ⅱ型,分离型,两曲线从低频至高频逐渐分开,约占3%,病变不明。③Ⅲ型,重叠型,两曲线近乎重合,耳鸣为宽带噪声样,约占32%,见于梅尼埃病,特发性突聋及耳硬化症。④Ⅳ型,远离型,耳鸣为宽带噪声样,见于中耳及内耳病变。⑤Ⅴ型,抗拒型,任何强度的掩蔽声皆不能将耳鸣掩蔽。

(4)为准备掩蔽治疗尚应测试掩蔽的时间衰减，后效抑制，响度不适阈等。

六、耳鸣的治疗

目前耳鸣的治疗还存在着较大的困难，因为引起耳鸣的疾病与因素极多，有时难以做出正确的病因、病变部位的诊断，而即使能做出病因及病变部位的诊断，病因治疗有时也存在困难，或者，即使引起耳鸣的疾病得到治疗，而耳鸣仍然存在，故有学者认为应用治疗一词，不如代以处理一词更为恰当。因此，尽管耳鸣的治疗方法很多，但迄今尚无特殊有效的方法。但是，在临床实际中，耳科医师不能断然告诉患者耳鸣无治疗方法，以免引起患者新的心理障碍。耳鸣治疗效果的评价是：耳鸣的减轻及焦虑的解除，并非如其他疾病一样称为治愈。此外，对耳鸣的治疗并不是一位临床医师能够解决的，必须有耳鼻咽喉科医师、听力学家、神经学家、精神科医师、心理学医师等共同研究制定治疗方案。

(一)病因治疗

病因治疗是医学上首要而且是最理想的治疗方法。但如病因无法确定，或是病因虽能确定但却无法治疗，故病因治疗并不如想象中那样容易收效。病因治疗可分内科药物治疗及外科手术治疗两种。外科治疗是对引起耳鸣的部分疾病进行手术治疗，如动静脉瘘、动脉瘤等。而耳蜗神经切断术、前庭神经切断术、听神经瘤的手术治疗、鼓丛神经切断术等对于耳鸣的疗效很难确定，这些手术除非是针对疾病本身的需要，否则，不应以外科手术作为治疗耳鸣的方法。

(二)药物治疗

用于治疗耳鸣的药物基本上分为两大类，一是伴发有耳鸣的基本疾病的治疗，二是对症治疗。

1.基本疾病的治疗

如对中耳炎、梅尼埃病、甲状腺功能异常等的药物治疗。此外，维生素 B(尤其是维生素 B_{12})、锌制剂、银杏叶制剂，可能有助于对无选择性耳鸣的治疗，但疗效尚待临床证实。低血糖可为耳鸣的病因，如耳鸣在睡眠后或清晨加剧，而饮用葡萄糖水 10～20 分钟后耳鸣减轻即可证实。

2.对症治疗

(1)减轻耳鸣影响的药物：此类药物主要包括抗焦虑、抗抑郁药，但这些药物均有不同程度的副作用，甚至有些药物可加重耳鸣，故用药时应该慎重，且不能过量。①抗抑郁药：a.多虑平，口服 25 mg，3 次/天，多在 1 周内见效；b.马普替林，口服 25 mg，3 次/天。②抗焦虑药：a.艾司唑仑(舒乐安定)，口服 1 mg，3 次/天；b.阿普唑仑、佳静安定、佳乐定，口服0.4 mg，2 次/天，最大限量 4 mg/d。

(2)耳鸣的抑制药：①利多卡因：利多卡因对耳鸣的抑制，有认为作用于中枢，也有认为作用于末梢。已知利多卡因是一种膜稳定剂，阻滞钠通道，故可阻滞由于病变所致之中枢听径路的异常兴奋活动，从而减轻耳鸣。最近认为：利多卡因的四价氨衍生物 QX572 不能通过血脑屏障，故其抑制耳鸣作用在螺旋器，但仍无一致的结论。该药对绝大部分病例，耳鸣的减轻或抑制是肯定的。虽然有时作用时间较短(仅几小时)，但是对于一些严重耳鸣者已感到极大的满足。利多卡因治疗的常规剂量为 1～2 mg/kg，以 1%溶液缓慢注入静脉，5 分钟注完(不能太快!),每日1次,7天为1疗程,休息1周后可做第2疗程。②氯硝西泮(氯硝安定):为首选药,为抗惊厥药。剂量为0.5 mg,每晚1次,共1周,如无效可用0.5 mg,2次/天,共1周,然后0.5 mg,3次/天,共2周,如无效即停药,有效则减至0.5 mg,1次/天或2次/天。③哌氟酰胺:100 mg,2次/天,1周,然后150 mg,2次/天,2周,维持量100 mg,2次/天。④卡马西平或称酰胺咪嗪:a.剂量增加法,100 mg,睡前1次,以后每天增加100 mg,共1周,直至达到200 mg,3次/天;b.全量法,200 mg,3次/天。⑤扑痫酮,或称麦苏林:为抗癫痫药,当卡马西平无效时可用此药,首次0.15 mg,以后每周增加0.25 mg/d直至700 mg/d。⑥麦奥那:一种肌肉松弛剂,150 mg/d,口服2周对耳鸣有明显疗效。⑦舒必利亦称硫苯酰胺,舒宁:为抗精神病用药,对抑郁症有效,口服600~1200 mg/d。

从以上情况说明,耳鸣抑制药治疗存在着疗效不甚肯定,而副作用较多的问题,故临床医师应全面斟酌,慎重使用。

(三)掩蔽疗法

掩蔽疗法为目前耳鸣治疗中较为有效的方法。实际上,许多耳鸣患者早已发现在嘈杂环境中耳鸣有减轻或消失的现象。掩蔽疗法的机制是基于耳鸣的外毛细胞补偿学说,即耳蜗某部位的外毛细胞受损时,其邻近的正常毛细胞将加强其电机械作用以试图补偿之,如补偿活动的能量超过了正常阈值就会产生耳鸣。故产生了临床上用掩蔽声置于患耳而使外毛细胞的"补偿"活动受到抑制,来减轻耳鸣的方法。从心理学角度看,耳鸣患者对掩蔽声听起来比自身的耳鸣声愉快,掩蔽器发出的掩蔽声可由患者自己调节音量并选择是否使用,可取得较好的效果。其作用如下:

1.连续性完全掩蔽

掩蔽器的掩蔽噪声连续出现,从而掩盖了耳鸣。应用持续性完全掩蔽取决于几个因素,最重要的是,掩蔽噪声的最小掩蔽级不能过分大于耳鸣响度,即最小掩蔽级的值减去耳鸣的响度匹配值,不能>10 dB,最大不超过15 dB。其次,所应用的噪声应比耳鸣有更易于接受的性质。再者是掩蔽效应不随时间而衰减。

2.连续性部分掩蔽

如果对耳鸣起到完全掩蔽的声音过大而不能接受时,此种患者在安静环境中多出现耳鸣加剧。对于此类患者可采取部分掩蔽,即掩蔽器仅提供与耳鸣响度相等的低强度掩蔽声。另外,掩蔽试验如出现10 dB以上的掩蔽衰减,则也应采用部分掩蔽。

3.抑制性掩蔽

耳鸣的全部或部分抑制,可作为连续掩蔽的一种替代方法或附加作用,如后效抑制试验结果为全抑制,则治疗性掩蔽的后效抑制的效果更好,如无后效抑制,或后效抑制试验时响度加强,则应做较长时间的掩蔽,可出现一定程度的后效抑制。故掩蔽器的使用应给予高强度级的声音,且掩蔽时间应在1小时以上,以便确定是否出现后效抑制。

采用特异性频率的掩蔽声其抑制掩蔽的作用有可能更大,为了选择更理想的后效抑制效应,应做各种宽频谱的一定范围的掩蔽声进行掩蔽。使用程序化掩蔽是否能产生更有效的抑制掩蔽,仍有待于进一步研究。有些研究指出:产生最大后效抑制的频率,常比耳鸣频率低,少数可低1~2倍频。

另外，也可采用间歇掩蔽声，可更有效的出现更大的后效抑制效应，但起止时间应为 10 分钟。也需进一步研究。

4.掩蔽的脱敏化作用

许多耳鸣患者的不适响度级降低，常需佩戴耳塞或避开噪声环境，但耳塞常导致耳鸣加剧。耳鸣掩蔽器可减少此一难题，即规则地短时间佩戴掩蔽器，掩蔽时间每天累积达 6 小时，掩蔽强度应调节为清楚听见但无不适感(不需要全掩蔽)。此法可进行数天至6 个月，许多患者可重新获得对强声的耐受。

作为掩蔽疗法的掩蔽器种类很多，如：①环境声：有些患者晚上入睡困难时，可用钟声、流水声等掩蔽耳鸣或分散对耳鸣的注意力，而促使患者入睡。②一种具有调频装置的小收音机或单放机，可先将适合于患者的窄带掩蔽噪声录成磁带，放入单放机中播放，作耳鸣掩蔽用，且可播放音乐声、雨声或流水声等。③用助听器减轻耳鸣，主要应用于低调耳鸣的患者。助听器多引入频率为 4 kHz 以下的环境噪声，同时，此类噪声得到了放大，从而使耳鸣受到部分或完全掩蔽，偶尔还可出现后效抑制效应。④专用的耳鸣掩蔽器，其外形极似助听器，有耳后型、耳内型和程序式三种。⑤合并型掩蔽器。耳鸣掩蔽器连接或藏于助听器内，其助听器与掩蔽器音量控制各自独立，使用时，先调节助听器音量，然后再调节掩蔽器音量，则掩蔽效果更佳。

(四)心理学治疗

耳鸣的心理学治疗是指通过语言的和非语言的交流方式等方法，来影响及改变被治疗者的心理状态及心理障碍，从而达到打断恶性循环、治疗耳鸣的目的。

1.认知疗法

向患者介绍耳鸣的可能病因或病因，耳鸣的特点。使患者认识到耳鸣并非是一种严重的、致命的进行性疾病，以消除顾虑。说明耳鸣是可以治疗的，但需要较长的时间，必须有信心。介绍有关耳鸣的治疗方法，并且说明耳鸣的治疗效果与情绪有关。通过这些认识，使患者了解耳鸣对生活及工作的影响并不是那样大，从而认识到过分强调耳鸣对身心的影响是不必要的。

2.生物反馈疗法

采用电子仪器，将人体内的生理功能信息加以采集，然后在监视器上显示，而反馈给人体，使患者根据这种反馈信号来训练自己，以对体内不随意的功能活动(如肌肉放松，改变心率，镇静情绪等)进行调节，以期控制某种病理过程，促进功能恢复，从而达到治病的目的。

目前认为本疗法对耳鸣所起的作用在于患者紧张状态的减轻或消失，而使耳鸣易于耐受。而客观的耳鸣响度匹配与音调匹配并无改变。

(五)电刺激疗法

电刺激疗法是指利用电流直接刺激听觉系统达到抑制耳鸣的目的。根据电刺激电极部位分为外刺激(颅或外耳)及内刺激(中耳及内耳)两类。治疗对象主要为耳蜗性耳鸣患者，这种方法目前极少应用于临床。

(六)耳鸣习服疗法

耳鸣习服疗法又称再训练法。目的是使患者尽快达到对耳鸣的适应和习惯，主要方法则是由专科医师定期给予习服训练的详细指导，包括耳鸣不全掩蔽、松弛训练、转移注意力和心理咨询等。患者应长期坚持训练，并且必须使用如耳鸣掩蔽器、音乐光盘、磁带等以协助达到对耳鸣适应和习惯的目的。

（七）耳鸣的联合治疗

耳鸣的治疗方法虽然很多，但很难确定何种治疗方法更为有效，基于此，除进行病因治疗外，联合治疗——包括药物、生物反馈、声掩蔽、电刺激，以达到缩短治疗时间，减少具有副作用药物用量，增加协同疗效，可取得更为有效的结果。

七、搏动性耳鸣

搏动性耳鸣是一种有节律的耳鸣。是由患者头颈部的血管或肌肉产生，并通过骨骼、血管和血流传导至耳蜗而感知的。搏动性耳鸣可分为血管性和非血管性两大类：血管性搏动性耳鸣较多见，其耳鸣节律与患者自身的心跳节律一致，主要由血管的解剖变异或血管的其他病变引起的管径狭窄、血流加速和血流紊乱所致。非血管性搏动性耳鸣与头颈部的肌阵挛有关，如腭肌阵挛，镫骨肌或鼓膜张肌肌阵挛，这种耳鸣的节律与心跳节律不一致，而与肌阵挛发作时的阵挛节律相关。搏动性耳鸣大多为主观性，有些为他觉性。大多单侧发病，双侧较少见。女性较男性多发。

（一）病因

1.颈静脉球或颅底血管病变

（1）颈静脉球体瘤或鼓室球瘤：一侧搏动性耳鸣，节律与心律一致；指压同侧颈内静脉时耳鸣消失，压迫停止，耳鸣复现。Sigele 耳镜检查时鼓膜呈蓝色，可见搏动点。如未见搏动点，通过耳镜加压后可见搏动点，进一步加压，鼓膜蓝色消退，搏动停止。可合并第Ⅶ～Ⅺ对脑神经症状。

（2）高位颈静脉球：当颈静脉球位置高达外耳道平面，且外耳道底骨板缺裂时，可合并蓝鼓膜，但在因其他疾病所进行的颞骨 CT 检查中发现有颈静脉球高位者，大多并无搏动性耳鸣。

（3）颅底和颞骨血管瘤。

2.颅内外血管畸形

（1）先天性血管畸形：如胚胎期颈内动脉发育不良，其邻近颅底的垂直段和水平段交叉处移位，血管狭窄，可因该处血流紊乱，或咽升动脉血流量增加，引起搏动性耳鸣。

（2）后天性血管畸形：后天性血管畸形大多由外伤、手术、感染、肿瘤、妊娠等引起的脑膜或静脉窦血栓性静脉炎所致，常见于横窦、乙状窦、海绵窦、颅前底和小脑幕等部位。

3.硬脑膜动静脉瘘

硬脑膜的动静脉瘘可能继发于硬脑膜静脉窦的血栓形成或窦腔闭合，瘘道由窦壁上丰富的小动脉网与静脉窦或小静脉之间的许多微小交通支形成。由于病变的静脉窦直接接受动脉的血流，容易形成逆行血流，而引起搏动性耳鸣。不仅位于硬脑膜的动静脉瘘可引起搏动性耳鸣，颞骨内的动—静脉瘘也是搏动性耳鸣的原因之一，例如侵犯颅骨的 Paget 病，可能因颞骨内有新生血管和动静脉瘘，而出现搏动性耳鸣，并伴有听力下降和眩晕。

动静脉瘘和颅内、外血管畸形除搏动性耳鸣外，还可因病变位置和范围不同而出现头痛、面部疼痛、视力下降、复视，重者伴有恶心、呕吐等，并可发生严重的颅内并发症(如颅内出血，血肿，静脉梗死，颅内高压等)。头部外伤或经鼻径路垂体肿瘤切除术后继发的颈内动脉一海绵窦一动静脉瘘，可于术后数日或数周出现眼球突出，球结膜水肿，第Ⅲ、Ⅳ、Ⅵ对脑神经麻痹等。

4.动脉粥样硬化

动脉粥样硬化引起的搏动性耳鸣，是因动脉狭窄引起血流紊乱所产生的响声经岩骨传导至耳蜗所致。这种患者患有高血压、高血脂、糖尿病，可有脑血管意外或短暂的脑局部缺血史。

5.良性颅内高压综合征

良性颅内高压综合征以颅内压升高，而无局灶性神经症状为特征；有时可出现眼外展麻痹。而搏动性耳鸣和其他的耳部症状(如听力下降、耳内胀感、眩晕等)可能是本病的主要或唯一症状，其中1/3患者的ABR出现异常，包括波Ⅰ-Ⅲ间期或(和)Ⅲ-Ⅴ间期延长，或波Ⅴ潜伏期延长。

6.自发性颈动脉内膜剥脱

自发性颈动脉内膜剥脱不常见。是引起中、青年人脑缺血的原因之一。有人认为，颈动脉纤维肌性发育不良、高血压、动脉硬化、外伤是本病的诱因。除突发性搏动性耳鸣外，本病还伴有患侧偏头痛、颈面部疼痛、晕厥、Horner征及脑神经症状。

7.肌阵挛

如鼓膜张肌肌阵挛，镫骨肌阵挛，腭肌阵挛等。这种搏动性耳鸣常为阵发性，可因声刺激或眨眼、耳郭皮肤受刺激时发作，亦可为自发性。耳鸣发作与肌阵挛发作同步，节律一致。该耳鸣常为他觉性。

(二)检查

1.耳镜检查

Siegle耳镜检查时如发现鼓膜后方有搏动性包块，或鼓膜呈蓝色，应疑及颈静脉球病变或异位颈动脉。鼓膜有与脉搏不一致的节律的运动为鼓膜张肌阵挛的表现。

2.耳周及颈部触诊

指压同侧颈内静脉时，嘱患者注意其耳鸣，如耳鸣减轻或消失，提示为静脉源性耳鸣。动脉源性耳鸣不会因指压而改变。将患者头部转向患侧，耳鸣变弱或消失，也提示为静脉源性。触诊耳周部位，发现震颤时，应疑及颈部动、静脉畸形。

3.听诊

在患者耳边倾听，了解耳鸣是否为他觉性，并注意其节律是否与患者的脉搏一致，如不一致，可能为非血管性搏动性耳鸣，并寻找肌阵挛的部位。腭肌阵挛者，可见软腭有阵挛性收缩，但若患者张口过大，可致阵挛消失而不可见。

4.听力学检查

纯音听阈测试应作为常规检查。听力损失超过20 dB时，指压同侧颈静脉重新测试听力，若此时听力改善或恢复正常，提示耳鸣为静脉源性或良性颅内高压综合征，若为后者，宜再做ABR。

5.颈动脉超声检查

有助于诊断颈动脉粥样硬化。

6.放射学检查

鼓膜正常者,做颅脑 MRI,结合高清晰度磁共振血管造影,如出现扩张的皮质静脉,提示为硬脑膜动静脉畸形。良性颅内高压综合征者常可发现小室或空鞍。蓝鼓膜或耳后有包块者,应做颞骨 CT 以排除颈静脉球体瘤。

(三)治疗

(1)颈静脉球体瘤、颅底和颞骨血管瘤引起的搏动性耳鸣,在查明病因后,采用相应的治疗。

(2)头颈部血管畸形,动静脉瘘等可根据情况做血管改道、结扎、成形等,或选择性动脉栓塞,血管内支架等。

(3)不明原因的特发性静脉源性耳鸣,在排除了其他原因后,可考虑做颈内静脉结扎术。

(4)与肌阵挛相关的搏动性耳鸣,可给卡马西平 0.1 g,3 次/天,在药物治疗无效时,可切断相关肌肉予以治疗。

第十三节　急性乳突炎

急性乳突炎是乳突气房黏骨膜、特别是乳突骨质的化脓性炎症。好发于儿童,但因 2～3 岁以下婴幼儿乳突方开始发育,故仅出现鼓窦炎,而不存在乳突炎。由于抗生素的普遍应用,目前急性乳突炎的发病率已有所下降。

一、病因

本病多为急性化脓性中耳炎的并发症;继发于外伤或通过血行性感染者很少见。

(一)致病菌毒力强、耐药、对常用抗生素不敏感

致病菌毒力强、耐药、对常用抗生素不敏感是本病的重要原因之一。主要致病菌有肺炎球菌Ⅲ型,乙型溶血性链球菌,流感嗜血杆菌等。但目前国内外尚缺乏大样本的细菌学检查资料。

(二)患者体质虚弱,抵抗力差

如猩红热、麻疹等急性传染病或糖尿病、慢性肾炎、贫血等慢性疾病的患者,患急性化脓性中耳炎时易并发本病。

(三)引流不畅

1.中耳脓液向外引流不畅

急性化脓性中耳炎时,咽鼓管黏膜充血,肿胀,纤毛运动障碍,中耳分泌物不能循此向鼻咽部引流。如鼓膜穿孔甚小或穿孔被堵塞,分泌物经穿孔向外耳道排放受阻。或为婴儿,其鼓膜较厚、不易发生穿孔等,均可致中耳脓液蓄积,炎症进一步加重。

2.乳突气房解剖结构的影响

急性乳突炎多发生于气化型乳突。若乳突气房伸展范围较广,而气房大小不一,分布不

匀,边远的大气房却与邻近鼓窦的细小气房相通。当气房内蓄积分泌物时,周边大气房的分泌物常不能顺利地向鼓室引流,容易引起乳突炎,因此将这种乳突称为"危险型乳突"。

二、病理

(一)本病多发生于气化型乳突

如急性化脓性中耳炎病情加重或处理不当,中耳黏骨膜充血水肿严重,鼓窦和乳突气房引流障碍,乳突气房内蓄积脓液,压力增加,静脉发生淤血,动脉内有炎性血栓形成,局部产生酸中毒。黏骨膜发生坏死、脱落、骨质脱钙、房间隔破溃及气房融合,形成一大的脓腔,腔内充满脓液及坏死组织,周围由肉芽组织覆盖残存的骨壁,称之为融合性乳突炎或乳突蓄脓。由溶血性链球菌或流感嗜血杆菌引起的急性乳突炎,乳突内充满血性渗出物,称出血性乳突炎。乳突炎症如继续发展,穿破乳突骨壁,可引起其他颅内、外并发症。在病程发展中,如患者自身免疫防御功能逐渐增强,在骨质溶溃过程停止发展的部位,亦可出现小范围的新骨形成,由于新骨的不断硬化,乳突腔便出现大小不等的继发性硬化区。晚近有人将急性乳突炎分为急性乳突炎、急性乳突炎伴骨膜炎和急性乳突骨炎三期。认为"融合性乳突炎"实际上是乳突骨炎。乳突骨膜炎可出现耳后皮肤充血、轻肿、有触痛,此时应与骨膜下脓肿相鉴别。

(二)在松质型或混合型乳突

因骨质内具有骨髓,抵抗力较强,发生感染时,或仅仅出现少量的细胞浸润,或发生骨髓炎。但由于此种类型的乳突不仅其鼓窦入口比较狭窄,脓液不易经鼓室向外引流,而且其外层骨板一般较厚,不易穿破,而天盖骨板容易受到侵袭,引起颅内并发症。

(三)硬化型乳突

虽不易发生骨髓炎,但多呈慢性炎症。

三、症状

急性化脓性中耳炎的病程一般约为 2～4 周,如在恢复期中,大约在第 3～4 周时,患者各种症状不继续减轻,反而加重,应考虑有本病之可能,如下列情况。

(1)鼓膜穿孔后耳痛不减轻或一度减轻后又加重;重新出现头痛,或更加严重。

(2)耳流脓不逐渐减少,反而增多;引流受阻时流脓可突然减少。

(3)鼓膜穿孔后听力不提高,或耳聋加重。

(4)全身症状加重,特别在急性化脓性中耳炎第 3 周左右,体温再度升高,重者可达 40 ℃以上,有些亦可为低热,尤其在使用抗生素期间如此。

四、检查

(1)外耳道脓液甚多,拭净后又迅速出现。骨性外耳道后上壁可出现红肿、下塌,此乃鼓窦或乳突骨膜发生肿胀所致。鼓膜充血,松弛部膨出。鼓膜穿孔一般较小,穿孔处有脓液搏动。

(2)乳突部皮肤可出现轻度肿胀、潮红。鼓窦外侧壁、乳突导血管处及乳突尖有明显压痛。

(3)影像学检查 X 线片上,早期表现为乳突气房模糊,脓腔形成后房隔不清,融合为一透亮区。颞骨 CT 扫描可见乳突气房内含气量明显减少,房隔破坏,可见液平面。

(4)血液分析:示白细胞增多,多形核白细胞比例增加。

五、鉴别诊断

应注意和外耳道疖相鉴别(表 3-3)。

表 3-3 急性乳突炎与外耳道疖的鉴别要点

	急性乳突炎	外耳道疖
病史	有急性化脓性中耳炎病史	有挖耳等外伤史
体温	可有体温升高,可高达 40 ℃婴幼儿明显	一般正常
耳痛	耳深部痛,可伴同侧头痛	耳痛于咀嚼、张口时加重
压痛	乳突尖及(或)鼓窦区有叩、压痛	耳郭有牵拉痛,耳屏可有压痛,乳突尖和(或)鼓窦区无压痛
听力	传导性听力损伤	正常或轻微传导性听力损失
耳分泌物	黏液脓性,量较多	纯脓,量少
鼓膜	充血,可有穿孔	完整
耳郭后沟	可消失	存在
颞骨 CT	鼓室及气房模糊、积液	正常

六、治疗

早期,在融合性脓腔尚未形成前,全身及局部治疗同急性化脓性中耳炎,尤需参照细菌培养及药敏试验结果,及早应用大剂量敏感的抗菌药物,静脉给药;并注意改善局部引流,炎症可得到控制而逐渐痊愈。如虽经治疗而不能控制感染,或出现可疑并发症时,应立即行乳突开放术。

第十四节 梅尼埃病

梅尼埃病是一原因不明的、以膜迷路积水为主要病理特征的内耳病。临床表现为反复发作性眩晕,波动性、进行性感音神经性聋,耳鸣,可有耳内胀满感;一般单耳发病,随着病程的延长,双耳均可受累。因为本病是一独立的疾病实体,故不主张称为“梅尼埃综合征”。我国曾将“Ménière”译为“美尼尔”,故过去曾称该病为“美尼尔病”。我国自然科学名词审定委员会则统一称为“梅尼埃病”。

一、病理

膜迷路积水的基本病理变化可概括为内淋巴腔膨胀、扩大、内淋巴液增多,以及一系列的继发性改变。膜迷路积水主要出现于蜗管和球囊(即迷路的下半部),而在椭圆囊和 3 个半规管(即迷路上半部)以及内淋巴囊,其积水却不明显。在沿耳蜗中轴所作的内耳组织切片上可见,耳蜗中的前庭膜过度伸展,呈球形膨隆,突出于前庭阶中,重者,可紧贴于前庭阶之骨壁上,致使该处的前庭阶腔隙闭塞。膨隆的前庭膜的最上段可从耳蜗顶周的蜗孔疝入鼓阶,甚者可达第 2 周,有时,也可通过扩张的前庭盲端疝入前庭。球囊膨大,可占据前庭的大部分;如扩张的球囊壁与镫骨足板的内侧面接触,或与之粘连,则当足板因中耳的压力改变而发生偏移时,内耳淋巴液即随之发生流动,壶腹终顶因此而受到刺激,遂引起眩晕,此即 Hennebert 征。如球囊向后上方扩张,可挤压椭圆囊,使之扭曲,扩张的球囊壁和椭圆囊壁可疝入 1 个或 1 个以上的半规管外淋巴隙内,椭圆囊尚可被推挤于总脚内,甚者椭圆囊斑向壶腹脚移位。膜半规管中，除壶腹轻度膨大外，通常无明显扩大。内淋巴囊无扩张。

当膜迷路水肿加重，内淋巴压力明显升高时，则可引起前庭膜、球囊膜或基底膜破裂，形成一个或数个穿孔，此时，生化特性各不相同的内、外淋巴液互相混合，含有高浓度钾离子的内淋巴液流至外淋巴液中，致使原浸浴于外淋巴液中的听神经纤维和毛细胞的外环境发生重要变化。另一方面，膜迷路穿孔后，内淋巴压力得以降低，穿破的膜迷路逐渐闭合，内、外淋巴液可恢复其正常的生物学特性。上述膜迷路穿孔如多次反复发作，内耳功能将会受到慢性损害。严重者穿孔经久不愈，膜迷路终致萎陷。

二、病因

本病的确切病因尚不清楚，主要学说如下。

（一）内淋巴吸收障碍

内淋巴腔是一个密闭的腔隙。内淋巴液基本上是外淋巴的滤过液，而内淋巴腔上皮中（主要为血管纹和前庭上皮中的暗细胞）的泵系统，对维持内淋巴液中各种电解质的浓度具有重要作用。因此，亦可认为，内淋巴由血管纹和暗细胞产生。最近发现，血管纹、壶腹、椭圆囊上皮细胞内还存在心钠素，可调节内淋巴的压力。

内淋巴循环和吸收的学说有两种。

1.辐流学说

辐流学说认为内淋巴生成后，被齿间沟、内沟和血管纹进行选择性的吸收。

2.纵流学说

纵流学说认为内淋巴生成后向内淋巴管、内淋巴囊方向流动，并被内淋巴囊所吸收。由于不少耳科学家发现，梅尼埃病患者的内淋巴囊囊腔内有细胞碎片堆积，内淋巴管、内淋巴囊上皮变性，纤维化，萎缩，以及囊腔消失等，结合纵流学说，故认为，本病与内淋巴吸收障碍有关。同时，有些患者的颞骨CT扫描还显示，其前庭水管比正常人狭窄，故推测，这种先天性发育异常（小前庭水管）是内淋巴吸收障碍的可能原因，但组织学检查结果并不支持小前庭水管之说。此外，在动物实验中，通过用各种方法（机械性、化学性等）破坏内淋巴囊，阻塞内淋巴管，可以成功地建立膜迷路水肿的动物模型，也支持本学说。但是，应该提醒的是，前述动物模型仅仅是膜迷路水肿的病理等同物，并不能完全代表梅尼埃病这一临床疾病实体。

（二）免疫反应

大量基础研究表明，内耳具有免疫应答能力，内淋巴囊是接受抗原刺激，并产生免疫应答的部位。由于用同种或异种动物的粗制内耳膜迷路提出液，Ⅱ型胶原，钥孔蝛血蓝蛋白等作为抗原，在动物中可诱发膜迷路水肿，其发生率约为30%；而在动物模型及某些梅尼埃病患者中，又发现其Ig，CIC，C_3，C_4，C_5等水平升高，尚有报告发现患者Scarpa神经节内存在免疫球蛋白者，因而认为，梅尼埃病的基本病理改变——膜迷路积水可能与自身免疫反应引起的内淋巴囊吸收功能障碍有关。

由于有人发现，部分梅尼埃病患者有花粉症表现，其症状发作与季节有关，有些则与可疑的致敏食物或已知的变应原有关，故推测Ⅰ型免疫反应在某些特殊的梅尼埃病患者中起重要作用。但是，也有人在皮肤试验中发现，其阳性率和对照组并无明显区别。

(三)自主神经功能紊乱,内耳微循环障碍

据临床观察,不少患者在发病前有情绪波动、精神紧张、过度疲劳史。本学说认为,由于自主神经功能紊乱,交感神经应激性增高、副交感神经处于抑制状态、内耳小动脉痉挛、微循环障碍,导致膜迷路积水。

(四)内淋巴生成过多

有人认为,由于前庭膜的代谢率较高,容易受到供血不足的影响,而降低其代谢机能。一旦内耳缺 O_2,即可引起内、外淋巴液中离子浓度的变化,内淋巴钠离子潴留时,可使内淋巴的渗透压增高,导致水从外淋巴向内淋巴腔渗入,造成内淋巴总量增加,形成膜迷路积水。

(五)病灶及病毒感染

临床上有因切除扁桃体而终止本病发作者,亦有与扁桃体炎同时发病者,尚有报告阑尾炎、胆囊炎"病灶"与本病有关。这些是偶然发生的巧合,还是两者有内在的联系?值得考虑。有人认为,病毒感染可引起内淋巴管和内淋巴囊损害,内耳的亚临床型病毒感染可在10余年以后引起膜迷路积水。

(六)内分泌障碍

甲状腺功能减退症所致之黏液性水肿可发生于内淋巴腔,并有报告,用甲状腺素治疗后,内耳症状得到了缓解。肾上腺皮质功能减退可致自主神经功能紊乱,位觉过敏。

此外,尚有维生素C缺乏等学说。

三、症状

本病多见于50岁以下的中、青年人,儿童亦可发病。两性发病率无明显差异。多数仅累及一耳,两耳相继发病者约占10%~20%。

(一)眩晕

典型者为突然发作的旋转性眩晕。患者睁眼时感周围物体绕自身水平旋转,或向前、向后滚翻;闭眼时感自身旋转。睁眼时眩晕加重,闭目则减轻;因向患侧卧时眩晕加重,故喜闭目向健侧静卧。常伴恶心、呕吐、出冷汗。头部的任何运动均可使眩晕加重。但意识始终清楚。眩晕可于任何时间发作,于睡梦中发作者则突然惊醒。眩晕的持续时间为数10分钟至数小时不等,最长者不超过24小时。同一患者,每次发作的持续时间和严重程度不等,各患者之间亦不相同。眩晕发作的次数愈多,则每次发作持续的时间愈长,间歇期愈短。眩晕发作后可立即恢复正常,或仍有头晕、不稳感,数日后方进入间歇期。眩晕发作较轻者,患者仅有不稳感,如上、下颠簸感,或往返运动感等。个别患者猝倒而无任何预感,但神智清楚,偶伴眩晕者,称Tumarkin危象或椭圆囊危象。

(二)听力下降

早期为低频下降型感音神经性聋,听力波动,发作期听力下降,间歇期中听力可部分或完全恢复。随着病情的发展,听力损失逐渐加重,间歇期也无缓解;同时,高频听力出现下降,但单纯高频听力受损者很少见。个别病例可在一次发作后,听力近乎完全丧失。由于患耳具有重振现象,以致患耳与健耳对同一纯音可听成两个不同音色和音调的声音(复听)。

(三)耳鸣

耳鸣可能是本病出现的最早症状。早期,耳鸣出现于眩晕发作前,并伴随眩晕发作的缓解而逐渐减轻或消失。反复发作后，耳鸣可持续存在，间歇期亦不缓解。耳鸣的性质不一，早期多为低音调，晚期可出现多种音调的嘈杂声，如铃声、蝉鸣声、电机声、风吹电线声，等等，少数患者可出现两侧耳鸣，或由一侧延及对侧，此为两耳受累之征象。

（四）耳胀满感

患耳胀满感或压迫感，常被列为本病的第 4 症状。

典型者，上述症状具备，间断反复发作。不典型者，开始时症状不完备，给诊断造成一定困难。那种发作前患者先感耳鸣、耳胀满感、听力下降，而在一次眩晕发作后耳蜗症状消失的 Lermoyez 综合征并不多见。梅尼埃病的发作次数与间歇期的久暂因人而异，轻者，间歇期可长达数月或数年，个别甚至达 10 年。重者，1 周内可发作数次。有些患者可能在经历了较长的间歇期后，又在一段时间内频繁发作。间歇期内，早期者全部症状可消失，患者无任何不适；但在多次发作后，耳鸣持续存在，耳聋亦变为永久性。个别晚期患者可出现 Dandy 征，即在头部运动时，出现短暂的平衡失调，头部运动停止后，平衡失调亦消失。本病尚有发展为晕动病的倾向。

四、检查

由于大多数患者就诊时发作期已过，或虽在发作期而症状已减轻，故一般不易观察到发作高潮期的体征。偶遇急性发作者，则可见患者卧床不起，面色苍白，精神紧张，表情恐惧。检查可见下列表现。

（一）眼震

发作高潮期，可见自发性眼震。呈水平型或水平旋转型，其方向因时程不同而异，早期向患侧（刺激性眼震），以后转向健侧（麻痹性眼震），最后又朝向患侧（恢复期眼震）。自发性眼震的存在，可作为“真性眩晕”的依据。由于患者就诊时眩晕发作的时程不同，故不能根据自发性眼震的方向来判断病耳为何侧。

（二）听力学检查

1.纯音听阈测试

早期为低频下降型感音神经性聋，听力曲线呈轻度上升型，无气、骨导差。多次发作后，由于高频区听力亦下降，故曲线呈马鞍型或平坦型，下降型听力曲线不多见。中华医学会耳鼻咽喉科学会和中华耳鼻咽喉科杂志制定的“梅尼埃病诊断依据和疗效分级”中规定，凡具备下述 3 项即可判定为听力损失。①0.25、0.5、1.0 kHz 听阈均值较 1.0、2.0、3.0 kHz 听阈均值高 15 dB或 15 dB 以上。②0.25、0.5、1.0、2.0、3.0 kHz 患耳听阈均值较健耳高 20 dB 或 20 dB 以上。③0.25、0.5、1.0、2.0、3.0 kHz 平均听阈值大于 25 dBHL。多次发作后，患者的平均听阈可提高 50%。

2.阈上功能测试

双耳交替响度平衡试验，短增量敏感指数试验示有重振现象。自描听力曲线多呈Ⅱ型。言语识别率降低。

3.声导抗测试

以 226 Hz 声作为探测音所引出的鼓室导抗图正常；Metz 试验示重振（＋）；音衰减试验（－）。

4.耳蜗电图测试

SP-AP 复合波增宽，−SP/AP 比值异常增加（>0.4），AP 振幅一声强函数曲线异常陡峭。

5.耳声发射测试

本病早期纯音听阈未发现变化前，TEOAE 减弱或引不出。

（三）甘油试验

试验原理：由于甘油渗透压高，且分子直径较小（0.62 nm），可穿过血管纹边缘细胞膜上的小孔（直径为 0.80 nm），进入胞内，从而增加了细胞内的渗透压，胞内渗透压的升高可吸收内淋巴液中的水分，然后转运至细胞间隙，并由血管纹输出，内淋巴液由此而减少，膜迷路水肿减轻，听力因而得到暂时性恢复。

试验方法：患者空腹，先测试纯音听阈，1 小时后口服甘油（1.2～1.5 mL/kg），服药后 1、2、3 小时再分别复查纯音气导听阈。比较 4 次所测气导听力曲线。甘油试验的阳性标准可为：患耳0.25、0.5、1.0 kHz 平均听阈在服用甘油后下降 15 dB；或。①任何单一频率的听阈下降≥15 dB。②相邻的两个频率的听阈下降≥10 dB。③有3 个或 3 个以上频率的阈值下降≥10 dB。此外，若上述频率的阈值不是下降，而是提高相应的数值，即“回跳”现象，亦可认为是梅尼埃病的特有现象。最近，有报告采用 678 Hz 探测音作声导纳测试，观察服用甘油等脱水剂前后峰静态声导纳（Ya）值和峰静态声导值（Ga）的变化的报告。除纯音气导听力和声导抗外，亦有用耳蜗电图（−SP 幅值下降）或耳声发射（从无到有）作甘油试验的报告，还有报告认为耳声发射的甘油试验结果更敏感，可供参考，由于甘油口感不佳，服用时可用果汁配成50%液体服用。少数患者用甘油脱水后可引起颅内压下降，产生头痛、恶心、呕吐等，应予注意。除甘油外，尿素亦有用于试验者。有报告称以 TEOAE 作甘油试验较纯音听阈测试者更为敏感。

本病甘油试验的阳性率约为 50%～60%。甘油试验阳性者可诊断为膜迷路积水，阴性者不能否定诊断。本试验不仅用于诊断，且可参照试验结果选择手术术式。

（四）前庭功能试验

1.冷热试验

早期患侧前庭功能正常或轻度减退，后者常出现于发作期刚过不久。多次发作后，可出现向健侧的优势偏向；晚期出现半规管轻瘫或功能丧失。

2.前庭诱发的肌源性电位

可出现振幅、阈值等异常。动物试验表明，该电位可能源于球囊。

3.Hennebert 征

Hennebert 征可出现阳性。

（五）颞骨 CT 扫描

注意乳突气化情况，前庭水管宽窄等。内耳膜迷路的 MRI，有部分患者的内淋巴管变细。

五、诊断

反复发作的旋转性眩晕至少 2 次以上，每次发作持续数 10 分钟至数小时，伴有耳鸣和感音神经性听力下降，发作间歇期眩晕消失，而可排除其他疾病引起的眩晕者，临床上可诊断为本病。甘油试验阳性可支持本病的诊断。

临床上有3个典型症状具备者(即发作性眩晕,耳鸣,听力下降三联征),其诊断不致出现困难。仅有眩晕而无听力下降和耳鸣,或有耳鸣、听力下降而无眩晕者,则须继续观察;同时,反复精确的听力学检查有可能发现患者尚未觉察到的听力下降;诊断时应进一步仔细排除其他疾病,而不宜轻率地诊断为“前庭型梅尼埃病”或“耳蜗型梅尼埃病”。目前,大多数学者均不同意将本病分为“耳蜗型”和“前庭型”两个亚型,因为这种区分缺乏病理学的支持,而且,据统计约80%的“耳蜗型梅尼埃病”最后可发展为典型的梅尼埃病,“前庭型梅尼埃病”中发展为典型的梅尼埃病者仅10%~20%。

六、鉴别诊断

本病应注意和良性阵发性位置性眩晕、迷路瘘管、前庭神经炎、伴有眩晕的突聋、椎一基底动脉供血不全、药物中毒、病毒性迷路炎、外淋巴瘘、颅底凹陷症,Cogan综合征、听神经瘤、多发性硬化、偏头痛伴眩晕以及耳梅毒等引起的继发性膜迷路积水相鉴别。

七、治疗

本病目前尚无特效疗法和预防方法。现将一般疗法,非手术疗法和手术疗法分别介绍如下。

(一)一般疗法

(1)心理治疗:向患者解释本病为内耳疾病,不威胁生命,并介绍本病的预后情况,以解除其疑惧心理。

(2)低盐饮食:可建议每日食盐摄入量不超过1.0 g。

(3)发作期静卧于暗室内。

(4)鼓励患者于发作间歇期加强锻炼,增强体质和耐力,劳逸适当。

(5)禁烟、酒及浓茶。

(二)药物疗法

1.安定、镇静药

可选用如下一种,用于急性发作期。

(1)地西泮,2.5 mg,3次/天;或10 mg,肌内注射。

(2)艾司唑仑(舒乐安定),1~2 mg,3次/天;或2~4 mg睡前。

(3)氯羟安定,1.5~3 mg/d。

(4)安氧安定,5 mg,2~3次/天。

(5)盐酸异丙嗪,25 mg,3次/天。

2.抗眩晕药

发作时,按病情需要选用如下1~2种。

(1)西比灵,5~10 mg/d,睡前服用。

(2)眩晕停(二苯哌丁醇),25 mg,3次/天。

(3)舟车宁成分为苯海拉明,20 mg咀嚼。最大剂量240 mg/d。

3.脱水剂

增强血管壁的通透性,减轻膜迷路水肿。可选用以下一种。

(1)双氢克尿塞,25 mg,3次/天。

(2)氯噻酮,100 mg 晨起服用。

4.镇吐剂

(1)舒必利,10 mg 口服。

(2)甲氧氯普胺(灭吐灵),10～20 mg/次,肌肉注射,2 次/周,或口服 5～10 mg/次。

(3)维生素 B_6,50～100 mg 加入葡萄糖中静脉滴注,1 次/天。

5.血管扩张剂

(1)7%(或 5%)碳酸氢钠,40～50 mL,缓慢静脉滴入,1 次/天,5 次为 1 疗程。

(2)50%葡萄糖 40～60 mL,静脉注射,2 次/天。

(3)东莨菪碱,300 μg,皮下注射。

(4)混合氧(5%CO_2+95%O_2)吸入,10～15 min/次。

(5)敏使朗,6～12 mg,3 次/天。

(6)倍他啶,8 mg,3 次/天。

6.糖皮质激素

基于免疫反应学说,可用以下两种。

(1)地塞米松,1.5 mg,2～3 次/天。

(2)泼尼松,5 mg,3～4 次/天。

7.维生素类

维生素类如系代谢障碍、维生素缺乏,此治疗有一定意义。

(1)维生素 C,200～500 mg,3 次/天。

(2)维生素 B 族,如维生素 B_1、维生素 B_2、维生素 B_6、维生素 B_{12} 等。

(三)鼓室内注入庆大霉素或链霉素

基于在动物实验中的发现,小剂量链霉素或庆大霉素可破坏半规管、椭圆囊、球囊中的暗细胞。因为暗细胞参与内淋巴的生成和离子转运,所以可将其用于减少内淋巴的生成,减轻膜迷路水肿。为避免全身用药的诸多缺点,可用各种方法将药物经蜗窗膜向内耳投入。蜗窗投药的途径可经鼓膜穿刺先注入鼓室,然后从蜗窗渗入内耳;或经鼓室内给予置载药体通过蜗窗向内耳释药;亦可经半植入式微型虹吸管给药;或经植入式微泵给药等。要求所用药物的剂量既能控制眩晕的频繁发作,又不致损害耳蜗的感觉细胞。目前临床多应用庆大霉素。各家所用庆大霉素剂量、时间间隔及停药时间不同。经鼓膜穿刺给药则药量较大(因药物可较快经咽鼓管流失),有人用 15～30 mg/d,隔日一次,共 3～5 次。经鼓室置管给药可为 0.1 mL(4 mg)/5 hr,共 6～10 天。目前倾向于小剂量投入,以尽可能减少听力受损的发生率。而且总剂量宜因人而异,故用药时注意监测听功能和前庭功能的变化,以便酌情增减用药。

(四)手术治疗

药物治疗无效者,作手术治疗。手术种类较多,包括内淋巴囊手术(内淋巴囊减压术、内淋巴囊分流术等);星状神经节封闭术;因眩晕而丧失工作和生活能力,病耳听力丧失者,可作迷路切除术(迷路切除术,物理性、化学性迷路损毁术),前庭神经切断术等。

由于本病即使不经任何治疗,症状亦可自行缓解,有些在发作数次后即自行终止,从此不再发作,有些则在间歇数年或数十年后又反复发作,以致在评估疗效时出现困难,为了使今后的临床研究及各项治疗效果的评价具有可比性，中华医学会耳鼻咽喉科学会和中华耳鼻咽喉科杂志编辑委员会制定《梅尼埃病诊断依据和疗效分级》，供临床参照执行。

此外，近期有用鼓室正压治疗本病的报告，其疗效尚待观察。

第十五节　听神经瘤

听神经瘤系原发于第Ⅷ对脑神经鞘膜上的肿瘤，为神经膜瘤，或称施万细胞瘤。听神经瘤这一习用名词并未反映该肿瘤的特性，准确的名称应为"听神经膜瘤"。听神经膜瘤大多来自前庭神经。70%～75%原发在内耳道内。该肿瘤约占颅内肿瘤的8%～10%，占桥小脑角肿瘤的80%～90%，多见于30～60多的成人，女性较多，男女之比为2：3。多为单侧发病，双侧发病者多见于神经纤维瘤病。

一、病理

听神经膜瘤为良性肿瘤，可起源于位听神经分支的任何神经干上，但主要来自Scarpa神经节附近的前庭神经分支，包括前庭上神经或前庭下神经。故又有"前庭神经肿瘤"之称。肿瘤外观呈灰红色，大小不一，包膜完整。小的肿瘤呈圆形或卵圆形，肿瘤增大后呈分叶状。邻近的神经根、神经干可在肿瘤的表面行走，亦可包裹于肿瘤内。

肿瘤生长一般比较缓慢，平均每年约增大0.25～0.4 cm，个别肿瘤可在1年内增大2 cm。若瘤体内出血、水肿或发生囊性变，瘤体的表面积可较快或迅速增大。也有作者观察到部分肿瘤的生长可具有一定的自限性，肿瘤的退行性变程度或纤维化或许与此有关。

二、临床表现

本病的临床表现与肿瘤的大小、所在位置及侵犯范围等有关。

(一)早期症状

体积较小的肿瘤可无明显症状。耳鸣、感音神经性聋、眩晕可为本病最常见的早期症状。

1.耳鸣

一侧渐进性加剧之耳鸣，音调高、低不等，多以喧杂声为主，常伴随听力减退。耳鸣也可能是早期的唯一症状。

2.听力减退

多数患者诉一侧渐进性耳聋，初始时尚表现为与别人交谈时只闻其声而不解其意，以后逐渐发展为全聋。个别病例可因肿瘤压迫迷路动脉，内耳血供突然阻断而致突发性聋。据统计，约有20%的患者有过突发性聋，并可完全恢复，但也有约5%患者的听力正常。

3.眩晕

大多数患者表现为轻度的不稳感或瞬间的头晕，往往不足以引起患者的重视，由于肿瘤发展缓慢，患者可逐渐发生前庭代偿而眩晕消失。但也有少数患者出现短暂的旋转性眩晕，伴耳内压迫感、恶心、呕吐，类似梅尼埃病。

4.其他

耳深部刺痛或痒感，或外耳道后壁麻木感。

(二)中、晚期症状

随着肿瘤增长扩大,早期症状加重,且可因颅内压增高和肿瘤侵入颅后窝,出现以下症状。

1.三叉神经损害

随着肿瘤增大可出现三叉神经损害症状,以同侧面部感觉迟钝和角膜反射减退最常见。

2.面瘫

晚期可出现同侧周围性面瘫。

3.小脑功能障碍

肿瘤压迫小脑,可出现小脑功能障碍症状。早期表现为患侧手足运动不灵,精细动作不能,步履蹒跚,向患侧倾倒等。至晚期则卧床不起,发声不清。

4.颅内高压症状

颅内压升高时,出现持续性头痛,多位于前额部或后枕部,晚期发展为全头痛,可伴恶心、呕吐,视盘水肿,尚可出现视力障碍。

5.其他脑神经损害症状

肿瘤增大向后、下方发展,侵及颈静脉孔区时,压迫Ⅸ、Ⅹ、Ⅺ对脑神经,可引起相应的脑神经症状;肿瘤发展至颅中窝、压迫外展神经以及动眼神经,则引起眼球运动障碍,复视等;而舌下神经很少受累。

三、检查及诊断

听神经瘤诊断的早晚直接关系到手术的疗效,故早期诊断非常重要。对可疑患者应作如下检查。

(一)听力学检查

1.纯音听阈测试

纯音听力图呈单耳感音神经性聋,曲线多为高频陡降型,少数为平坦型或上升型。

2.自描听力曲线

多为Ⅲ、Ⅳ型,偶见Ⅱ型。

3.音衰试验

大多为阳性。双耳交替响度平衡试验和短增量敏感指数试验示无响度重振现象。

4.言语测试

言语识别率明显下降,多在30%左右。

5.声导抗测试

镫骨肌反射阈升高或消失,潜伏期延长,常有病理性衰减。

6.听性脑干诱发电位

患侧Ⅴ波潜伏期及Ⅰ～Ⅴ波间期较健侧明显延长,两耳Ⅴ波潜伏期差(ILD5)超过0.4 ms以上,如Ⅰ波存在而Ⅴ波消失,提示存在包括听神经膜瘤在内的桥小脑角占位病变。

7.耳声发射

耳声发射正常。

(二)前庭功能检查

自发性眼震是听神经瘤较常见的体征,早期水平型自发性眼震,快相向健侧,继而向患侧,最后发展成向两侧。且可出现垂直或斜型眼震。80%有位置性眼震和自发性倾倒现象。各种诱发试验反应普遍偏低，常有向患侧的优势偏向。

（三）神经系统检查

除第Ⅷ对脑神经外，还需检查Ⅴ、Ⅶ及Ⅵ、Ⅸ、Ⅹ、Ⅺ对脑神经。眼底检查可出现视盘水肿。

（四）影像学检查

X线拍片采用Stenver位、Granger位及Towne位岩锥片，可显示患侧内耳道扩大、变形及骨质破坏等情况，排除岩骨的其他疾病。内耳道X线多轨迹断层片，或内耳道脑池碘油造影X线拍片能满意地显示内耳道的小肿瘤及其在桥小脑角的病变。由于MRI及CT检查设备已普及，因此，MRI及CT检查是临床听神经瘤诊断的主要依据。CT内耳道扫描可见内耳道扩大，如椎管内注入空气进行内耳道脑池扫描，可诊断局限在内耳道内5 mm以下的肿瘤。钆增强的MRI扫描可早期发现内耳道内直径1 mm左右的小肿瘤，又可了解肿瘤在桥小脑角区的范围，有助于鉴别颅后窝的肿瘤，因此，MRI是目前诊断听神经瘤最敏感、最有效的方法，为目前诊断听神经瘤的金标准。

（五）脑脊液蛋白分析

70%的病例出现脑脊液蛋白增加，但假阴性和假阳性比较多。

四、临床分型

根据肿瘤直径大小将听神经瘤分为小、中、大三种临床类型：直径＜2.5 cm者为小听神经瘤，直径为2.5～4.0 cm者属中等大听神经瘤，直径＞4.0 cm或肿瘤超过中线者为大听神经瘤。

五、鉴别诊断

小脑脑桥三角区的肿瘤虽以听神经瘤多见，但上皮样囊肿（先天性胆脂瘤）、脑膜瘤、胶质瘤等也可见于此部位，应注意鉴别。上皮样囊肿首发症状多为三叉神经根刺激症状，听力下降多不明显，内耳道不扩大，肿瘤周边常有骨质破坏，有时可见骨质增生或肿瘤钙化；脑干或小脑半球胶质瘤患者，较早出现脑干或小脑受压表现和锥体束征。影像学检查对上述疾病的鉴别诊断有重要参考价值。

发生于内耳道的面神经鞘瘤在影像学上酷似听神经瘤，两者很难区分，唯前者可能较早出现周围性面瘫。因此，在对拟诊为内耳道的听神经瘤患者施行手术前，应告知患者存在面神经鞘瘤的可能性。

六、治疗

治疗原则：确诊后尽早施行手术治疗，在保证彻底切除肿瘤的前提下，尽可能减少肿瘤周围组织的损伤。对于小的听神经瘤，不愿或不能耐受手术者，可选用γ-刀或x-刀治疗，但不适用于脑干受压或颅内压高的患者。

（一）手术治疗

听神经瘤的治疗主要为手术治疗。手术径路的选择对听神经瘤切除术很是重要，手术径路有经迷路径路、经颅中窝径路、枕下或乙状窦后径路，以及经迷路枕下联合径路。目前，神经外科医师大多采用常规枕下径路，而耳神经外科医师则根据肿瘤的大小、位置、患耳和对侧耳的听力情况，并参照面神经功能状况选择径路。①局限在内耳道内的小肿瘤（直径＜1.5 cm），有实用听力者，可取颅中窝径路，既可彻底切除肿瘤，又能保存听功能以及面神经功能，而且对脑干和小脑无严重损伤，术后反应轻。缺点是不能清楚窥视内耳道口以外的颅后窝区域，且不易止血。②肿瘤侵犯至桥小脑角，直径为2.5～4 cm的肿瘤，但无脑神经症状，可取经迷路径路，此为到达桥小脑角最短的径路，易于保护和修复面神经，对小脑的牵拉、损伤小，术后恢复快，但术后患耳听力完全丧失。③肿瘤位于桥小脑角，直径大于4 cm，伴有其他脑神经和小脑症状，或有颅内压增高，则可取枕下和迷路联合径路。

1.经颅中窝径路听神经瘤切除术

于耳屏前1 cm，颧弓上作纵形切口，暴露颞骨鳞部，用骨钻或骨凿将颞骨鳞部凿开一个4 cm×4 cm的骨窗，骨窗1/3位于两外耳道连线之后，2/3位于两外耳道连线之前。由颅底分离硬脑膜，置入带脑压板的牵开器，暴露脑膜中动脉、弓状隆起、岩浅大神经、面神经裂孔，岩浅大神经之外侧用电钻磨去骨层，暴露膝神经节，再向后沿面神经磨开内耳道顶部，纵行切开内耳道硬脑膜，吸出脑脊液，即可看到肿瘤，在显微镜下仔细分离肿瘤，切断前庭上、下神经，保留面神经和耳蜗神经，以杯状钳分块将肿瘤彻底切除。术毕取颞肌筋膜覆盖内耳道顶部硬脑膜切开处，颞叶复位放回颅骨板，分层缝合软组织，关闭术腔。

2.经迷路听神经瘤切除术

耳后切口，磨开乳突，显露上鼓室、砧骨体、三个半规管、颅中窝脑板、岩上窦骨壁和乙状窦骨壁，磨低外耳道后壁及上鼓室外侧壁，直至能清楚显示面神经水平段和膝部骨管，并磨薄颈静脉球顶部骨壁、切除3个半规管，充分开放前庭。于前庭底部的后上磨除骨质达内耳道底硬脑膜，使内耳道后部和桥小脑角完全暴露。从开放的内耳道底部首先识别前庭上神经，前庭上神经上方偏前为垂直嵴，由此，可确定面神经位置。充分切除乙状窦前的颅后窝骨板，显露出该处小脑硬脑膜。在前庭上神经到乙状窦之间的脑膜上作十字形切开，硬脑膜下即为肿瘤，先将前庭上、下神经于内耳道底处切断，随同肿瘤一起翻向后方，此时，前上的面神经已清楚暴露，顺其走行方向进行分离，直到脑干。仔细分离肿瘤与脑干和小脑的粘连。若有血管联系，应用双极电凝器处理后切断。较大的肿瘤应作囊内分次切除，最后取出包膜。或用超声切割器使其容积缩小，然后再分离周界，将肿瘤完全切除。注意勿损伤迷路动脉。切除肿瘤后，冲洗止血，缝合脑膜，取颞肌筋膜覆盖其上。乳突腔用腹壁脂肪填塞，乳突皮质骨片可复位其上，然后将皮片复位，对位缝合，不置引流。

3.经乙状窦后径路听神经瘤切除术

距耳后沟4 cm处作一个长约8 cm的弧形切口，深至骨面，将皮肤与软组织同时分离，翻向前方。暴露乙状窦后区，于上、下颞线间在顶、枕、颞交接处作一骨窗，约3 cm×4 cm大小，暴露颅后窝侧方的硬脑膜，至可见上方的横窦及前方的乙状窦后缘。切开硬脑膜，注意勿损伤横窦和乙状窦。在脑棉的保护下，用脑压板将小脑半球向后内方轻轻推移，显露桥小脑角池。此时可见其前方为颞骨岩部的后面。上方有小脑幕，下方则为颅后窝底部，肿瘤位于其中，且在岩部后面的骨面处。仔细分离面神经和耳蜗神经，如肿瘤很大尚需游离出三叉神经和(或)舌咽神经，切勿损伤小脑前下动脉。切开肿瘤被膜，将肿瘤囊作囊内切除。待桥小脑角区肿瘤切除干净后，用金刚石钻头磨开内耳道后壁，注意保护后、上半规管，待内耳道显露良好即切开内耳道硬脑膜，分离面神经和耳蜗神经后，将残留其中的肿瘤摘除。缝合皮肤，关闭术腔。

4.经枕下径路听神经瘤切除术

由 Dandy 创用，为传统的神经外科径路，与乙状窦后径路相似，但稍靠后。主要适用于瘤体较大，伴有颅内压增高的听神经瘤，或肿瘤已延伸至颈静脉球以下的部位。为更好地查找面神经，可采用经迷路枕下联合径路手术，将乙状窦由中 2/3 处切断结扎，使脑膜切口由内耳道直到枕骨大孔，手术野很大，便于寻找面神经帮助切除更大的肿瘤。

(二)主要并发症及其处理

术中并发症主要为出血、脑神经损伤和空气栓塞，熟悉解剖和仔细操作是避免发生严重并发症的关键。一旦出现并发症，应给予恰当处理，可不致引起严重的后果。术后并发症主要是脑神经(面神经、三叉神经、后组脑神经)损伤、听力损失和脑脊液漏，其他少见并发症有脑膜炎、颅内出血、头痛和癫痫发作等。①周围性面瘫：多为术中直接损伤面神经所致。术中如能及时发现，最好及时行端端吻合、神经移植或改道吻合术，如有困难可Ⅱ期行舌下一面神经吻合术。②听力损失：即使仔细操作，术中应用监护设备，术后仍有可能完全丧失听力，常难以补救；如有双侧听神经瘤术后出现此并发症，可考虑听性脑干植入术。③脑脊液漏：术后自手术切口、外耳道或前鼻孔流出清亮液体提示可能发生脑脊液漏。处理可按以下步骤进行：首先抬高患者头部，切口周围加压包扎或重新缝合切口后加压包扎(如果液体自切口外渗)；如果效果不明显，可行腰穿排放脑脊液，腰穿导管保留 5～7 日。仍无效者，应重新打开切口，进行漏口修补。此过程中，应该加强抗生素的使用。④三叉神经损伤：单纯三叉神经损伤无须特殊处理。如果合并面神经损伤，应特别注意眼睛的防护，轻者使用防护眼罩和眼部用药，重者需行眼睑缝合术。⑤后组脑神经损伤：大的听神经瘤切除后易损伤第Ⅸ、Ⅹ、Ⅺ对脑神经，出现吞咽困难、声音嘶哑和误吸，严重者可给予鼻饲和气管切开。随着时间的推移，症状可逐渐减轻。长期误吸或对嗓音不满意者，日后可行声带注射或甲状软骨成形术。

(三)伽玛刀治疗

听神经瘤生长缓慢，普通放射治疗效果不明显，多以手术切除为主。由于所处的特定解剖位置，即使在显微外科技术及术中、术后有关监护条件日臻完善的今天，手术并发症仍较高。伽玛刀是立体定向放射外科最常用的治疗方法，具有危险性小、安全可靠、省时、简便、患者痛苦小等优点。经过 20 多年的观察及长时间的随访，表明伽玛刀对于小的听神经瘤确有良好的治疗作用。近年来不少学者认为，对中、小型的听神经瘤，若无明显的脑干及小脑受压症状，无颅内压增高表现，伽玛刀可作为首选的治疗方法，且有逐渐替代开颅手术的趋势。对双侧听神经瘤、仅存听力侧的听神经瘤以及外科手术后复发、拒绝开颅手术或不能耐受手术者尤为适应，但费用昂贵。

七、疗效

听神经瘤为良性肿瘤，如能彻底切除，预后良好，手术死亡率$<1\%$。部分患者遗留有不同程度的永久性神经功能障碍。

第四章　鼻腔炎性疾病

第一节　急性鼻炎

急性鼻炎是鼻腔黏膜急性病毒感染性炎症，多称为“伤风”或“感冒”，但与流行性感冒有别。故又称为普通感冒。常延及鼻窦或咽部，传染性强，多发于秋冬行季气候变换之际。

一、病因

(一)致病原因

此病先系病毒所致，后继发细菌感染，亦有认为少数病例由支原体引起。在流行季节中，鼻病毒在秋季和春季最为流行，而冠状病毒常见于冬季。至于继发感染的细菌，常见者为溶血性或非溶血性链球菌、肺炎双球菌、葡萄球菌、流行性感冒杆菌及卡他球菌。这些细菌常无害寄生于人体的鼻腔或鼻咽部，当受到病毒感染后，局部防御力减弱，同时全身抵抗力亦减退，使这些病菌易侵入黏膜而引起病变。

(二)常见诱因

(1)身体过劳，烟酒过度以及营养不良或患有全身疾病，常致身体抵抗力减弱而患此病。

(2)受凉受湿后，皮肤及呼吸道黏膜局部缺血，如时间过久，局部抵抗力减弱，于是病毒、细菌乘机侵入而发病。

(3)鼻部疾病如鼻中隔偏曲、慢性鼻咽炎、慢性鼻窦炎、鼻息肉等，均为急性鼻炎诱因。

(4)患腺样体或扁桃体炎者。

另外，鼻部因职业关系常受刺激，如磨粉、制皮、烟厂工人易患此病；受化学药品如碘、溴、氯、氨等刺激。或在战争时遭受过毒气袭击，亦可发生类似急性鼻炎的症状。一次伤风之后，有短暂免疫期，一般仅 1 个月左右，故易得病者，常在 1 年之中有数次感冒。

二、临床表现

为一种单纯炎症变化，当病变开始时，因黏膜血管痉挛，局部缺血，腺体分泌减少继而发生反射性神经兴奋作用，很快使黏膜中血管和淋巴管扩张，腺体及杯状细胞扩大，黏膜水肿，分泌物增多而稀薄似水，黏膜中有单核细胞及多形核白细胞浸润。此后，白细胞浸润加重，大量渗出黏膜表面，上皮细胞和纤毛坏死脱落，鼻分泌物渐成黏液脓性或脓性，若无并发症，炎症逐渐恢复，水肿消除，血管已不扩张，表皮细胞增殖，在 2 周内即恢复至正常状态。

三、症状

(一)潜伏期

一般于感染后 1～3 天有鼻腔内不适感、全身不适及食欲减退等。

(二)初期

开始有鼻内和鼻咽部瘙痒及干燥感，频发喷嚏，并有畏寒、头胀、食欲减退和全身乏力等。

鼻腔检查可见黏膜潮红，但较干燥。

(三)中期

初期持续 2 周后，出现鼻塞，流出多量水样鼻涕，常伴有咽部疼痛、发热；热因人而异，一般在37～38 ℃，小儿多有高热达 39 ℃以上者。同时头重头痛，头皮部有痛觉过敏及四肢酸软等。此期持续 1～2 天。鼻腔检查可见黏膜高度红肿，鼻道分泌物较多，为黏脓性。

(四)晚期

鼻塞更重，甚至完全用口呼吸，鼻涕变为黏液脓性或纯脓性。如鼻窦受累，则头痛剧烈，鼻涕量亦多。若侵及咽鼓管，则有耳鸣及听力减退等症。炎症常易向下蔓延，致有咽喉疼痛及咳嗽。此时检查可见下鼻甲红肿如前，但鼻道内有多量脓涕。此期持续 3～5 天，若无并发症，鼻塞减退，鼻涕减少，逐渐恢复正常。但一般易并发鼻窦炎及咽、喉及气管等部位化脓性炎症，使流脓涕、咳嗽及咯痰等拖延日久。

(五)免疫期

一般在炎症消退后可有 1 个月左右的免疫期，之后免疫力迅速消失。

四、诊断

根据患者病史及鼻部检查，不难确定诊断，但应注意是否为其他传染病的前驱症状。此病应与急性鼻窦炎、鼻部白喉及变态反应性鼻炎相鉴别。

(一)急性鼻窦炎

急性鼻窦炎多位于一侧，白细胞增多，局部疼痛和压痛，前鼻孔镜检有典型发现。

(二)变态反应性鼻炎

变态反应性鼻炎有变态反应发作史，无发热，鼻黏膜肿胀苍白，分泌物清水样，其中嗜酸性粒细胞增多。

(三)鼻白喉

鼻白喉具有类似症状，但鼻腔内常流血液，且有假膜形成，不难鉴别。

五、治疗

以支持和对症治疗为主，同时注意预防并发症。

(一)全身治疗

(1)休息、保暖，发热患者需卧床休息，进高热量的饮食，多饮水，使大小便通畅，以排出毒素。

(2)发汗疗法：①生姜、红糖、葱白煎汤热服。②解热镇痛药：复方阿司匹林 1～2 片，每日 3 次，阿司匹林 0.3～0.5 g，每日 3 次或克感敏 1～2 片，每日 3 次。

(3)中西合成药：板蓝根冲剂、吗啉胍等。

(4)合并细菌感染或有并发症可疑时，应用磺胺类及抗生素药物。

(二)局部治疗

(1)对鼻塞者可用 1%麻黄碱液滴鼻或喷雾，使黏膜消肿，以利引流。对儿童用药须使用低浓度(0.5%)。

(2)针刺迎香、上星、神庭、合谷穴。

(3)急性鼻炎中期，应提倡正确的擤鼻法，切忌用力擤鼻，否则可引起中耳炎或鼻窦炎。

六、预防

患急性鼻炎后,可以产生短期免疫力,1 个月左右后可以再发病,应特别注意预防。预防原则为增强抵抗力、避免传染和加强治疗。

(一)增强机体抵抗力

经常锻炼身体,提倡冷水洗脸、冷水浴、日光浴,注意劳逸结合与调节饮食,节制烟酒。由于致病病毒种类繁多,而且相互间无交叉免疫,故目前尚无理想的疫苗用于接种。在小儿要供以足够的维生素 A、维生素 C 等,在流行期间,可采用丙种球蛋白或胎盘球蛋白或流感疫苗,有增强抵抗力以及一定的预防感冒之效。

(二)避免传染

患者要卧床休息,可以减少互相传染。应养成打喷嚏及咳嗽时用手帕盖住口鼻的习惯。患者外出时要戴口罩,尽量不去公共场所。流行期间公共场所要适当消毒等。

(三)加强治疗

积极治疗上呼吸道病灶性疾病,如鼻中隔偏曲、慢性鼻窦炎等。

第二节 慢性鼻炎

慢性鼻炎是鼻黏膜和黏膜下层的慢性炎症。临床表现以黏膜肿胀、分泌物增多、无明确致病微生物感染、病程持续 4 周以上或反复发作为特征,是耳鼻咽喉科的常见病、多发病,也可为全身疾病的局部表现。按照现代观点,慢性炎症反应是体液和细胞介导的免疫机制的表达,依其病理和功能紊乱程度,可分为慢性单纯性鼻炎和慢性肥厚性鼻炎,二者病因相同,且后者多由前者发展而来,病理组织学上没有绝对的界限,常有过渡型存在。

一、病因

慢性鼻炎病因不明,常与下列因素有关。

(一)全身因素

(1)慢性鼻炎常为些全身疾病的局部表现。如贫血、结核、糖尿病、风湿病以及慢性心、肝、肾疾病等,均可引起鼻黏膜长期淤血或反射性充血。

(2)营养不良:维生素 A、维生素 C 缺乏,烟酒过度等,可使鼻黏膜血管舒缩功能发生障碍或黏膜肥厚,腺体萎缩。

(3)内分泌失调:如甲状腺功能低下可引起鼻黏膜黏液性水肿;月经前期和妊娠期鼻黏膜可发生充血、肿胀,少数可引起鼻黏膜肥厚。同等的条件下,青年女性慢性鼻炎的发病率高于男性,考虑可能与机体内性激素水平尤其是雌激素水平增高有关。

(二)局部因素

(1)急性鼻炎的反复发作或治疗不彻底,演变为慢性鼻炎。

(2)鼻腔或鼻窦慢性炎症可使鼻黏膜长期受到脓性分泌物的刺激,促使慢性鼻炎发生。

(3)慢性扁桃体炎及增殖体肥大,邻近感染病灶的影响。

(4)鼻中隔偏曲或棘突时,鼻腔狭窄妨碍鼻腔通气引流,以致易反复发生炎症。

(5)局部应用药物:长期滴用血管收缩剂,引起黏膜舒缩功能障碍,血管扩张,黏膜肿胀。丁卡因、利多卡因等局部麻药,可损害鼻黏膜纤毛的传输功能。

(三)职业及环境因素

由于职业或生活环境中长期接触各种粉尘如煤、岩石、水泥、面粉、石灰等,各种化学物质及刺激性气体如二氧化硫、甲醛及酒精等,均可引起慢性鼻炎。环境温度和湿度的急剧变化也可导致本病。

(四)其他

(1)免疫功能异常:慢性鼻炎患者存在着局部免疫功能异常,鼻塞可妨碍局部抗体的产生,从而减弱上呼吸道抗感染的能力。此外,全身免疫功能低下,鼻炎容易反复发作。

(2)不良习惯:烟酒嗜好容易损伤黏膜的纤毛功能。

(3)过敏因素:与儿童慢性鼻炎关系密切,随年龄增长,过敏因素对慢性鼻炎的影响逐渐降低。

二、病理

慢性单纯性鼻炎鼻黏膜深层动脉和静脉,特别是下鼻甲的海绵状血窦呈慢性扩张,通透性增加,血管和腺体周围有以淋巴细胞和浆细胞为主的炎细胞浸润,黏液腺功能活跃,分泌增加。而慢性肥厚性鼻炎,早期表现为黏膜固有层动、静脉扩张,静脉和淋巴管周围淋巴细胞和浆细胞浸润。静脉和淋巴管回流障碍,静脉通透性增加,黏膜固有层水肿;晚期发展为黏膜、黏膜下层,甚至骨膜和骨的局限性或弥漫性纤维组织增生、肥厚,下鼻甲最明显,其前、后端和下缘可呈结节状、桑椹状或分叶状肥厚,或发生息肉样变,中鼻甲前端和鼻中隔黏膜也可发生。二者病因基本相似,病理学上并无明确的界限,且常有过渡型存在,后者常由前者发展、转化而来,但二者临床表现不同,治疗上也有区别。

鼻黏膜的肿胀程度和黏液分泌受自主神经的影响,交感神经系统通过调节容量血管的阻力而调节鼻黏膜的血流,副交感神经系统通过调节毛细血管而调节鼻黏膜的血容量。交感神经兴奋时,鼻黏膜血管阻力增加,进入鼻黏膜的血流减少,导致鼻黏膜收缩,鼻腔脉管系统的交感神经兴奋性部分受颈动脉、主动脉化学感受器感受 CO_2 的压力影响。副交感神经兴奋导致毛细血管扩张,鼻黏膜充血、肿胀,翼管神经由源自岩浅大神经的副交感神经和源自岩深神经的交感神经构成,分布于鼻腔鼻窦的黏膜,支配鼻腔鼻窦黏膜的血液供应,影响鼻黏膜的收缩和舒张。

鼻腔感受鼻腔气流的敏感受体主要位于双侧下鼻甲,这些受体对温度敏感,故临床上有时用薄荷醇治疗鼻塞,这也是下鼻甲切除术后鼻阻力与患者的自觉症状不相符合的原因所在。此外,下鼻甲前部也是组成鼻瓣区的重要结构,鼻瓣区是鼻腔最狭窄的区域,占鼻阻力的50%,下鼻甲前端的处理对鼻塞的改善具有重要作用。

三、临床表现

(一)鼻塞

鼻塞是慢性鼻炎的主要症状。单纯性鼻炎引起的鼻塞呈间歇性和交替性,平卧时较重,侧卧时下侧较重。平卧时鼻黏膜肿胀似与颈内静脉压力有关,斜坡位与水平位呈 20°角时,静脉压几乎等于 0,小于 20°角时静脉压相应增加,静脉压增加对健康的鼻黏膜无太大影响,但患有鼻炎者则可引起明显的鼻塞症状。侧卧时下侧的鼻腔与同侧邻近的肩臂的自主神经系统有反射性联系。安静时鼻塞加重，劳动时减轻，是因为劳动时交感神经兴奋，鼻黏膜收缩所致。此外，慢性鼻炎患者鼻黏膜较正常鼻黏膜敏感，轻微的刺激使可引起明显的反应而出现鼻塞症状。肥厚性鼻炎的主要症状也为鼻塞，但程度较重，呈持续性，轻重不一，单侧阻塞或两侧阻塞均可发生。鼻黏膜肥厚、增生，呈暗红色，表面不平。呈结节状或桑椹样，有时鼻甲骨也肥大、增生，舒缩度较小，故两侧交替性鼻塞并不常见，严重时，患者张口呼吸，严重影响患者的睡眠。

（二）嗅觉障碍

慢性鼻炎对嗅觉的影响较小，鼻黏膜肿胀严重阻塞嗅裂时或中下鼻甲肿大使鼻腔呼吸气流减少可以引起呼吸性嗅觉减退或缺失；若长期阻塞嗅区，嗅区黏膜挤压致嗅区黏膜上皮退化或合并嗅神经炎时，则成为感觉性嗅觉减退或缺失。

（三）鼻涕

单纯性鼻炎鼻涕相对较多，多为黏液性，继发感染时可为黏脓性或脓性。肥厚性鼻炎鼻涕相对较少，为黏液性或黏脓性。

（四）头痛

鼻黏膜肿胀堵塞窦口可以引起负压性头痛；鼻黏膜发炎时鼻黏膜的痛阈降低，如挤压鼻黏膜常可引起反射性头痛。此外，若中鼻甲肥大挤压鼻中隔，由于接触处的后方吸气时负压较高，使其黏膜水肿及形成瘀斑，这些局部改变对于敏感的人则可引起血管扩张性头痛。

（五）闭塞性鼻音

慢性鼻炎由于鼻黏膜弥漫性肿胀，鼻腔的有效横截面积明显减少，患者发音时呈现闭塞性鼻音。

（六）其他

1.影响鼻窦的引流功能，继发鼻窦炎

慢性鼻炎时鼻黏膜弥漫性肿胀，特别是中下鼻甲肥大对鼻窦的通气引流功能具有重要影响。中鼻甲是窦口鼻道复合体中重要的组成部分，首先中鼻甲位于鼻腔的正中位、窦口鼻道复合体的前部，像一个天然屏障保护着中鼻道及各个窦口，鼻腔呼吸的气流首先冲击中鼻甲；此外，中鼻甲存在丰富的腺体，是鼻腔分泌型抗体的主要来源，因此中鼻甲病变影响窦口的通气引流，继发鼻窦炎。此外，下鼻甲肥大不仅影响鼻腔的通气，而且还会造成中鼻道的狭窄，影响鼻窦的通气引流，继发鼻窦炎。

2.继发周围炎症

鼻涕流向鼻咽部可继发咽喉炎；若鼻涕从前鼻孔流出，可造成鼻前庭炎。若下鼻甲前端肥大明显可阻塞鼻额管，造成溢泪及泪囊炎；若后端肥大明显；突向鼻咽部影响咽鼓管咽口，可造成中耳炎。

（七）检查

慢性单纯性鼻炎双侧下鼻甲肿胀，呈暗红色，表面光滑、湿润，探针触诊下鼻甲黏膜柔软而富有弹性，轻压时有凹陷，探针移去后立即恢复；鼻黏膜对血管收缩剂敏感，滴用后下鼻甲肿胀即消退；鼻底、下鼻道或总鼻道内有黏稠的黏液性鼻涕聚集，总鼻道内常有黏液丝牵挂。而慢性肥厚性鼻炎鼻黏膜增生、肥厚，呈暗红色和淡紫红色，下鼻甲肿大，阻塞鼻腔，黏膜肥厚，表面不平，呈结节状或桑椹状，触诊有硬实感，不易出现凹陷，或虽有凹陷，但不立即恢复，黏膜对1%麻黄碱棉片收缩反应差。

四、诊断与鉴别诊断

依据症状、鼻镜检查及鼻黏膜对麻黄碱等药物的反应，诊断并不困难，但应注意与结构性鼻炎伴慢性鼻炎者相鉴别。鼻内镜检查及鼻窦CT能全面了解鼻腔鼻窦的结构及有无解剖变异和鼻窦炎。全面衡量结构、功能与症状的关系，正确判断病因及病变的部位，治疗才能取得较好的效果。

慢性单纯性鼻炎和慢性肥厚性鼻炎鉴别要点见表4-1。

表4-1　慢性单纯性鼻炎和慢性肥厚性鼻炎鉴别要点

	慢性单纯性鼻炎	慢性肥厚性鼻炎
鼻塞	间歇性（冬季、夜间、静坐时明显，夏季、白天、运动时减轻或消失），两侧交替性	持续性
鼻涕	略多，黏液性	多，黏液性或黏脓性，不易擤出
味觉减退	不明显	可有
闭塞性鼻音	无	有
头痛、头昏	可有	常有
咽干、咽痛	可有	常有
耳鸣、耳塞闭感	无	可有
前鼻孔镜所见	下鼻甲黏膜肿胀，表面光滑，暗红色	下鼻甲黏膜肥厚，暗红色，表面光滑或不平，或呈结节状、桑椹状或分叶状，鼻甲骨可肥大
下鼻甲探针触诊	柔软，有弹性，轻压时有凹陷，探针移去后立即恢复	有硬实感，轻压时无凹陷，或虽有凹陷，但不立即恢复
对1%～2%麻黄碱的反应	黏膜收缩明显，下鼻甲缩小	黏膜不收缩或轻微收缩，下鼻甲大小无明显改变
治疗	非手术治疗	一船宜手术治疗

五、治疗

慢性鼻炎的治疗应以根除病因、改善鼻腔通气功能为原则。首先应该积极消除全身与局部可能致病的因素，改善工作生活环境条件，矫正鼻腔畸形，避免长期应用血管收缩剂。其次是加强局部治疗，抗感染，消除鼻黏膜肿胀，使鼻腔和鼻窦恢复通气及引流，尽量恢复纤毛和浆液黏液腺的功能。慢性鼻炎并发感染的，可用适合的抗生素溶液滴鼻。为了消除鼻黏膜肿胀，使鼻腔及鼻窦恢复通气和引流，可用血管收缩剂如麻黄碱滴鼻液滴鼻，但儿童尽量不用，即使应用不宜超过1周，防止多用、滥用血管收缩剂。采取正确的擤鼻涕方法清除鼻腔过多的分泌物，有助于鼻黏膜生理功能的恢复，避免继发中耳炎。慢性单纯性鼻炎的组织病理改变属可逆性，局部治疗应避免损害鼻黏膜的生理功能。肥厚性鼻炎同单纯性鼻炎的治疗一样首先消除或控制其致病因素，然后才考虑局部治疗，但局部治疗的目的随各阶段的病理改变而异，在鼻黏膜肥厚、但无明显增生的阶段，宜力求恢复鼻黏膜的正常生理功能，如已有明显增生，则应以减轻鼻部症状和恢复肺功能为主。局部保守治疗的方法如下。

(一)局部保守治疗

局部保守治疗适合于慢性单纯性鼻炎及慢性肥厚性鼻炎局部应用血管收缩剂尚能缩小者。

1.单纯性鼻炎

单纯性鼻炎以促进局部黏膜恢复为主,可利用0.25%～0.5%普鲁卡因在迎香穴和鼻通穴做封闭,或做双侧下鼻甲前端黏膜下注射,给以温和的刺激,改善局部血液循环,每次1～1.5 mL,隔日1次,5次为1疗程。此外,可以配合三磷腺苷、复方丹参、654-2、转移因子、干扰素、类固醇皮质激素等进一步加强局部的防御能力,以利于黏膜的恢复,但应防止视网膜中央动脉栓塞。预防措施:不提倡以乳剂或油剂做下鼻甲注射。下鼻甲注射前应常规做鼻甲黏膜收缩,乳剂或油剂中可加入1 : 1的50%葡萄糖液稀释,注射过程中应边注边退。避开下鼻甲近内侧面与上面交界处进针。高新生在表面麻醉下用冻干脾转移因子粉剂1 mL加生理盐水2 mL溶解后于每侧下鼻甲内注射1 mL,每周1次,4次为1疗程,总有效率97.8%,其机制为转移因子是一种新的免疫调节与促进剂,可增强人体的细胞免疫功能,提高人体的防御能力,从而使鼻黏膜逐渐恢复其正常的生理功能。王立平利用三磷腺苷下鼻甲注射治疗慢性单纯性鼻炎280例也取得了93.2%的良好效果。陈仁物等对下鼻甲注射针头进行了研制和临床应用,具有患者痛苦小、药液分布均匀、见效快、明显缩短疗程、提高疗效等优点。其具体方法为:将5号球后针头的尖端四面制成筛孔状的一种专用针头,分为Ⅰ、Ⅱ、Ⅲ三种型号。①Ⅰ号:2个孔,孔距4 mm,适合下鼻甲肥大局限和青年患者。②Ⅱ号:3个孔,孔距5 mm,适合下鼻甲前端肥大者。③Ⅲ号:4个孔,孔距5 mm,适合弥漫性下鼻甲肥大及下鼻甲手术的麻醉。

2.慢性肥厚性鼻炎

慢性肥厚性鼻炎以促进黏膜瘢痕化,从而改善鼻塞症状为主,可行下鼻甲硬化剂注射。常用的硬化剂有80%甘油、5%石炭酸甘油、5%鱼肝油酸钠、50%葡萄糖、消痔灵、磺胺嘧啶钠等。周全明等报告消痔灵治疗慢性鼻炎300例,治愈291例,有效9例。其方法:消痔灵注射液1 mL加1%利多卡因1 mL混合后行下鼻甲注射,每侧0.5～1 mL,7～10天1次,3次为1疗程,间隔2周后可行下一疗程。刘来生等利用磺胺嘧啶钠下鼻甲注射治疗慢性肥厚性鼻炎也取得了良好的效果,其机制为局部产生化学性反应,引起下鼻甲肥厚的黏膜组织萎缩从而改善鼻塞症状。

近年来,随着激光、微波、电离子治疗仪的普及,这方面治疗慢性肥厚性鼻炎的报道愈来愈多。已形成相当成熟的经验。Nd : YAG激光是利用瞬间高热效应使肥厚的黏膜凝固或气化,造成下鼻甲回缩而改善鼻腔通气,不仅可以直接凝固、气化肥厚的黏膜,而且可以插入黏膜下进行照射,效果可靠;但是由于Nd : YAG激光水吸收性较低,破坏深度不易控制,而且该激光辐射能30%～40%被反向散射,术中可造成周围正常黏膜较大面积的损伤,此外导光纤维前端易被污染,容易折断在黏膜下,术后反应重。微波不仅可以表面凝固黏膜,而且可以将探头直接插入黏膜下,利用微波的生物热效应而凝固黏膜下组织,具有可保持黏膜的完整性、不影响鼻黏膜的生理功能、恢复快、无痂皮形成等优点,另外无探头折断在黏膜下之忧,是治疗慢性肥厚性鼻炎较为理想的方法。电离子治疗仪利用其良好的切割性可以对重度慢性肥厚性鼻炎的肥厚黏膜进行切割而达到改善鼻腔通气的效果，而且术中不易出血，术后反应也轻；术中利用短火火焰凝固、汽化、切割组织，长火火焰凝固止血，但术中应充分收敛鼻黏膜，以防止伤及正常的鼻中隔黏膜。射频利用发射率 100～300 kHz、波长 0.3 km 的低频电磁波作用于病变的组织细胞，致组织细胞内外离子和细胞中的极性分子强烈运动而产生特殊的内生热效应，温度可达 65～80 ℃，使组织蛋白变形、凝固，病变区出现无菌性炎症反应，血管内皮细胞肿胀，血栓形成而阻塞血管，组织血供减少，黏膜逐渐纤维化而萎缩从而达到治疗增生性病变的目的，并且具有无散射热效应、无火花、不损伤正常组织、深浅容易控制的优点。辛朝风利用射频治疗慢性肥厚性鼻炎 56 例取得了良好的治疗效果，认为慢性鼻炎的病理基础是鼻甲黏膜下组织增生伴血管扩张，是射频治疗的最好适应证。国外学者认为射频是在黏膜下形成热损伤而不破坏表面黏膜，可以避免术后出血、结痂、出现恶臭味、疼痛、嗅觉减退和鼻腔粘连的缺点，是治疗鼻甲肥大的一种安全而有效的方法。

（二）手术治疗

鼻腔结构复杂。鼻腔每一结构对鼻腔正常生理功能的维持都具有一定作用。正常人中鼻腔的每一结构都完全正常也是很少的。鼻部症状的产生原因是多方面的，或某一结构的形态或结构异常，或几种结构均明显异常，或几种结构轻度异常的协同作用。其中对于多结构的轻度异常和某一结构的形态异常（如下鼻甲过度内展，其本身并不肥大）等情况难以诊断，这种情况常笼统地被称为“结构性鼻炎”。临床上我们也时常遇到有些人鼻腔某些结构明显异常，但却没有自觉症状；相反，无明显结构异常者，有时也会有明显的自觉症状。因此，在慢性鼻炎的手术治疗中，应仔细检查，全面衡量，解除引起症状的病因，方可获得满意的治疗效果。

1.中鼻甲手术

中鼻甲手术包括传统的常规手术（中鼻甲部分切除术及中鼻甲全切除术）和中鼻甲成形术。传统的中鼻甲切除术虽然能解除鼻塞症状，但中鼻甲功能受损，并失去了再次手术的解剖标志，同时常规中鼻甲手术后中鼻甲周围的正常黏膜可以出现代偿性增生，导致症状的复发，同时也说明中鼻甲在保持鼻腔的生理功能方面具有重要的作用。目前常用的中鼻甲成形术则在解除症状的同时又避免了传统常规中鼻甲手术所造成的缺陷。

2.下鼻甲手术

下鼻甲手术包括传统的下鼻甲部分切除术、下鼻甲黏骨膜下切除术，下鼻甲骨折外移术和下鼻甲成形术。最近许多学者对传统的下鼻甲手术进行了改进，并且利用先进的手术器械，对慢性鼻炎的治疗取得了良好的临床效果。下鼻甲黏膜血供丰富。术中极易出血。采用翼腭管注射法可以减少出血，又提高麻醉效果。下鼻甲的大小与鼻腔的阻力关系密切，尤其是下鼻甲的前端，故行下鼻甲手术时应正确估计切除的范围，以便获得满意的临床效果。

近年来，国外有学者报道仅做下鼻甲黏骨膜下分离，破坏黏膜下的血管网，肥厚的下鼻甲黏膜呈瘢痕化收缩，而达到改善鼻塞的效果。此方法仅适用于病变程度较轻者。由于引起鼻塞的因素很多，单一手段治疗效果较差，采用阶梯疗法综合治疗方可取得满意的效果，但也不能作为固定模式，可根据具体情况灵活掌握，可考虑优先采用操作简便、患者痛苦小、费用低、疗效好的方法。只有这样才能正确地选择合适的术式，从而达到满意的效果，避免多次手术。总之，慢性鼻炎的手术趋向应以解除患者的症状、创伤小、能保持鼻甲的生理功能为目的。此外，由于慢性鼻炎的病因解除后，肥大的下鼻甲可以转归，故尽量减少下鼻甲手术，特别是防止下鼻甲切除过多造成空鼻综合征。

第三节　萎缩性鼻炎

萎缩性鼻炎是一种发展缓慢的鼻腔慢性炎性疾病，又称臭鼻症、慢性臭性鼻炎、硬化性鼻炎。其主要表现是鼻腔黏膜、骨膜、鼻甲骨（以下鼻甲骨为主）萎缩。鼻腔异常宽大，鼻腔内有大量的黄绿色脓性分泌物积存，形成脓性痂皮，常有臭味，发生恶臭者，称为臭鼻症，患者有明显的嗅觉障碍。鼻腔的萎缩性病变可以发展到鼻咽、口咽、喉腔等处。提示本病可能是全身性疾病的局部表现。

一、病因

萎缩性鼻炎分为原发性萎缩性鼻炎和继发性萎缩性鼻炎两大类。

（一）原发性萎缩性鼻炎

可以发生于幼年，多因全身因素如营养不良、维生素缺乏、内分泌功能紊乱、遗传因素、免疫功能紊乱、细菌感染、神经功能障碍等因素所致。

（二）继发性萎缩性鼻炎

多由于外界高浓度工业粉尘、有害气体的长期刺激，鼻腔鼻窦慢性脓性分泌物的刺激，或慢性过度增生性炎症的继发病变，鼻部特殊性的感染，鼻中隔的过度偏曲，鼻腔手术时过多损坏鼻腔组织等所致。

本病最早由 Frankel 所描述，是一种常见的耳鼻咽喉科疾病，占专科门诊的 0.7%～3.99%。我国贵州、云南地区多见，其原因不详，有报道可能与一氧化硫的刺激有关，还有报道可能与从事某些工种的职业有关。杨树芬曾报道灰尘较多的机械厂的调查发现，鼻炎 118 人中萎缩性鼻炎 35 人，占患者数的 30%。国外报道本病女性多于男性，多发病于青年期，健康状况和生活条件差者易患此病。据报道，我国两性的发病率无明显差别，以 20～30 岁为多。在西方，本病发病率已明显降低，但是在许多经济不够发达的国家和地区，发病率仍较高。

二、病理

疾病发生的早期，鼻腔黏膜仅呈慢性炎症改变，逐渐发展为萎缩性改变，假复层柱状纤毛上皮转化为无纤毛的复层鳞状上皮，腺体萎缩，分泌减少。由于上皮细胞的纤毛丧失。分泌物停滞于鼻腔，结成脓痂。病变继续发展，黏膜以及骨部的血管因为发生闭塞性动脉内膜炎与海绵状静脉丛炎，血管的平滑肌萎缩，血管壁纤维组织增生肥厚，管腔缩窄或闭塞。血液循环不良，导致腺体和神经发生纤维性改变，黏膜下组织变为结缔组织，最后发生萎缩以及退化现象。骨和骨膜也发生纤维组织增生和骨质吸收，鼻甲缩小，鼻腔极度扩大，但是鼻窦常常因为骨壁增殖硬化性改变，反而使窦腔缩小。

三、临床表现

(一)鼻及鼻咽干燥感

鼻及鼻咽干燥感在吸入冷空气时,症状更加明显,而且还有寒冷感。

(二)鼻塞

鼻塞与鼻内脓痂堆滞堵塞有关;没有脓痂,则与神经感觉迟钝有关,有空气通过而不能感觉到。

(三)头痛

头痛部位常常在前额、颞侧或枕部,或头昏,多因为大量冷空气的刺激反射造成,或者伴发鼻窦炎之故。

(四)鼻内痛或鼻出血

鼻内痛或鼻出血多因鼻黏膜干燥破裂所致。

(五)嗅觉减退或者丧失

嗅觉减退或者丧失因为含气味的气味分子不能到达嗅区或者嗅区黏膜萎缩所致。

(六)呼气恶臭

呼气恶臭因为臭鼻杆菌在鼻腔脓痂下繁殖生长,脓痂内的蛋白质腐败分解,而产生恶臭气味。也有人认为是因为炎性细胞以及腺细胞脂肪发生变性,脂肪转变为脂酸,易于干燥,乃产生臭味。妇女月经期臭味加重,绝经期则开始好转,但鼻腔黏膜没有好转。

(七)其他

鼻腔黏膜萎缩涉及鼻咽部,可能影响咽鼓管咽口,发生耳鸣和耳聋。涉及咽喉部则发生咽喉部干燥、刺激性咳嗽、声音嘶哑等症状。

四、诊断与鉴别诊断

根据患者的症状、体征,结合临床检查所见。主要根据鼻黏膜萎缩、脓痂形成情况以及可能具有的特殊气味等特点,诊断不难。但是应该与鼻部特殊的传染病,例如结核、狼疮、硬结病,或者鼻石、晚期梅毒、麻风等病症相鉴别。

一少部分萎缩性鼻炎患者具有特殊的鼻部外形,如鼻梁宽而平,鼻尖上方轻度凹陷,鼻前孔扁圆,鼻翼掀起,如果儿童时期发病,可以影响鼻部的发育而成鞍鼻畸形。鼻腔内的检查,可以见到鼻腔宽敞,从鼻前孔可以直接看到鼻咽部。鼻甲缩小,有时下鼻甲几乎看不到或者不能辨认,如果因为慢性化脓性鼻窦炎而引起,虽然下鼻甲看不到或不能辨认,但是中鼻甲却常常肿胀或肥大,甚至息肉样变。鼻腔黏膜常常覆盖一层灰绿色脓痂,可以闻及特殊恶臭。除去脓痂后下边常常有少许脓液,黏膜色红或苍白,干燥,或者糜烂,可有渗血。鼻咽部、咽部黏膜或有以上黏膜的改变,或有脓痂附着,严重者喉部也可以有此改变。轻症的萎缩性鼻炎,多只是在下鼻甲和中鼻甲的前端或嗅裂处可以见到少许痂皮,黏膜少许萎缩。

鼻腔的分泌物或者脓痂取出做细菌培养,可以检测到臭鼻杆菌、臭鼻球杆菌、类白喉杆菌或者白喉杆菌,但是后两者均无内毒素。

五、治疗

(一)药物治疗

药物治疗萎缩性鼻炎至今仍无明显进展,有学者对微量元素代谢紊乱是否为萎缩性鼻炎的病因进行了研究。文献报道：测定83例上颌窦炎的血清铁含量，其中47例有萎缩性鼻炎，通过对照治疗，证实缺铁程度与鼻黏膜的萎缩程度成正比，故提出治疗时宜加用含铁制剂。但李忠如测定患者发样中的铜、锰含量明显低于对照组，而锌、铁含量正常。因此，微量元素是否与萎缩性鼻炎的发病有关尚待探讨。有报道应用羧甲基纤维钠盐软膏治疗萎缩性鼻炎17例，获得了一定的效果。因羧甲基纤维钠盐具有生理惰性，对组织无刺激性，亲水，可与多种药物结合并能溶于鼻分泌物中或炎症渗液中，易为鼻黏膜吸收而迅速产生药效。黄维国等报道应用滋鼻丸(生地黄、玄参、麦冬、百合各等份为丸)每次15 g，每日2次口服，同时加用鼻部蒸汽熏蒸，治疗数十例，效果满意。纪宏开等应用鱼腥草制剂滴鼻取得了一定的效果。肖涤余等用活血化瘀片(丹参、川芎、赤芍、红花、鸡血藤、郁金、山楂、黄芪、党参)治疗萎缩性鼻炎也取得了一定的效果。

Sinha采用胎盘组织液行中、下鼻甲注射60例，经2年的观察，临床治愈76.6%，改善11.6%，无效11.4%；经组织病理学证实，萎缩的黏膜上皮恢复正常，黏液腺及血管增加，细胞浸润及纤维化减少43.3%，形态改善45%，无变化11.7%。郝雨等报道采用复方丹参注射液4 mL行下鼻甲注射，隔日1次，10次为1疗程，或用复方丹参注射液迎香穴封闭，疗法同上，同时合并应用小檗碱软膏涂鼻腔，73例中治愈40例，好转17倒，无效6倒，总有效率97%。钟衍深等报道，应用ATP下鼻甲封闭治疗萎缩性鼻炎122例，常用量10～20 mg，三日1次，10～20次为1疗程，88.5%的患者症状改善，经6～18个月随访无复发。

(二)氦-氖激光照射治疗

有学者在给予维持量甲状腺素的同时，采用氦-氖激光鼻腔内照射治疗87例萎缩性鼻炎，激光照度10 mW/cm^2，每次照射3分钟，8～10次为1疗程，7～8次后，60%的患者嗅觉改善，5～6次后鼻血流图波幅增大，波峰陡峭，流变指数增大，脑血流图检查血流量也明显改善。经治疗后全身情况改善，痂皮消失，鼻黏膜变湿润，59例嗅觉恢复。其作用机制是小剂量、低能量激光照射具有刺激整个机体及组织再生、抗炎和扩张血管的作用，改善了组织代谢的过程。

(三)手术治疗

1.鼻腔黏软骨膜下填塞术

Fanous和Shehata应用硅橡胶行鼻腔黏骨膜下填塞术，在上唇龈沟做切口，分别分离鼻底和鼻中隔的黏软骨膜，然后填入硅橡胶模条至鼻底或鼻中隔隆起，使鼻腔缩小，分别治疗10例和30例萎缩性鼻炎患者，前者70%症状明显改善，后者90%有效。硅橡胶作为缩窄鼻腔的植入物，优点是性能稳定，具有排水性，光滑软硬适度，容易造型，耐高压无抗原性，不被组织吸收，不致癌，手术操作简单，疗效较好，根据病情可分别植入鼻中隔、鼻底、下鼻甲等处。部分病例有排斥现象，与填塞太多、张力过大、黏膜破裂有关。

Sinha应用丙烯酸酯在鼻中隔和鼻底黏骨膜下植入60例，切口同Fanous和Shehata的操作，36例近期愈合，14例好转，经2年的观察，由于植入物的脱出和鼻中隔穿孔，约80%的患者症状复原，20%脱出者症状长期缓解，可能与植入物的稳定性有关，经临床比较效果逊于硅橡胶。

徐鹤荣、韩乃刚、虞竞等分别报道应用同种异体骨或同种异体鼻中隔软骨行鼻腔黏骨膜下填塞治疗萎缩性鼻炎，效果良好，未发现有软骨或骨组织吸收、术腔重新扩大的情况，认为同种异体骨或软骨是比较好的植入材料,但术后必须防止感染,虞竞报道有 4 例因感染、切口裂开而失败。

Sinha 报道,应用自体股前皮下脂肪植入鼻腔黏骨膜下 4 例,2 例有效,2 例无效,可能与脂肪较易吸收有关。还有报道应用自体髂骨、自体肋软骨、自体鼻中隔软骨等行鼻腔黏骨膜下填塞,效果优于自体脂肪组织填塞,但均需另做切口,增加了损伤及患者的痛苦。

刘永义等采用碳纤维行下鼻甲、鼻中隔面黏骨膜下充填成形术,部分病例同时补以鼻旁软组织瓣或鼻中隔含血管的黏软骨膜瓣,总有效率达 90%,鼻黏膜由灰白色变为暗红色,干痂减少或消失,黏膜由干燥变为湿润。此手术方案可使下鼻甲、鼻中隔隆起,缩小鼻腔,并能改善局部血液循环,增加组织营养,促进腺体分泌,可从根本上达到治疗目的。

喻继康报道应用羟基磷灰石微粒人工骨种植治疗萎缩性鼻炎 10 例,效果满意。羟基磷灰石是骨组织的重要成分,为致密不吸收的圆柱形微粒,其生物相容性良好,无排斥反应,可诱导新骨生成,与骨组织直接形成骨性结合,细胞毒性为 0 级,溶血指数为 1.38%,是一种发展前景较好的填充物。

2.鼻腔外侧壁内移术

亦称 Lautenslager 氏手术,这种手术有一定的疗效,能起到缩窄鼻腔的作用,但组织损伤多,患者反应大,有时内移之外侧壁又有复位。黄选兆为了解决这个问题,采用白合金有机玻璃片为固定物,克服了固定上的缺点,治疗 32 例患者,疗效满意,术后经 5～15 年随访,有效率达88.24%。此手术可使鼻腔外侧壁内移 5～8 mm,严重者虽可在鼻腔黏膜下加填塞物,但术前鼻腔宽度大于 9 mm 者,效果较差。上颌窦窦腔小、内壁面积小或缺损者不宜行此手术。术前的上颌窦影像学检查可预知手术效果,而且十分必要。

3.前鼻孔封闭术(Young 氏手术)

Young 采用整形手术封闭一侧或两侧鼻孔,获得了优于鼻腔缩窄术的效果。手术方法为在鼻内孔处做环行切口,在鼻前庭做成皮瓣,然后缝合皮瓣封闭鼻孔,阻断鼻腔的气流。封闭 1 年以上再打开前鼻孔,可发现鼻腔干净,黏膜正常。封闭两侧前鼻孔时,患者需经口呼吸,有些患者不愿接受。林尚泽、罗耀俊等经过临床手术观察,少于 3 mm 的鼻前孔部分封闭,不仅可以保留患者经鼻呼吸的功能,而且长期效果不亚于全部封闭者,但如前鼻孔保留缝隙大于 3 mm,则成功率下降。

4.鼻前庭手术

Ghosh 采用鼻前庭手术,系将呼吸气流导向鼻中隔,减少气流对鼻甲的直接冲击,有效率达到 92%。这种手术一期完成,不需再次手术,患者容易接受。

5.腮腺导管移植手术

腮腺导管移植手术系将腮腺导管移植于鼻腔或上颌窦内,唾液可使窦腔、鼻腔的萎缩黏膜上皮得以湿润,经过一段时间的随访观察,效果良好。手术方法几经改进,最后将腮腺导管开口处做成方形黏膜瓣,以延长导管长度,在上颌窦的前外壁造口后引入上颌窦腔。此手术方法的缺点是进食时鼻腔流液。且易发生腮腺炎。

6.中鼻甲游离移植手术

聂瑞增报道治疗鼻炎、鼻窦炎、继发萎缩性鼻炎的病例,对有中鼻甲肥大而下鼻甲萎缩者,将中鼻甲予以切除,将切除的中鼻甲游离移植于纵向切开的下鼻甲内,使下鼻甲体积增大重新隆起,治疗10例患者,经0.5～4年的随访观察,患者症状消失或明显减轻,效果满意。

7.上颌窦黏膜游离移植术

日本学者石井英男报道对萎缩性鼻炎患者先行唇龈沟切口,将上颌窦前壁凿开,剥离上颌窦黏膜并形成游离块,然后将下鼻甲黏膜上皮刮除。将上颌窦游离黏膜块移植于下鼻甲表面。经过对患者的随访观察,大部分患者症状改善。

8.带蒂上颌窦骨膜-骨瓣移植术

Rasmy介绍应用上唇龈沟切口,在上颌窦前壁凿开一适宜的上颌窦前壁骨膜-骨瓣,将带骨膜蒂移植于预制好的鼻腔外侧壁黏膜下术腔。使鼻腔外侧壁隆起,以缩小鼻腔,但在分离鼻腔外侧壁黏膜时,应注意防止黏膜破裂。15例手术后随访,13例鼻腔外侧壁隆起无缩小,2例缩小1/4,干燥黏膜也趋于湿润,并渐恢复为假复层柱状纤毛上皮。

9.带蒂唇龈沟黏膜瓣下鼻甲成形术

张庆泉报道应用上唇龈沟黏膜瓣下鼻甲成形术治疗萎缩性鼻炎。先在上唇龈沟做带眶下动脉血管蒂的唇龈沟黏膜及黏膜下组织瓣,长2～5 cm,宽1 cm,黏膜瓣的大小要根据鼻腔萎缩的程度来定。因为蒂在上方,所以黏膜瓣为两个断端,内侧端稍短,外侧端稍长,蒂长约2 cm,宽约1 cm,蒂的内侧要紧靠梨状孔,在鼻阈处做成隧道,隧道内侧端在下鼻甲前端,然后在下鼻甲表面做约2 cm的纵行切口,稍做分离,使之成"V"形,将预制好的带蒂黏膜瓣穿经鼻阈处隧道,移植于做好的下鼻甲的"V"形创面上,使下鼻甲前端隆起,鼻腔缩小。这种手术方法,不仅缩小了鼻腔,还增加了鼻腔的血液循环,使鼻腔血流明显增加,萎缩黏膜营养增加,明显改善了临床症状,报道20例33侧,经过4年的随访观察,痊愈18例,好转2例。从症状消失的时间来看,鼻干、头昏和头痛、咽干等症状术后最先减轻或消失。术后鼻塞暂时加重,约15天后渐有缓解。术后鼻臭即有减轻,但完全消失需1～3个月痂皮消失时。黏膜渐变红润,潮湿,分泌物渐有增多。咽喉部萎缩情况恢复早于鼻腔。嗅觉减退者多数恢复较好,嗅觉丧失者多不能恢复。术前术后鼻血流图显示在术后短期无变化,6～12个月复查鼻血流好转。术前术后鼻腔黏膜上皮变化显示,术后1～2年鼻腔黏膜均不同程度恢复为假复层柱状纤毛上皮。

10.交感神经切断术

切断交感神经纤维或切除神经节以改善鼻腔黏膜血液循环。有人主张切断颈动脉外膜之交感神经纤维、切除蝶腭神经节,亦有提倡切除星状交感神经节者。这些手术操作复杂,效果亦不满意,故临床很少采用。

第四节　变应性鼻炎

变应性鼻炎又称过敏性鼻炎,是鼻腔黏膜的变应性疾病,可引起多种并发症。近年来发病率有升高趋势。据统计,变应性鼻炎约占全部鼻炎的40%。临床上一般分为常年性和季节性两种类型。变应性鼻炎本身虽不是严重疾病,但可影响患者的生活质量(睡眠、学习、工作、社交和文娱活动)，并可诱发支气管哮喘、鼻窦炎、鼻息肉、中耳炎等，或与变应性结膜炎同时发生。

一、抗原种类

(一)吸入性变应原

吸入性变应原如室内外尘埃、尘螨、真菌、动物皮毛、羽毛、棉絮等，多引起常年性发作；由植物花粉引起者多为季节性发作。

(二)食物性变应原

食物性变应原如鱼、虾、鸡蛋、牛奶、面粉、花生、大豆等。某些药品，如磺胺类药物、奎宁、抗生素等均可致病。

(三)接触物

接触物如化妆品、汽油、油漆、乙醇等。

二、发病机制及病理

(一)发病机制

变应性鼻炎是发生在鼻黏膜的Ⅰ型变态反应。变应原主要经呼吸道进入人体，经巨噬细胞处理，刺激B淋巴细胞转化为浆细胞，后者产生特异性IgE抗体。现已证明，鼻黏膜中的特异性IgE抗体主要来自扁桃体。IgE经血液到达鼻黏膜，以其Fc段附着于鼻黏膜中肥大细胞、嗜碱性粒细胞的细胞膜上，使黏膜外于致敏状态。当变应原物质再次进入鼻黏膜，与IgE抗体的Fab段结合，并使相邻的IgE发生桥连，导致肥大细胞和嗜碱性粒细胞的细胞膜结构发生变异，释放出多种化学介质，主要为组胺、激肽、白三烯、嗜酸性粒细胞趋化因子、前列腺素、血小板活化因子、5-羟色胺等。这些介质通过与其各自在鼻黏膜血管壁、腺体和神经末梢上的受体结合，使小血管扩张，血管通透性增高，渗出增加，炎性细胞浸润(以嗜酸性粒细胞为主)，组织水肿，神经末梢兴奋性增强等。上述病理变化即可导致相应的临床症状和体征。

(二)病理

鼻黏膜组织间隙水肿，小血管扩张，黏膜上皮杯状细胞增生，腺体扩张。黏膜中有较多嗜酸性粒细胞、淋巴细胞、单核细胞和浆细胞浸润，黏膜组织中有较多肥大细胞，黏膜浅层有较多嗜碱性粒细胞。

三、临床表现

(一)症状

症状可因与刺激因素接触的时间、数量以及患者的机体反应状况不同而异。常年性变应性鼻炎，随时可发作，时轻时重，或于晨起时发作而后逐渐减轻。一般在冬季容易发病，常同全身其他变应性疾病并存。季节性变应性鼻炎，呈季节性发作，多在春、秋季发病，迅速出现症状，发病可持续数小时、数天至数周不等，间歇期时患者完全正常。

典型症状为鼻痒、连续喷嚏阵发性发作、大量水样鼻涕和鼻塞。具体表现如下。

1.鼻痒和连续喷嚏

每天常有数次阵发性发作，随后出现鼻塞和流涕，尤以晨起和夜晚明显。鼻痒见于多数患者，有时眼、腭、咽部等处发痒，季节性鼻炎以眼痒较为明显。

2.大量清水样鼻涕

急性发作时常有大量水样清涕流出，缓解时涕少而稠。若继发感染可变成黏脓样分泌物。

3.鼻塞

程度轻重不一，单侧或双侧，间歇性或持续性，亦可为交替性。

4.嗅觉障碍

由黏膜水肿、鼻塞而引起者，多为暂时性。因黏膜持久水肿导致嗅神经萎缩而引起者，多为持久性。

(二)检查

1.鼻部检查

发作期鼻黏膜苍白、水肿，或呈浅蓝色，以下鼻甲改变为明显；非发作期黏膜可为暗红色充血。鼻腔内可有多量稀薄水样或黏性分泌物。局部应用1%麻黄碱生理盐水后，可使肿胀的鼻甲明显缩小。严重者可有息肉形成。

2.实验室检查

(1)鼻腔分泌物细胞学检查正常情况下，鼻分泌物中只有少量上皮细胞和淋巴细胞。变应性鼻炎时，分泌物中可出现较多的嗜酸性粒细胞、嗜碱性粒细胞和杯状细胞。

(2)变应原皮肤试验：将变应原注入皮内，使其与皮内肥大细胞表面的特异性 IgE 结合，致肥大细胞释放介质，局部出现丘疹或风团等荨麻疹样变态反应。临床上常用的方法有两种。①皮内法：将一定浓度(1∶100 或 1∶1000)的变应原溶液 0.01～0.02 mL 注入皮内，观察 15～20 min。若注射局部出现风团样反应，直径在 0.5 cm 以上即为阳性。②挑刺法：将一定浓度(1∶10)的变应原溶液滴在皮肤表面，然后在滴液处用针尖挑刺，挑破表皮但不出血。观察 15～20 min，局部隆起并有红晕为阳性。

(3)血清过敏原特异性 IgE 测定：通过放射变应原吸附试验(RAST)，酶联免疫吸附试验(ELISA)等测定患者血清和鼻分泌物有无特异性 IgE，可作为确诊过敏性鼻炎的依据，并辅助确定患者的变应原种类。

四、诊断

典型病例较易诊断，若病史不详或症状不典型，则易误诊为急性或慢性鼻炎，应予以注意。因此，要获得正确的诊断，必须进行多方面的检查。

(一)病史

详细询问病史，在既往史及家族史方面，特别是变应性疾病史，应详细询问，找寻有关病因。

(二)主要症状

主要症状为鼻痒、连续喷嚏、大量清水样鼻涕等。

(三)前鼻镜检查

可见鼻黏膜苍白、水肿，大量清水样分泌物。若为持久性水肿，则可发生鼻息肉或息肉样变性。

(四)鼻腔分泌物

涂片检查在变态反应发作期间，鼻分泌物中可见嗜酸性粒细胞增多。

(五)变应性激发试验

一般用皮肤试验(划痕、皮内及接触法等),使假定的变应原与机体接触,观察有无反应出现,以协助诊断。

五、治疗

变应性鼻炎的治疗体系主要由避免接触变应原、药物治疗、免疫治疗和医患宣传教育四部分构成。首要步骤是避免接触变应原,在此基础上进行药物治疗是缓解症状的有效手段。对药物治疗效果不佳和症状持久的患者可采用特异性变应原免疫治疗,同时也可考虑进行手术治疗。

(一)避免接触变应原

对已明确的变应原,应尽量避免与之接触。

(二)药物治疗

服用方便,效果明确,是治疗本病的首选措施。

1.抗组胺药

一般是指组胺 H_1 受体拮抗剂。这类药物有拮抗变应性反应中释放出的组胺的作用,能特异性地和组胺 H_1 受体结合,而竞争性地阻断组胺的作用。氯苯那敏等第一代抗组胺药因嗜睡等不良反应,临床逐渐弃用。近年来,第二代抗组胺药的共同特点是无困倦、嗜睡等不良反应,且作用时间长达 24 h,如西替利嗪、氯雷他定、氮䓬斯汀、特非那定和阿司咪唑等,由于特非那定和阿司咪唑有严重心脏毒副作用,已很少使用。目前国内常用的主要有西替利嗪、氯雷他定、依巴斯汀等。第三代抗组胺药则包括左旋西替利嗪、氯雷他定等,第三代抗组胺药既没有中枢神经抑制作用,也没有发现心脏毒副作用,可以更好控制过敏性鼻炎的症状,并对预防哮喘有一定作用。局部抗组胺药的应用主要有左卡巴斯汀、氮䓬斯汀喷鼻剂。

2.糖皮质激素

其近年来已成为治疗变态反应性疾病的一线药物。其对变应性鼻炎的作用机制尚不十分清楚。目前的研究结果认为,其作用可能是多方面的,如减少嗜碱性粒细胞的数量、减轻黏膜水肿和血管扩张、稳定上皮和内皮屏障等。全身用药仅适用于少数重症患者,疗程不超过 2 周,应注意用药禁忌。多采用口服泼尼松,每日 30 mg,连续服用 7 天后,每天减量 5 mg,然后改为鼻内局部用药。鼻内糖皮质激素制剂的特点是对鼻黏膜局部作用强,但全身生物利用度低,按推荐剂量使用可将全身不良反应降至最低。临床上通常选用布地奈德、氟替卡松、糠酸莫米松等糖皮质激素气雾剂喷鼻。

3.鼻血管收缩药

其用于治疗鼻塞,常用药为 1%麻黄碱(儿童为 0.5%)和羟甲唑啉,不宜长期使用,以避免药物性鼻炎。

4.肥大细胞膜稳定剂

其主要作用是当变应原与 IgE 抗体结合后,它能抑制肥大细胞释放炎性递质和非免疫递质。临床上常用的药物有色甘酸钠及酮替芬。前者可配成 2%溶液或气雾剂局部应用,也可制成粉剂喷入鼻腔;后者可口服或配成溶液行鼻腔喷雾。此类药物应于发病前2 周提前使用,因维持作用时间仅 3～4 h,故每天需用 3 次。其对控制喷嚏、鼻痒和流涕的效果较好,而对减轻鼻塞的效果不甚明显。

5.胆碱受体阻滞物

胆碱受体阻滞物用于治疗严重者。0.03%异丙托溴铵喷鼻剂可明显减少鼻清水样分泌物。

(三)免疫治疗

从免疫学角度来看,变应性鼻炎是因体外环境因素作用于特应性机体导致IgE介导的异常免疫反应,造成Th_1和Th_2免疫反应失衡而引发的以鼻腔黏膜Th_2免疫反应为主的变应性炎症反应,其主要的免疫病理学特征是组织中有大量表达Th_2细胞因子的细胞浸润。免疫治疗是通过直接影响患者的免疫系统,从细胞和体液免疫的角度,调节患者的免疫平衡,其基本原理是通过抑制Th_2免疫反应和刺激Th_1免疫反应,达到控制变应性症状的目的。

免疫治疗主要指变应原特异性免疫治疗,根据给药途径的不同可分为皮下注射免疫治疗和非注射免疫治疗。非注射免疫治疗又可分为舌下免疫治疗、口服免疫治疗、鼻内免疫治疗和气管免疫治疗。

(四)手术治疗

手术的依据是因鼻变态反应时副交感神经活性增高,故切断鼻腔的副交感神经供给,或降低其活性。但手术并不能改变变应性鼻炎患者的变态反应体质,其远期效果也尚不明确,所以只能作为最后选择的辅助治疗。此类手术的方法有翼管神经切除术、筛前神经切断术及岩浅大神经切断术等。为解除鼻塞症状,可针对鼻甲肥大行中、下鼻甲部分切除术、鼻中隔矫正术等。亦有采用鼻黏膜局部烧灼或激光等降低其敏感性,有利于控制症状。

第五节　干酪性鼻炎及鼻窦炎

干酪性鼻炎及鼻窦炎是鼻腔或鼻窦内积聚恶臭的干酪状(豆渣样)团块,日久侵蚀周围组织和骨质,严重者可发生鼻部畸形。本病较少见,多为单侧发病。

一、病因

本病病因至今未完全明了。过去有些学者称此病为鼻腔胆脂瘤,但缺乏组织学依据。近年来多数学者认为本病是由于鼻腔或鼻窦引流受阻(如鼻息肉、异物、鼻石、鼻中隔偏曲、窦口阻塞等),导致炎性分泌物潴留鼻腔,分泌物引流不畅,进而鼻黏膜发生干酪样坏死和脓性分泌物浓缩,最终形成干酪样物质积蓄于鼻腔或鼻窦所致。

二、病理

干酪样物为淡黄色无组织结构的半固体团块状结构,主要由炎性细胞、坏死组织、脱落上皮、硬脂、少量胆固醇和钙盐结晶等无定型碎屑构成;其中尚可见细菌(如白色链丝菌等真菌、类白喉杆菌、溶血性链球菌等)和异物(如鼻石、死骨等)。鼻黏膜的病理改变视本病严重程度而异,轻者为炎性浸润、增生;重者则发生黏膜变性、坏死和肉芽增生;更甚者骨质破坏、外鼻变形或瘘管形成。

三、临床表现

可分为3期：

（一）早期

一侧经常性鼻塞，多脓涕伴恶臭，自觉鼻内有臭气。常伴有慢性鼻炎或鼻窦炎的其他症状，如嗅觉减退、轻度头痛等。检查时可见鼻道中有豆渣样物堆积，有臭味。若同时有鼻息肉或鼻中隔偏曲，检查若不仔细或缺乏对本病的认识则易漏诊。

（二）中期

上述症状加重，脓涕增多，鼻塞可为双侧，常发生上呼吸道感染症状、流泪及眼部烧灼感。鼻腔检查可见鼻道内大量脓涕及豆渣样物。取出后，可见鼻黏膜糜烂、损坏，有肉芽组织生长，骨质可有破坏，筛窦及上颌窦易受侵蚀，鼻中隔可被推向对侧。

（三）晚期

因长期鼻病症状较重或脓毒血症而有虚弱、疲乏、食欲缺乏、头昏、头痛及失眠等，患者一般情况明显下降。检查可见鼻腔内大量豆渣样物，可发生鼻梁变宽或塌陷，颊部肿胀变形或眼球移位等。在鼻背接近内眦处，上颌骨额突或面颊部可发生脓性瘘口，鼻中隔、硬腭也可被破坏，破坏区全为豆渣样物所充填。

四、诊断

根据单侧进行性鼻塞伴有恶臭脓涕病史，鼻腔检查发现大量豆渣样物，即可诊断。必要时可行X线片或CT检查。X线片早期表现为鼻窦均匀模糊，晚期则可见窦腔扩大和骨质破坏；CT扫描显示更为清楚。活组织检查仅显示慢性炎症。本病应与恶性肉芽肿、恶性肿瘤以及特异性肉芽肿相鉴别。

五、治疗

以手术治疗为主。彻底清除鼻腔或鼻窦内干酪样物，作鼻腔冲洗。若清除干酪样物后发现鼻腔有鼻息肉、肉芽组织、异物或死骨等也应全部清除。合并有鼻窦炎者应积极治疗。若筛窦有干酪样物应行筛窦切除术，上颌窦有干酪样物者应行鼻内镜手术通畅引流或上颌窦根治术。面部有瘘管者，常在清除豆渣样物后，自行愈合。若瘘管较大，则宜在搔刮后予以缝合。本病预后较好，经治疗后多不复发。

第六节　慢性鼻炎的手术疗法

鼻腔为一复杂的腔隙结构，鼻腔内的每一结构对鼻正常生理功能的维护都具有一定的作用。由于其复杂性，所以在正常人中，很少有人每一结构完全正常。而对于有症状者，其产生的原因可能如下：①某一结构的全部或局部明显异常（包括形态和解剖异常）。②几种结构均明显异常。③两种或两种以上轻度异常结构之间的相互作用。在上述前两种情况下，临床上大多能够做出明确诊断，但对于多结构的轻度异常、某一结构的形态异常（如下鼻甲过度内展，其本身并不肥大）等情况往往难以做出明确诊断，此种情况常笼统称之为“结构性鼻炎”。临床上我们亦常常发现某一种或一种以上结构明显异常者（如鼻中隔明显偏曲，一侧下鼻甲代偿性肥大;下鼻甲萎缩,同侧中鼻甲代偿性肥大或息肉样变等),常没有自觉症状;相反,无明显结构异常者,有时有明显的自觉症状。针对上述种种情况,在手术治疗慢性鼻炎时,应仔细检查,确定其引起症状的主要部位,方可获得较好的手术效果。现将基本手术方式分述如下:

一、中鼻甲手术

中鼻甲切除术包括中鼻甲部分切除术和中鼻甲全部切除术。中鼻甲前端为气流进入鼻腔首先冲击的部位,过多切除中鼻甲,将改变进入鼻腔气流的方向,并减少鼻黏膜面积,对鼻腔生理功能造成一定的影响;再者,中鼻甲为功能性鼻窦内镜治疗中的重要解剖标志,切除全部中鼻甲将影响进一步治疗。所以,一般主张尽可能保留中鼻甲或行中鼻甲部分切除术。

(一)适应证

(1)中鼻甲肥大或息肉样变,引起鼻塞、嗅觉障碍或妨碍鼻窦通气引流者。

(2)中鼻甲肥大与鼻中隔接触或压迫鼻腔外侧壁引起反射性头痛,或中鼻甲后端肥大而刺激蝶腭神经者。

(3)作为鼻内筛窦开放术、额鼻管扩大术、蝶窦自然开口扩大术等的前置手术。

(4)中鼻甲后端肥大形成息肉样变,突向后鼻孔者。

(5)来自中鼻甲的多发性鼻息肉。

(二)禁忌证

(1)鼻腔、咽部及中耳有急性炎症时。

(2)有出血性疾病或血小板减少性紫癜、严重贫血者。

(3)妊娠或月经期。

(4)有严重高血压、糖尿病、活动性肺结核等全身性疾病不能耐受手术者。

(三)术前准备

(1)术前详细检查鼻腔,有炎症者,可用1%~3%链霉素滴鼻,并确定需切除的中鼻甲部分,同时剪除鼻毛,清洁鼻腔等。

(2)术前半小时口服苯巴比妥 0.06 g,以加强镇静剂的作用和解除表面麻醉药的中毒作用。

(四)麻醉及体位

1%丁卡因肾上腺素混合液(6:1)浸湿的细长纱条填塞于中鼻道、嗅裂和总鼻道等处施行表面麻醉,15~20 分钟取出。体位采用半坐位。

(五)手术步骤

其分中鼻甲部分切除和中鼻甲全部切除术。

1.中鼻甲部分切除术

可分为中鼻甲前端切除、后端息肉样变切除术、中鼻甲骨切除术及中鼻甲外侧部分切除术。

(1)中鼻甲前端切除:用中鼻甲剪自中鼻甲根部剪开所需切除部分,用圈套器套住切除部分,边送边套紧切除之。

(2)中鼻甲后端切除:较小的后端息肉,可用圈套器直接从鼻腔套除之;较大的后端息肉除坠入后鼻孔者,除上述鼻腔麻醉外,还需进行鼻咽及口咽黏膜麻醉。右手持圈套器自患侧鼻腔与鼻腔底部平行送至鼻咽部，左手食指自口腔伸至鼻咽部，将鼻息肉套入圈套器内切除之。

(3)中鼻甲骨切除：中鼻甲骨肥大者，以尖刀于中鼻甲最突出部分作一切口，分离黏骨膜，剪除肥大鼻甲骨及部分肥厚黏膜，其后将黏膜片填塞对合。

中鼻道有息肉组织，虽中鼻甲本身肥大不明显，但压迫中鼻道阻碍息肉摘除者，可用较宽之鼻钳夹持住中鼻甲全部，向内向上旋转，以暴露中鼻道息肉组织，便于进一步摘除中鼻道息肉。

(4)中鼻甲外侧部分切除术：泡性中鼻甲或中鼻甲肥大者，用中鼻甲剪纵形剪开中鼻甲，去除中鼻甲外侧面而保留中鼻甲内侧面，此方式在鼻内镜手术中使用较多。此术式既保留了中鼻甲的嗅区黏膜，又可以使中鼻道宽敞而利于通气引流。

2.中鼻甲全部切除术

将中鼻甲剪的两叶分置于嗅裂和中鼻道内，紧贴中鼻甲根部由前向后剪断大部分中鼻甲，以鼻钳贴近根部钳住中鼻甲加以旋转，使根部骨折，然后取出；亦可用圈套器自中鼻甲后端套住整个中鼻甲，将圈套器向上推至中鼻甲前端，拉紧圈套器，将中鼻甲套下，以枪状镊取出中鼻甲。若仍有残端、黏膜残片和骨片，继续用鼻钳或圈套器取出之。

(六)术中注意要点

(1)剪开中鼻甲根部时，剪刀方向应向下，不能上翘以免损伤筛板。

(2)中鼻甲全部切除时后端应保留少许，以给筛区留下标志；如切除过多，亦可能导致出血。

(3)中鼻甲骨厚而坚硬，难以完全剪断时，可用咬骨钳咬断骨质，切忌用力折裂或撕扯，以免损伤筛骨水平板。

(七)术后处理

术中一般出血不多，但在肾上腺素的作用消失后容易发生术后出血，故在手术完毕后，用可吸收性明胶海绵贴附于创面上，再用凡士林纱条作鼻腔填塞。术后酌情使用抗生素预防感染。填塞物一般在24小时后分次取出，此后每日用1%麻黄碱滴鼻液或鼻腔减充血剂棉片换药，清除鼻腔内的血痂、黏稠分泌物和纤维蛋白膜等，使黏膜的反应性肿胀易于消退，防止鼻腔粘连。

(八)术后主要并发症

1.出血

若损伤蝶腭动脉外侧支，可引起大出血。

2.脑脊液鼻漏及脑膜炎

手术损伤筛骨水平板，填塞纱条后导致颅内感染。

二、下鼻甲切除术

下鼻甲切除包括下鼻甲部分切除术、下鼻甲黏骨膜下切除术和下鼻甲骨折外移术。下鼻甲血管丰富，富含海绵体组织，与鼻腔生理机制关系密切，一般不宜轻率加以损伤。下鼻甲血管舒张和收缩可引起鼻腔阻力的很大变化，下鼻甲前端接近鼻瓣(鼻腔最大阻力部位)区，其舒缩尤其如此，所以在进行下鼻甲手术时应注意，适当保留下鼻甲前端，以免引起不良反应。

(一)适应证

(1)下鼻甲肥大，影响鼻呼吸功能，经保守治疗无效者。

(2)下鼻甲骨明显肥大者。

(3)下鼻甲前端肥大,后端息肉样变或整个下鼻甲呈桑葚样变者。

(4)变应性鼻炎,下鼻甲持久肿胀妨碍呼吸者。

(5)鼻中隔偏曲,较宽一侧的鼻腔下鼻甲代偿性肥大者,在施行鼻中隔矫正术的同时应行该侧下鼻甲手术。

(二)禁忌证

同中鼻甲切除术。

(三)术前准备

(1)术前详细检查鼻腔,鼻腔有炎症者,可用3%链霉素滴鼻,并确定需切除的下鼻甲部分,同时剪除鼻毛,清洁鼻腔等。

(2)手术前半小时口服苯巴比妥0.06 g,以加强镇静剂的作用和解除表面麻醉的中毒作用。

(四)麻醉及体位

1%丁卡因肾上腺素混合液(6∶1)浸湿的细长纱条填于中鼻道后端、鼻中隔表面、下鼻甲表面及下鼻道,15～20分钟取出。体位采用半坐位。

(五)手术步骤

1.下鼻甲部分切除术

下鼻甲血管丰富,切除后可发生严重出血,若切除过多可引起继发性萎缩性鼻炎,切除过少则疗效较差,对青年人施行下鼻甲切除术应慎重考虑。

(1)下鼻甲前端肥大:以下鼻甲剪剪开前端肥厚的部分,然后自肥大部分下缘向上剪开与第1切口后端相会合,取下剪除部分。

(2)下鼻甲后端肥大:用下鼻甲剪自下鼻甲下缘后部剪开一切口,然后用圈套器套除之。

(3)整个下鼻甲肥厚者:自下鼻甲游离下缘由前向后剪去一条,剪除时应注意下鼻甲前端及后端切除,不可切除过多,原则上不超过下鼻甲的1/3,但在术前表面麻醉过程中,因肾上腺素的作用,手术时下鼻甲已处于收缩状态,所以常难以正确估计切除的范围,遇此情况,术前可用15号刀片在下鼻甲黏膜上作一切口,术中按此标记切除,即可正确掌握切除范围。

2.下鼻甲黏骨膜下切除术

主要切除肥大下鼻甲骨,使下鼻甲体积缩小,解除鼻塞症状,又能保持下鼻甲黏膜的完整以维持正常的鼻腔生理功能。

(1)切口:因下鼻甲骨的形态各有不同,故可按具体情况,以鼻黏膜刀或15号刀片选作不同切口。①对于从鼻腔外侧壁陡斜伸向内下方的下鼻甲,采取从下鼻甲前端最高点垂直向下的切口,必要时将切口向上延长至鼻堤下方。这种切口虽较小,但因下鼻道较宽,操作较易,切口愈合亦快。②对于从鼻腔外侧壁垂直向下或弯斜向外下的下鼻甲骨,可将上述切口向下鼻甲下缘延长,达下缘的中点。或直接在下鼻甲下缘内侧从前向后作一2～2.5 cm的水平直线切口。这种切口虽较大,但在下鼻道很狭窄的情况下,分离下鼻甲外侧面的黏骨膜较易。

(2)分离黏骨膜:1%普鲁卡因数毫升于切口处及下鼻甲黏骨膜下注射行浸润麻醉,以便于术中分离。作上述切口,用鼻骨膜分离器先分离下鼻甲内侧面的黏骨膜,再分离下缘,使黏膜张力减小,然后再分离下鼻甲外侧面黏骨膜。当分离达后端时,因视野不清,仅能凭感觉进行分离，为避免超越下鼻甲后界，可在分离前以分离器先测量下鼻甲后端至前鼻孔的距离，即可做到胸中有数。对于下鼻甲骨从鼻腔外侧壁垂直向下及弯斜向外下者，可先以分离器伸入下鼻道内将下鼻甲向内方轻轻推动，使下鼻道变宽，便于操作。下鼻甲两侧的黏骨膜须与下鼻甲骨彻底分离，上达根部，后至后端，下绕下鼻甲游离缘内外会合，使全部下鼻甲黏骨膜形成一个向前开放的“口袋”（“袋口”即切口），不使黏骨膜与骨质有丝毫联系。否则，在切除下鼻甲骨时，将使黏骨膜撕破。

（3）切除下鼻甲骨：下鼻甲骨已与黏骨膜完全分离后，用下鼻甲剪伸入黏骨膜“口袋”中，紧贴下鼻甲根部沿其弧形附着线从前向后剪下鼻甲骨，再以鼻钳将其取出。如骨质未完全剪断，可用鼻钳夹住后左右扭转，使之骨折后取出之。若取出时遇有阻力，表示黏骨膜未完全分离，不可强拉，以免撕破黏骨膜，须再予仔细分离后取出。对于下鼻甲骨骨质过度肥大者，最好不要将下鼻甲骨全部切除，而保留其根部作为支架，以支持下鼻甲软组织，可避免鼻腔过分宽大。切口可缝合 1 针，亦可以不缝。

手术完毕后，鼻腔以凡士林纱条填塞止血，填塞纱条一般在 24～48 小时取出，其后每日鼻腔换药，防止鼻腔粘连。

3.下鼻甲骨折外移术

下鼻甲骨局部肥大或向内过度伸展者可行此手术。用扁桃体剥离器于下鼻甲内侧面肥大处向外施加压力使其骨折，或用鼻钳钳住下鼻甲后部向外扭转使下鼻甲骨后端骨折，将下鼻甲向外移位，总鼻道由此变得宽畅；此方法不损伤下鼻甲黏膜，对鼻腔生理功能亦无影响。术中、术后一般无出血，术后无须用凡士林纱条填塞，术后恢复亦较快。

三、萎缩性鼻炎的手术疗法

萎缩性鼻炎手术的主要目的是缩小鼻腔、减少鼻腔通气量、降低鼻黏膜水分蒸发和减轻黏膜干燥及痂皮形成。常用的手术方法有：①鼻腔黏骨膜下埋藏术，埋藏的材料有人工生物陶瓷、自体骨或软骨、塑料制品如聚氯乙烯和丙烯酸酯、硅橡胶、象牙骨等。②鼻腔外侧壁内移加固定术。③前鼻孔闭合术，两侧可分期进行，经 1.5 年鼻黏膜基本恢复正常后重新开放前鼻孔。现分述如下。

（一）鼻腔黏骨膜下埋藏术

1.适应证

病程较长，症状明显，下鼻甲萎缩较著，鼻腔宽大，经各种保守治疗无效，鼻腔仍有结痂与恶臭者。

2.禁忌证

（1）有严重高血压、严重心肺功能不全，活动性肺结核者。

（2）有出血性疾病者。

（3）妊娠或月经期。

（4）急性上呼吸道感染期。

（5）鼻腔内痂皮过多，痂下脓液较多者，先清除痂皮，用抗生素液冲洗鼻腔数日后再行手术。

3.术前准备

(1)术前3日用温生理盐水冲洗鼻腔,并用3%链霉素溶液滴鼻。

(2)术前剪鼻毛。

4.麻醉与体位

(1)双侧鼻腔以1%丁卡因纱条填塞作表面麻醉,唇龈沟切口处或鼻腔内切口处用1%利多卡因作浸润麻醉。

(2)手术行唇龈沟切口者取仰卧位,行鼻腔内切口者取半坐位。

5.埋藏物选择

可供埋藏的材料有人工生物陶瓷、自体骨或软骨、塑料制品如聚氯乙烯和丙烯酸酯、硅橡胶、象牙骨等。象牙骨易脱出,现不常用;自体骨或软骨较好,能成活,但需自身体他处采取,增加患者的痛苦,现已不多采用;异体骨及软骨容易排斥和吸收;硅橡胶、聚乙烯、人工生物陶瓷等目前使用较多,效果较好。选择好材料后,若为成形材料,则将其制成一定的形状备用。

6.手术步骤

(1)唇龈沟切口法:将上唇用甲状腺拉钩翻起,如两侧鼻腔同时进行手术者,在两侧上列第1前磨牙之间,与唇龈沟平行,在唇龈沟上0.5 cm处分别在唇系带两侧作切口,保留上唇系带,切口深达牙槽突前面骨膜。若只行一侧鼻腔手术,则切口位于同侧,距离上唇系带外侧约2～3 mm。以分离器自切口骨膜下向上分离,暴露梨状孔边缘后,分离鼻底部黏膜与骨膜。此处黏骨膜粘连较紧,鼻腔底又低于梨状孔下缘,分离时应特别小心,勿损伤黏膜。鼻腔底部的黏骨膜完全分离后,继续分离下鼻道外侧壁、下鼻甲骨的两侧面及鼻中隔下部的黏骨膜,使之成为一个大囊袋,其囊袋的范围上达下鼻甲骨附着处,前部甚至可达鼻堤处,向后深约2.5 cm。根据囊袋大小,将填塞物埋藏在此囊袋内,间断缝合切口。

(2)鼻前庭切口法:沿鼻前庭外侧壁皮肤与黏膜交界处作切口,深达梨状孔边缘的骨膜,向下绕到鼻腔底,必要时可向鼻中隔方向延长。沿切口向深部分离黏骨膜,暴露梨状孔边缘,然后分离鼻腔底、下鼻道外侧壁、下鼻甲骨周围及鼻中隔前方的黏骨膜,使之形成一个大囊袋,彻底止血后,填入埋藏物。缝合切口。

(3)鼻中隔切口法:与鼻中隔黏膜下切除术一样,于鼻中隔黏膜与鼻前庭皮肤交界处切开鼻中隔黏膜,将鼻中隔两侧于黏膜及软骨膜下分开,将填塞物埋藏在鼻中隔黏膜及软骨膜下,缝合切口;此方法由于填塞物易脱出,现已少用。

7.术中注意要点

(1)萎缩性鼻炎患者鼻黏膜菲薄,分离时应特别小心,将剥离子紧贴骨壁分离,并随时观察鼻黏膜有无撕裂现象。

(2)若剥离黏骨膜时形成小穿孔,应停止手术。

(3)用埋藏物填塞时先填鼻腔外侧壁,再填鼻腔底,必要时可适当填塞鼻中隔处。

(4)在填塞埋藏物时,应用弯血管钳挟住埋藏物,将其慢慢沿着骨壁向内放置,并观察鼻腔黏膜,防止破裂。

(5)填塞物不宜过多,过多易使鼻黏膜破裂,填塞物易脱出;一般将填塞物填塞至下鼻甲内侧面与鼻中隔的距离缩小到3～4 mm为适宜。

8.术后处理

(1)采用唇龈沟切口者,术后1～2日以小纱布卷轻压上唇。给予含漱剂,1周内切口处不刷牙。

(2)切口处每日换药,涂以2%红汞。

(3)术后使用抗生素1周,预防感染,鼻腔滴用1%～3%链霉素溶液,每天3～4次。

(4)随时观察鼻黏膜色泽,有无黏膜破裂现象。

(5)术后5～7天拆线。

9.术后感染及填塞物脱出

(1)术后感染多因消毒不严引起囊袋感染,止血不彻底导致血块积存或纱条遗留等均可引起感染。

(2)填塞物脱出的原因有:①手术时分离黏骨膜不够细致,发生损伤或穿孔。②填塞物过多,黏膜张力过大,血液循环不良,黏膜发生坏死、溃破、终致填塞物脱出。③鼻腔黏骨膜过度萎缩变薄者,填塞物也易脱出。④填塞物选择或放置不当,或切口选择欠妥。

(二)鼻腔外侧壁内移加固定术

缩小鼻腔宽度是治疗萎缩性鼻炎的主要手术方法之一。常用的鼻腔黏骨膜下填塞物(如塑料制品、人工生物陶瓷、硅橡胶、象牙骨等)埋藏术,由于术后有日渐脱落之虞,远期疗效尚难令人满意。

1.适应证

同鼻腔黏骨膜下填塞物埋藏术。曾行其他手术效果不佳者也可施行此术。伴有慢性化脓性上颌窦炎者,可于术中同时清除窦内病变。如有下列情况,操作将会遇到困难或手术效果欠佳。

(1)上颌窦窦腔过小或有其他明显异常而致上颌窦内壁面积过小者,不宜施行此术。术前经X线鼻窦拍片或CT扫描,或由上颌窦穿刺注入的水量(患者卧位朝向被穿刺侧,如能注入约10 mL以上的水量者,窦腔容积多属正常),可测知窦腔大小,以作为选择手术病例的重要依据。

(2)上颌窦内壁骨质萎缩或曾行手术而明显缺损者无法内移。术前行上颌窦穿刺术时或能察知此种情况。

(3)下鼻甲前中段内侧面与鼻中隔之间的最近距离不超过4 mm者较为适宜。

2.术前准备

(1)术前2～3日,每日用消毒生理盐水冲洗鼻腔1～2次,以3%链霉素溶液滴鼻。术前1日行上颌窦穿刺冲洗术,以清洁窦腔。

(2)制备厚2～3 mm、宽5～6 mm、长5 cm以上的有机玻璃片或人工生物陶瓷片(或同样大小的双层医用白合金片)2～3片,磨光,一端磨成近似半圆形,上钻小孔2个,准备穿入细钢丝作固定用。

(3)器械:除上颌窦根治术常用器械外,另准备:鼻中隔骨膜分离器1把,小平凿1～2把,小钢锉1把,骨科手摇(或电动)细钢钻及钻头1套,细钢丝(长30 cm以上)1根。

3.操作步骤

(1)患者体位、消毒、麻醉方法及切口均同上颌窦根治术,切口须向内延长至中线。自骨膜下分离,暴露尖牙窝及梨状孔边缘的骨壁。用鼻中隔骨膜分离器经梨状孔边缘于骨膜下分离下鼻道外侧壁及鼻腔底的黏骨膜,由前向后深 4~4.5 cm。并沿下鼻甲前端向上分离其前上方的黏骨膜,以免凿断上颌窦内侧骨壁前缘的上方时损伤该处的黏骨膜。

(2)凿开上颌窦前壁:于尖牙窝处凿开上颌窦前壁,并向内及内上方咬去前壁骨质,扩大骨孔,充分暴露上颌窦内壁的前界(即内壁与前壁相交处)及下界(即内壁与窦腔底壁相交处),向上避免损伤眶下神经,向内保留近梨状孔边缘的骨壁。窦内黏膜有明显病变者即予刮除,否则全部保留。

(3)鼻腔外侧壁(即上颌窦内壁)内移:助手用鼻中隔骨膜分离器沿梨状孔边缘伸入,向内、上掀起业已分离的下鼻道外侧壁及鼻腔底的黏骨膜,避免因凿断上颌窦内壁骨质时受损。术者用小平凿经前壁骨孔沿上颌窦内壁的前缘(即内壁与前壁内侧相交处)由上向下凿开(凿断),继沿内壁下缘(即内壁与底壁相交处)由前向后凿开,如是则上颌窦内壁骨质已在前、下两边缘被凿开。然后用扁桃体分离器将上颌窦内壁向内推压,使其上缘及后缘骨折,同时用前鼻孔镜检查鼻腔,直至下鼻甲内侧面贴近鼻中隔为止。

(4)置入固定物(有机玻璃片或人工生物陶瓷片等)固定:①用鼻中隔骨膜分离器测量自梨状孔边缘到上颌窦后、内、上三壁交角处或其邻近筛窦气房处的距离。②将已消毒的有机玻璃片(或人工生物陶瓷片)按照测定长度剪去非半圆形端的多余部分,将断端锉光使略尖锐,将近似半圆形端的两小孔穿上细钢丝一根(钢丝折为等长的两股,从固定物的一侧将钢丝的两端各经一孔穿出对侧,拉出后使其等长)。③先将钢丝两端(用细弯血管钳挟住后进行操作)经梨状孔黏骨膜下绕过上颌窦内壁的前缘断端拉入窦腔,并从上颌窦前壁骨孔拉出,再将有机玻璃片(或其他固定物)的尖锐端经同一径路伸入窦腔内,紧贴业已内移的上颌窦内壁的外侧向后、上伸进,使其尖锐端嵌牢于窦腔内、后、上三壁交角处,或插入邻近的筛窦气房中,而其半圆形端(注意:固定物的钢丝穿出侧应朝外)恰好嵌牢在梨状孔边缘骨壁的内侧斜面上。④在梨状孔外缘骨壁上钻一小孔,将固定物半圆形端所系钢丝的一端经窦腔由内向外穿出此孔,钢丝的一端经上颌窦前壁骨孔内侧拉出,两端相互打结,固定物即被系紧固定。⑤打结固定后剪断多余钢丝,将遗留的断端两截钢丝稍加扭转,纳入骨壁上所钻小孔内,以免日后引起刺激症状。

(5)填塞术腔,缝合切口:细心检查清理窦腔后填入碘仿纱条,将其末端露出唇龈沟切口外,以便日后抽出。切口大部分缝合,鼻腔内可填塞可吸收性明胶海绵,或轻轻填塞少许凡士林纱条。

(6)根据患者耐受情况和手术者操作的熟练程度,两侧鼻腔手术可期完成或分期进行。

4.术后处理

术后应用抗生素 5~7 天。注意口腔清洁,给予 3%链霉素溶液滴鼻。术后面颊部肿胀反应与上颌窦根治术后相似或稍重,约数日即消退。术后 24~48 小时经口内抽出窦腔纱条及鼻腔填塞物,5~7 天拆线。

所放置固定物的后端部分位于上颌窦自然窦口的上后方,故不影响上颌窦自然开口的通气和引流。

(三)前鼻孔闭合术

前鼻孔闭合术可分为前鼻孔部分闭合术和完全闭合术。Young 首先报道此术，Shah、Daltti、Sinka 等及 Elwany 等相继进行过报道。一般认为闭合的时间愈长，效果更好，完全闭合者应保持 2 年以上，部分闭合者可达 5～7 年或更长时间。

一般根据萎缩性病变是单侧鼻腔或双侧鼻腔，以及病变的严重程度，决定选用前鼻孔部分闭合术或完全闭合术。其具体指征是：①病变限于单侧鼻腔者，则病变侧行前鼻孔完全闭合术。②双侧鼻腔罹病者，病变较重侧行前鼻孔完全闭合术(或留一个约原鼻孔 1/6～1/8 大小的小孔)，较轻侧行部分闭合术。③两侧鼻腔病变均较重，则任选一侧行前鼻孔完全闭合术，对侧行部分闭合术(或两侧各留 1 个约原鼻孔1/6～1/8大小的小孔)。④两侧鼻腔病变均较轻，即可行双侧前鼻孔部分闭合术。总之，至少应保持一侧鼻腔适度通畅。

重新开放前鼻孔时可只开启 3/4，以防萎缩性病变复发。前鼻孔重新打开时，首先见到鼻黏膜湿润、呈浅蓝色，数日后转为淡红色，症状消失，鼻黏膜恢复正常；有些手术前后的细菌学、细胞学、组织病理学和超微结构的对比检查得到了相应的佐证。

1.适应证

原发性萎缩性鼻炎经治疗无效者，不论病变轻重，都可施行本术；继发性萎缩性鼻炎除外。有急性或慢性鼻前庭炎或上呼吸道感染者，应待炎症完全消退后施行手术。

2.术前准备

术前 3～5 天，每日用生理盐水冲洗鼻腔，清除鼻腔内所有脓痂，保持鼻腔清洁。手术前 1 日剪去鼻毛。

3.操作步骤

(1)体位、消毒、麻醉方法：成人取半坐位。如同一般鼻腔手术常规消毒，应注意鼻前庭皮肤充分消毒。成人采用局部麻醉，即鼻腔黏膜用 1%～2%丁卡因溶液行表面麻醉，鼻内孔区和鼻前庭皮肤用普鲁卡因或利多卡因溶液行局部浸润麻醉。精神紧张、难以合作的患者或儿童则用全身麻醉，取仰卧位。

(2)切口：在鼻前庭皮肤和鼻黏膜交界处(内孔处)作环形切口，切开皮肤及皮下组织。

(3)分离皮瓣：将整个鼻前庭皮肤划为 3 个皮瓣，即底部皮瓣、内侧皮瓣、外侧(实为外前侧)皮瓣；分别从鼻腔底部、鼻中隔和下侧鼻软骨(大翼软骨)外侧脚处向前鼻孔方向分离皮瓣，直至接近(但不到达)前鼻孔缘为止，计量 3 个皮瓣合拢时能充分闭合前鼻孔即可。各个皮瓣的大小可根据需要而定，如施行前鼻孔部分闭合术时，内侧皮瓣宜小，外(前)侧皮瓣应较大，如此 3 个皮瓣缝合后遗留的小孔偏向内侧，吸气时进入的空气可避免直接刺激鼻甲，引起不适。因此，在划分与剥离 3 个皮瓣之前，即应按照上述具体指征确定术式(部分闭合术或完全闭合术)，以便酌定内外皮瓣的大小。

(4)缝合皮瓣：首先仔细检查鼻腔，取出放置的纱条或棉球，吸尽鼻腔内分泌物或血液，创面充分止血。将已分离的 3 个皮瓣合拢，稍加修整、对合后，即可用细丝线间断缝合或褥式缝合。可先缝合其中两个皮瓣，再将第 3 个皮瓣缝合。因皮肤面向外，且靠近前鼻孔，故缝合时较为容易。若为部分闭合术，即于前鼻孔内侧保留直径约 3 mm 的小孔或呈裂隙状；若为完全闭合术，则将 3 个皮瓣整合后全部予以缝合。最后，以抗生素软膏纱条或棉球少许置于前鼻孔皮肤缝合伤口处,并稍加固定。

4.术后处理

(1)术后严禁擤鼻动作,应从口内吸出鼻及鼻咽部分泌物,注意口腔清洁。适量应用广谱抗生素5～7天,以预防感染。

(2)术后第2天更换前鼻孔皮瓣缝合处敷料。施行前鼻孔部分闭合术者,若遗留小孔处有分泌物,每日可用小吸引管(如鼓室成形术吸引管)通过皮瓣小孔伸入鼻腔吸尽,直至伤口完全愈合为止。

(3)术后第8～10天拆去皮瓣处缝线。

(4)术后近期和远期均可通过前鼻孔部分闭合术的小孔和后鼻孔镜检查,以观察鼻腔有无分泌物或脓痂以及鼻黏膜的情况。患者主观感觉亦应择要记录,作为评估的参考。

若干年后,需要重新开放前鼻孔时,即可施行前鼻孔成形术,因无畸形存在,手术难度相对较小。但应注意,尽可能只开放到原鼻孔的3/4左右,保留稍小的前鼻孔,以防复发。

第五章　鼻窦炎性疾病

第一节　急性鼻窦炎

鼻窦炎为细菌感染、变态反应等引起的鼻窦黏膜卡他性炎症和化脓性炎症。因为鼻窦炎常继发于鼻炎，而且常同时存在，因此美国耳鼻咽喉头颈外科协会采用了鼻-鼻窦炎这一术语（本文简称鼻窦炎）。急性鼻窦炎是指症状持续不超过 4 周（4～8 周称亚急性），1 年内发病少于 4 次。上颌窦因窦腔较大，窦底较低，而窦口较高，易于积脓，且居于各鼻窦之下方，易被他处炎症所感染，故上颌窦炎的发病率最高，筛窦炎次之，额窦炎又次之，蝶窦炎最少。严重的鼻窦炎可伴发相应骨髓炎或眼眶、颅内感染等并发症。

从急性细菌性鼻窦炎患者的鼻窦中分离出的常见细菌菌群是肺炎链球菌、溶血性链球菌和葡萄球菌等多种化脓性球菌。其次为流感嗜血杆菌和卡他莫拉菌属，后者常见于儿童。其他的致病菌还有链球菌类、厌氧菌和金黄色葡萄球菌等。由牙病引起者多属厌氧菌感染，脓液常带恶臭。

最近的研究显示，在美国大约 25％的肺炎链球菌对青霉素产生耐药性，另外大环内酯类和磺胺类药物的耐药性也很普遍。将近 30％的流感嗜血杆菌产生 β_2 内酰胺酶，而几乎所有卡他莫拉氏菌属都产生 β_2 内酰胺酶。流感嗜血杆菌对磺胺类药物的耐药性非常普遍。

一、病因

（一）局部病因

（1）感染：常继发于呼吸道感染或急性鼻炎。在上呼吸道感染时。水肿的鼻黏膜阻塞了鼻窦的开口，窦内氧气为黏膜内血管所吸收，形成鼻窦内相对负压（真空性鼻窦炎）。来自黏膜的渗出液蓄积鼻窦内，并成为细菌的培养基。后者从窦口或通过黏膜固有层播散的蜂窝织炎或栓塞性静脉炎进入窦腔，结果导致血清和白细胞外渗以与炎症抗争，黏膜变得充血和水肿。

（2）鼻腔疾病：鼻中隔高位偏曲、中鼻甲肥大、鼻息肉、鼻肿瘤。均可妨碍窦口引流而致病。过敏性鼻炎，由于患者黏膜水肿，也可导致窦口引流不畅。

（3）外伤：前组鼻窦，特别是上颌窦和额窦位置表浅。易受外伤而发生骨折，细菌可由皮肤或鼻黏膜侵入鼻窦，也可因弹片、尘土等异物进入而引起感染。

（4）牙源性感染：上颌第二前磨牙及第一、第二磨牙的牙根位于上颌窦底壁，当其发生牙根感染时，可能穿破窦壁，或拔牙时损伤底壁均可引起上颌窦炎，称为牙源性上颌窦炎。

（5）气压改变：航空、潜水、登山时，可因气压骤变，鼻腔内发生负压而引起损伤，称为气压创伤性鼻窦炎。

（6）直接因素：如游泳后污水直接经鼻腔进入鼻窦，鼻腔内填塞物留置时间过久，因局部刺激或污染而导致鼻窦发炎。

(二)全身病因

过度疲劳、营养不良、维生素缺乏以及患有各种慢性病如贫血、结核、糖尿病、慢性肾炎等时,身体抵抗力减弱,可成为鼻窦炎的诱因,亦可继发于流感等急性传染病后、内分泌紊乱,如甲状腺、垂体或性腺的病变,亦可使鼻窦黏膜水肿,导致窦口阻塞。

二、病理

早期为急性卡他期,黏膜短暂贫血,继而血管扩张,渗透性增加,渗出物经过扩张的毛细血管流入窦腔,黏膜红肿,上皮肿胀,纤毛运动迟缓,上皮下层有多形核白细胞和淋巴细胞浸润,分泌物为浆液性或黏液性;后即转入化脓期,窦腔黏膜水肿及血管扩张加重,炎性细胞浸润更为明显,分泌物变为黏脓性,时间越久,充血越重,毛细血管可破裂出血,由于水肿压迫,使血液供应不足,可发生纤毛上皮细胞坏死脱落,此时分泌物为黄色脓液。少数病例可发生窦壁骨膜炎、骨髓炎和其他并发症,一般多见于幼儿。

三、临床表现

(一)全身症状

常在急性鼻炎病程中症状加重,出现畏寒发热、周身不适、精神不振、食欲减退等。以急性牙源性上颌窦炎的全身症状较剧。儿童发热常较高,可发生抽搐、呕吐和腹泻等症状。

(二)局部症状

1.鼻阻塞

表现为较严重的鼻塞,因鼻黏膜充血肿胀和分泌物积存,排除鼻涕后,通气虽能暂时改善,但随即又觉鼻塞。

2.嗅觉障碍

因鼻黏膜充血肿胀和分泌物积存或嗅区黏膜炎性病变,可出现患侧暂时性嗅觉障碍,少数可能为永久性。

3.鼻漏

患侧鼻内有较多的黏脓性或脓性分泌物擤出,初起时涕中可能带少许血液。厌氧菌或大肠杆菌感染者脓涕恶臭,多见于牙源性上颌窦炎。脓涕可后流至咽部和喉部,刺激局部黏膜引起发痒、恶心、咳嗽和咳痰。

4.局部疼痛和头痛

急性鼻窦炎除发炎鼻部疼痛外,常有较剧烈的头痛,这是由于窦腔黏膜肿胀和分泌物潴留压迫或分泌物排空后负压的牵引,刺激三叉神经末梢而引起。疼痛或头痛的分布和特征有助于临床对病变的定位。额窦炎的头痛向前额部放射,通常表现为整个头痛;急性上颌窦炎的疼痛通常从内眦部向面颊部放射,也可向齿槽区放射,酷似牙渐疾病;筛窦炎的疼痛常位于鼻根和眼球内眦后部,并周期性发作,晨起较重;蝶窦炎的诊断一般缺少特性,通常为鼻窦炎的一部分,但也可孤立发病,引起枕部或球后部疼痛。所有鼻窦炎的疼痛在窦口完全阻塞和脓性分泌物潴留时更为严重。该症状在临床上比较危险,因为病变的发展可致鼻窦骨壁破坏、溶解、吸收,引起眶内或颅内的脓毒症。

5.耳部症状

少数患者可出现耳鸣、眩晕或听力减退等症状,多见于急性蝶窦炎患者其耳鸣、眩晕可能是翼管神经受刺激之故，患者可有天旋地转、摇摆不稳或如在舟中之感。

(三)检查

1.局部红肿及压痛

前组急性鼻窦炎由于接近头颅表面，其病变部位的皮肤及软组织可能发生红肿，由于炎症波及骨膜，故在其窦腔相应部位有压痛。急性上颌窦炎可表现为颌面、下睑红肿和压痛；急性额窦炎则表现额部红肿以及眶内上角（相当于额窦底）压痛和额窦前壁叩痛；急性筛窦炎在鼻根和内眦处偶有红肿和压痛。后组急性鼻窦炎由于位置较深，表面无红肿或压痛。

2.鼻腔检查

鼻黏膜充血、肿胀，尤以中鼻甲和中鼻道黏膜为甚。鼻腔内有大量黏脓性或脓性鼻涕，用1%麻黄碱收缩鼻黏膜后观察中鼻道和嗅裂，前组鼻窦炎可见中鼻道有黏脓性或脓性物，后组鼻窦炎可见嗅沟积脓，擤尽鼻涕后可能暂时消失，应体位引流后再做检查。如一侧鼻腔脓性物恶臭，应考虑牙源性上颌窦炎。

3.鼻窦内镜检查

鼻窦内镜有硬管和光导纤维两种。用1%麻黄碱和1%丁卡因棉片做鼻黏膜收缩和麻醉后，擤尽鼻腔脓涕。利用不同视角检查鼻腔各壁，并伸入鼻道检查窦口及其附近黏膜，可精确判断鼻腔黏膜，尤其是窦口及其附近黏膜的病理改变，包括窦口形态、黏膜红肿程度、息肉样变以及脓性分泌物来源等。

4.上颌窦穿刺冲洗检查

一般在全身症状消退和局部炎症控制后进行，具有诊断和治疗的双重作用。须在患者无发热和抗生素控制下施行。如有脓性分泌物，应做细菌培养和药物敏感试验，以便进一步治疗。

5.X线鼻窦摄片

X线华氏位和柯氏位摄片有助于诊断，特别是大鼻窦的急性炎症有一定价值。急性鼻窦炎时可显示鼻窦黏膜肿胀；若窦内蓄脓，片中常可见上颌窦内的液平面。但窦口扩大、病变广泛时，平片仅表现为整个透过度下降，无法精确显示病变范围。脓毒症形成时，平片上的表现与急性鼻窦炎没有区别。

6.CT检查

在鼻窦CT扫描中，除了鼻窦的密度增高，还可见鼻窦骨壁的稀疏，提示若感染未得到控制，会出现较严重的并发症。对反复感染者要检查牙根，即应考虑牙源性上颌窦炎，牙根疾病的迁延可能是反复感染的因素。因此，在鼻窦急性炎症特别是有可能出现并发症的情况下，鼻窦CT可良好的显示鼻窦的病变程度和范围，特别是鼻窦骨质变化，后者常提示可能出现并发症或并发症的根源。

(四)各组鼻窦炎分述

1.急性上颌窦炎

急性上颌窦炎为上颌窦急性感染，多继发于急性鼻炎。若感染来自上颌窦下壁的牙根尖部，称为牙源性急性上颌窦炎。

(1)临床表现：①鼻塞：由于鼻甲肿胀，鼻腔分泌物积蓄所致，表现为持续性或间歇性。

②鼻漏：为急性上颌窦炎的主要症状。由于病理状态不同，鼻漏的性状也可不同，在急性分泌期时，表现为大量浆液性鼻漏，在急性化脓期时，表现为脓性鼻涕，量较少，难以擤尽。牙源性上颌窦炎患者因多为厌氧菌或大肠杆菌感染，脓涕呈恶臭味。鼻涕可向后流至咽喉部，引起恶心、咳嗽。③头痛：是上颌窦炎的早期常见症状。疼痛位于上颌窦前壁、上颌磨牙区以及眶上、额部。特点是晨起轻，午后重，常在傍晚时缓解。疼痛系因脓性分泌物、细菌毒素和黏膜肿胀刺激及压迫神经末梢所致。④全身症状：可有发热、畏寒、乏力等不适，小儿尤为明显。

(2)诊断要点：①病史：多有上呼吸道感染史、牙病史。②症状：典型的上颌窦区疼痛，呈现晨起轻，午后加重的特点。③体征：局部检查见患侧颌面、下睑红肿，上颌窦区叩诊时疼痛明显，叩击尖牙和前磨牙时也可出现疼痛。④鼻腔检查：鼻腔黏膜充血、肿胀，鼻底部见大量黏脓性或脓性分泌物，或中鼻道可看到脓液。鼻咽镜见中鼻甲后端充血，鼻咽部有脓性分泌物。⑤上颌窦诊断性穿刺：须在患者无发热和使用抗生素后进行，若穿刺发现脓性分泌物即可诊断，并将脓液做细菌培养和药敏实验，以指导下一步治疗。⑥鼻窦影像学检查：X线平片(华氏位)显示患侧上颌窦黏膜增厚，窦腔密度增高，有液平面表示窦腔积脓。鼻窦CT扫描(水平位或冠状位)可获得更为清晰的炎症性改变影像。

2.急性额窦炎

急性额窦炎发病率较低，常与筛窦炎、上颌窦炎同时存在，转为慢性额窦炎者较少。急性额窦炎常见的致病菌为链球菌、葡萄球菌或肺炎球菌。

(1)临床表现：①前额部局限性疼痛：特点为周期性发作，即晨起出现，并逐渐加重，至午后开始缓解，晚间可消失，但次日又重新发作。头痛轻重与炎症程度和额窦开口阻塞的程度有关，阻塞严重者，头痛周期性不明显。②鼻阻塞和脓涕：由于鼻腔黏膜肿胀，分泌物增多而出现鼻阻塞和脓涕，先为黏性涕，后为黏脓性或脓性涕。③嗅觉障碍：鼻塞可引起嗅觉减退或消失。鼻塞解除后嗅觉多数能恢复。④轻度或中度发热、全身不适、食欲减退等全身症状。

(2)诊断要点：①病史：多有急性鼻炎史，或有游泳、跳水史，或高空飞行时速降、潜水作业等气压创伤史。②症状：周期性额部局限性痛为其典型症状。③体征：检查可见患侧额部红肿，眼眶内上方额窦底壁处压痛明显。④鼻腔检查：鼻腔黏膜充血，鼻甲红肿，中鼻道有黏液或脓性分泌物存在。⑤影像学检查：X线片或CT扫描显示额窦炎性改变。

3.急性筛窦炎

筛窦炎发病率次于上颌窦炎，多合并上颌窦炎。炎症可局限在前组筛窦，但以前、后组筛窦同时受累常见。其病因为细菌或病毒感染、变态反应，或并发于急性传染病、外伤等。

(1)临床表现：①头痛：局限于内眦或鼻根部或额部，程度轻重不一。②鼻塞、多涕：因鼻腔黏膜肿胀，分泌物存留所致。③其他：前筛房病变有流泪、畏光等症状，后筛房病变可出现嗅觉减退，有人可出现发热等全身症状。

(2)诊断要点：①病史：多有上感史或急性传染病史。②临床表现：鼻根、内眦处压痛，鼻腔黏膜及鼻甲红肿，中鼻道或嗅裂存脓。③影像学检查：X线片或CT检查可见筛窦炎性改变。

4.急性蝶窦炎

蝶窦炎少见，症状不典型，常被忽视。急性蝶窦炎因细菌或病毒感染而引起。

(1)临床表现：①头痛：为急性蝶窦炎的主要症状，表现为颅底或眼球等深部钝性头痛，也可放射到头顶、额部及枕部，夜间或酒后加重。②脓涕：多有脓性鼻涕，若鼻分泌物经后鼻孔流至咽部，可引起不时抽吸或吐出。③嗅觉障碍：常为唯一主诉，经过治疗多可恢复。④鼻阻塞：多因鼻腔黏膜肿胀，分泌物存留所致。

(2)诊断要点：①无典型症状，需综合病史、临床表现进行分析。②鼻内镜检查：可发现蝶窦口或蝶筛隐窝有脓液和黏膜红肿等炎性改变。③影像学检查：CT 扫描可清楚显示蝶窦病变。

四、治疗

以非手术疗法为主，尽快消除病因，控制感染；促进鼻窦的通气引流，控制感染，以防止发生并发症或转成慢性鼻窦炎。

(一)一般治疗

注意休息，多饮水或进高营养流质饮食。如头痛或局部疼痛剧烈时，可使用镇痛剂。

(二)全身用药

因多为球菌、杆菌或厌氧菌感染，故应首选并足量使用青霉素类抗生素，如患者对青霉素过敏或细菌对此类抗生素具抗药性，可改用其他广谱抗生素或磺胺类药物。在使用抗生素之前或使用时，应做细菌培养和药敏试验。正确选择并足量使用抗炎药物，对防止并发症发生或转成慢性鼻窦炎至关重要。美国鼻窦变态反应健康协会推荐的《急性细菌性鼻窦炎抗生素治疗指南》指出：首选 β_2 内酰胺类抗生素，但对 β_2 内酰胺过敏或最近使用其他药物治疗失败的患者，推荐使用喹诺酮类。喹诺酮类对急性细菌性鼻窦炎主要病原体的细菌学效能是有限的，治疗失败的可能性达到 20%～25%。复方新诺明的联合使用，能使发生致命的中毒性表皮坏死松解症的危险性升高。临床医生应该注意速发型超敏反应及其他少见的不良反应。对 β_2 内酰胺类有速发型超敏反应的儿童可能需要脱敏治疗、鼻窦穿刺或其他的辅助措施等。

(三)局部治疗

1.鼻部用药

常用 1%麻黄碱液或呋喃西林麻黄碱液、氯霉素麻黄碱液滴鼻。若为急性额窦炎或筛窦炎，滴鼻时应采用头后仰位。若为急性上颌窦炎应采用侧头位，使黏膜消肿，改善鼻窦的通气引流而减轻头痛。用 1%丁卡因加 2%麻黄碱混合液棉片，置于中鼻道前段最高处，每日更换 1～2 次，使额窦开口处的黏膜消肿以促进其通气引流，可减轻急性额窦炎患者之头痛。

2.鼻窦置换疗法

鼻窦置换疗法适用于各种非急性期的鼻窦炎，而仍有多量脓涕及鼻阻塞者，以利鼻窦引流。

3.上颌窦穿刺冲洗

急性上颌窦炎无并发症者，在全身症状消退和局部炎症基本控制时，可行上颌窦穿刺冲洗，有时一次冲洗即愈。亦可于冲洗后向窦内注入抗生素或类固醇激素，每周 1～2 次，直至痊愈。

4.蝶窦冲洗

在鼻内镜窥视下，将细长吸引器头放入蝶窦开口处进行抽吸和冲洗。

5.额窦钻孔引流

适用于保守治疗无效，或病情加重，可能引起额骨骨髓炎的病例。即于患侧额窦前下壁处钻一直径约0.8 cm的孔至窦腔内，经此孔吸出脓液，用生理盐水冲洗，并置入引流管从鼻腔引出，在症状消除后适时从鼻腔拔管。

6.物理治疗

超声雾化蒸气吸入、红外线照射、超短波电疗、电透热法和局部热敷等物理疗法，对改善局部血液循环，促进炎症消退或减轻症状均有帮助。行超声雾化或蒸气吸入时，多用α-糜蛋白酶，或庆大霉素8万U加地塞米松5 mg。

7.手术疗法

急性期多不宜手术，仅在鼻窦炎症向外扩散而导致毗邻器官发生严重并发症(如眶内或颅内感染)时才施行，但须严格掌握适应证。

五、预防

预防感冒；及时治疗急性鼻炎；鼻腔有分泌物时忌用力擤鼻；积极防治牙病。

第二节　慢性鼻窦炎

急性鼻窦炎感染多次、反复发作后，鼻窦内黏膜产生病变，丧失原有的纤毛上皮功能，同时窦口黏膜肿胀、肥厚，鼻窦引流受阻，导致鼻窦慢性炎症。国际鼻窦疾病会议将鼻窦慢性炎定义为症状和体征持续8周以上，或反复发生的急性鼻窦炎每年发作4次以上。慢性鼻窦炎常为多个鼻窦同时受累，凡累及两个或两个以上鼻窦者谓之多窦炎；当两侧所有鼻窦均受累时则称为全鼻窦炎。

一、病因

(一)窦口鼻道复合体(OMC)阻塞

在慢性副鼻窦炎的病源学研究中有人发现，中鼻道前端鼻旁窦引流通道(前中筛区对应处)是否存在炎性病变，与全组慢性副鼻窦炎的发病有直接相关性。此区首先接触呼吸气流，易于沉积细菌及变应原颗粒，局部的反复感染、黏膜肿胀除影响筛窦外，可波及额窦和上颌窦，导致鼻旁窦口肿胀狭窄、闭塞，引流不畅，继发鼻窦内炎性病变。Naumann将该区域命名为窦口鼻道复合体(OMC)，包括中鼻甲、筛泡、筛漏斗、半月裂、额隐窝及中鼻甲基板以前的鼻窦开口等。作为各鼻窦引流口集中的OMC区的病变引起纤毛上皮的损害，进而使黏液纤毛清除功能降低，是鼻窦炎慢性化和复发的重要因素。一般认为OMC的阻塞会导致窦腔PaO_2的下降、$PaCO_2$的上升和黏膜血流的下降，从而使一些毒力较弱的细菌大量繁殖，对黏膜及黏膜下层造成侵袭，引起炎症反应。当炎症未及时控制时，便会导致结缔组织增生及鳞状上皮化生，使黏膜发生不可逆的变化，并加重OMC的阻塞，从而使细菌繁殖、黏膜破坏、脓液潴留、OMC阻塞，形成恶性循环，最终导致疾病的慢性化和难治性。OMC阻塞和以下一种或几种因素的相互作用有关：全身性疾病，如上呼吸道感染、变应性疾病或免疫性疾病(IgA和IgG异常)引起黏膜肿胀；分泌液性质的改变，如纤维囊性变；纤毛功能障碍，如原发性纤毛运动障碍或获得性纤毛功能障碍；面部损伤、肿胀或药物所致的鼻腔黏膜局部损害；解剖畸形所致的机械性阻塞，如鼻窦发育不全、中鼻甲反向弯曲、中隔偏曲、后鼻孔闭锁等，钩突和筛漏斗发育的差异可能影响上颌窦、筛窦以及额窦的引流通道，成为慢性鼻窦炎发病的诱因；中鼻甲前下端过度气化可以压迫钩突，阻塞半月裂孔和筛漏斗，引起上颌窦炎和前组筛窦炎。其中，病毒感染和变应性因素引起黏膜炎症是 OMC 阻塞最常见的原因。

(二)细菌感染

慢性鼻窦炎绝大多数是鼻窦内的多种细菌感染，致病菌以流感杆菌及链球菌多见。常见的需氧菌有金黄色葡萄球菌、绿色链球菌、流感嗜血杆菌、卡他莫拉氏菌、表皮葡萄球菌和肺炎链球菌。常见的厌氧菌有消化链球菌属、棒状杆菌属、拟杆菌属和韦荣氏菌属。此类细菌可通过其鞭毛、荚膜等自身毒力以及所释放的毒素、胶原酶和蛋白酶等侵袭黏膜上皮，趋化中性粒细胞、淋巴细胞等炎性细胞，促进前列腺素、组胺等递质的释放，导致黏膜损伤和疾病的发展。

(三)病毒感染

研究发现，近 20%的急性上颌窦炎患者的上颌窦内存在病毒感染。其中最多见的是鼻病毒，其次为流感和副流感病毒。上呼吸道病毒感染导致黏膜充血和纤毛功能障碍，可继发细菌感染。

(四)黏膜纤毛功能障碍

(1)原发性纤毛功能障碍：如不动纤毛综合征，包括 Karlagnor 综合征，患者由于黏膜纤毛缺乏蛋白壁；囊性纤维化病或黏稠物阻塞症，患者由于血清中存在抑制纤毛活动的物质，从而使得纤毛摆动无力、方向紊乱，无法清除有害物质，引起分泌物潴留，导致疾病的发生，而分泌物变黏稠的原因可能是由于黏液腺分泌物中酸性糖蛋白含量增加，改变了黏膜流变学特性。

(2)继发性纤毛功能障碍：慢性鼻窦炎患者中，一些细菌如绿脓杆菌、流感嗜血杆菌可释放某些因子使纤毛运动能力下降、摆动紊乱。从中性粒细胞释放出的蛋白溶酶除了可造成纤毛结构损伤外，还可使纤毛运动停止。窦腔 PaO_2 的下降、$PaCO_2$ 的上升，使得纤毛上皮 ATP 产生减少，进而纤毛运动能力下降。另外，鼻腔异物、鼻息肉、局部阻塞均可使纤毛运动功能减低。

(五)免疫功能紊乱

(1)免疫缺陷：药物和手术难以治愈的慢性鼻窦炎患者，可能会伴有不同程度的免疫缺陷，如 IgG 亚群缺陷(在儿童特别是 IgG_2 缺陷，表现为反复上呼吸道感染)、IgA 或 IgM 缺陷、低丙种球蛋白血症及多变型免疫缺陷病(CVID)等。因此，早期发现免疫缺陷对于预防复发性和慢性鼻窦炎具有重要意义。

(2)变应性反应：变应性鼻炎与鼻窦炎的同时发生率为 25%～70%。鼻腔黏膜变应性炎症对鼻窦炎的影响主要是：变应性水肿累及鼻窦口黏膜，造成鼻窦口的狭窄或阻塞，伴发黏液过量分泌，导致鼻窦分泌物潴留，继发细菌感染；变应性水肿累及鼻窦黏膜，同时鼻腔充血堵塞，迫使患者张口呼吸引起窦内氧张力下降；另外，窦腔内上皮通透性增加，导致对微生物的防卫能力下降，易继发细菌感染；变应性炎症反复发作，可提高呼吸道黏膜对变应性和非变应性刺激的反应性。据此认为，变应性炎症和慢性鼻窦炎的发生有着紧密的联系。

(3)真菌免疫反应：变应性真菌性鼻窦炎的发病多由于一个或多个鼻窦内真菌生长繁殖，

引起宿主强烈超敏反应，同时伴有鼻腔、鼻窦的感染性炎症，是IgE介导的Ⅰ型变态反应和免疫复合物介导的Ⅲ型变态反应的结合；嗜酸粒细胞真菌性鼻窦炎是嗜酸粒细胞介导的，易感个体对真菌超敏反应而致的鼻、鼻窦变应性反应。主要以组织学及鼻分泌物真菌培养阳性，黏蛋白中嗜酸粒细胞聚集，CT示慢性鼻窦炎症改变为诊断依据。

二、病理

从病理类型来看，慢性鼻窦炎可分为卡他性鼻窦炎和化脓性鼻窦炎。

(一)慢性卡他性鼻窦炎

黏膜正常或增厚，伴有杯状细胞增生，固有层水肿，血管周围浸润，管壁增厚或管腔阻塞，大量浆细胞和肥大细胞浸润。分泌物为黏液性、黏液脓性或浆液性。

(二)慢性化脓性鼻窦炎

上皮层可能出现肉芽形成或缺损，固有层中炎症细胞浸润明显，血管周围浸润较卡他性更严重，少数骨质可能受到侵蚀。按上皮层和固有层变化的特点，又可分为以下各种类型。

(1)乳头状增生型：表现为黏膜上皮由假复层柱状上皮变为无纤毛的复层鳞状上皮，表皮增厚突起呈乳头状。

(2)水肿型：表现为黏膜固有层剧烈水肿增厚，可呈息肉样变。

(3)纤维型：表现为动脉管壁增厚，周围纤维组织增生，末梢血管阻塞，黏膜固有层中腺体少，纤维组织形成。

(4)腺体型：表现为腺体增生或腺管阻塞，后者可形成囊肿或脓囊肿。

(5)滤泡型：在黏膜的固有层中淋巴细胞聚集形成滤泡，并且有淋巴细胞存在于滤泡内形成小结。

此外，长期慢性炎症的刺激可导致(鼻)窦壁骨质增生，如果慢性感染发生在儿童时期，可致鼻窦发育不良和窦腔狭小。慢性鼻窦炎或复发发作会导致骨炎，骨炎的范围与感染的次数和病史的长短有关，结果可导致鼻窦窦腔容积减少。鼻窦骨壁的增厚和硬化，一方面继发于长期慢性炎症，另一方面加重鼻窦口阻塞，使炎症难以缓解。

三、临床表现

(一)全身症状

慢性鼻窦炎的症状常较轻，少数人可无明显症状，一般可有食欲不振、易疲倦、记忆力减退、思想不集中等症状。极少数病例可有持续性低热。

(二)局部症状

(1)多脓涕：为主要症状，呈黏脓性或脓性，色黄或灰绿。前组鼻窦炎患者，鼻涕易从前鼻孔擤出；后组鼻窦炎者，鼻涕多经后鼻孔流入咽部，患者自觉咽部有痰，常经咽部抽吸后吐出。牙源性上颌窦炎的鼻涕常有腐臭味。

(2)鼻塞：亦为主要症状，是因鼻黏膜肿胀、鼻甲息肉样变、息肉形成或鼻内分泌物较多所致，有时亦可因脓涕太多，于擤出鼻涕后鼻塞减轻。

(3)头昏、头痛：慢性鼻窦炎多表现为头沉重感，急性发作时可有头痛，均为鼻窦内引流不畅所致。一般表现为钝痛和闷痛，乃因细菌毒素吸收所致的脓毒性头痛，或因窦口阻塞、窦内空气被吸收而引起的真空性头痛。头痛多有时间性或固定部位，多为白天重、夜间轻，且常为一侧性，如为双侧者必有一侧较重；前组鼻窦炎者多在前额部，后组鼻窦炎者多在枕部；休息、滴鼻药、蒸汽吸入或引流改善，鼻腔通气后头痛减轻；咳嗽、低头位和用力时因头部静脉压升高而使头痛加重；吸烟、饮酒和情绪激动时头痛。

(4)嗅觉减退或消失：一是由于鼻黏膜肿胀、鼻塞，气流不能进入嗅觉区域，多属暂时性；二是由于嗅区黏膜受慢性炎症长期刺激，嗅觉功能减退或消失可能为永久性。

(5)视力障碍：多因筛窦炎和蝶窦炎引起，但较少见。

(三)检查

1.鼻腔检查

前鼻镜检查可能见到鼻黏膜慢性充血、肿胀或肥厚，中鼻甲肥大或息肉样变，中鼻道变窄、黏膜水肿或有息肉。前组鼻窦炎其脓涕多在中鼻道内；后组鼻窦炎多在嗅裂、后鼻孔，或鼻咽顶部有脓；下鼻道有大量脓液者，应考虑到慢性上颌窦炎。必要时应做后鼻镜检查，可观察上鼻道是否有脓液。未见鼻道有脓液者，可用1%麻黄碱收缩鼻黏膜并行体位引流后，复做上述检查，可助诊断。

2.口腔和咽部检查

牙源性上颌窦炎者同侧上列牙可能存在病变，后组鼻窦炎者咽后壁可能见到脓液或干痂附着。

3.鼻窦A型超声波检查

本检查具有无创、简便、迅速和可重复检查等优点。适用于上颌窦和额窦，可发现窦内积液、息肉或肿瘤等。

4.纤维鼻咽喉镜或鼻内镜检查

可清楚准确地判断上述各种病变以及窦口及附近区域的病变。

5.鼻窦穿刺

传统的上颌窦穿刺简单易学，在诊断和初步缓解患者症状方面是手术所不能替代的。多用于上颌窦，通过穿刺冲洗以了解窦内脓液的性质、量及有无恶臭等，且便于脓液细菌培养和药物敏感试验，据此判断病变程度和制定治疗方案，并且收集潴留液做细菌学和细胞学检查，以便检查包括真菌在内的致病菌以及早期诊断出恶性病变。

6.影像学检查

(1)鼻窦X线片：可显示窦腔大小、形态以及窦内黏膜不同程度增厚、窦腔密度增高、液平面或息肉阴影等。面部单纯X线检查(华氏位、柯氏位)时，通常鼻旁窦无骨质破坏所见。急性发作后的慢性鼻窦炎影像学特征与急性鼻窦炎相似，表现为黏骨膜增厚，慢性纤维化，伴息肉样增生，分泌物潴留，导致鼻窦密度增高，透过度下降。

(2)鼻窦CT：慢性鼻窦炎CT扫描诊断主要参考冠状位和水平位。影像特征为黏膜肥厚，鼻窦内充满软组织密度阴影。慢性鼻窦炎中，前筛最常受累，上颌窦及额窦炎常与OMC的结构和病变状况有关。单纯上颌窦炎较为多见，但对单侧上颌窦病变应与血管瘤、内翻性乳头状瘤鉴别；若上颌窦内密度不均，则应考虑真菌性鼻窦炎的可能，同时也要与恶性肿瘤相鉴别；孤立性额窦炎较少见。

(四)各组鼻窦炎分述

1.慢性上颌窦炎

慢性上颌窦炎多因急性上颌窦炎反复发作,或治疗不彻底迁延而致。也可因鼻甲肥大、鼻中隔偏曲、鼻息肉、鼻腔肿瘤、鼻腔异物等阻塞中鼻道和上颌窦口而引起。

(1)临床表现:①鼻塞:一侧或双侧鼻塞,程度视鼻腔黏膜肿胀范围、分泌物多少、气候变化而定,鼻塞发生后,常引起嗅觉减退。②多涕:为主要症状,单侧或双侧,可以从前鼻孔流出,也可以向后流入鼻咽部后经口吐出。分泌物为黏脓性或脓性。③头痛、头昏:可有头部钝痛,但程度明显轻于急性上颌窦炎。多为上午轻,下午重。也有人时感头昏,注意力不集中。记忆力下降。

(2)诊断要点:①病史:注意既往急性发病情况和治疗经过,目前有鼻塞、脓涕、头痛等症状。②鼻腔检查:可见鼻黏膜慢性充血、肿胀,鼻甲肥大,中鼻道或总鼻道积脓。对可疑而未发现脓液者,先用1%麻黄碱收缩鼻腔和中鼻道黏膜,再行体位引流,数分钟后再检查中鼻道有无脓液,若有可支持诊断。③X线或CT检查:可显示窦腔变小、窦内黏膜增厚、密度增高、液平面等,对诊断有重要价值。④上颌窦穿刺冲洗:行诊断性上颌窦穿刺,若窦腔内有脓液,可确定诊断,并可做脓液细菌培养和药敏试验。

2.慢性筛窦炎

慢性筛窦炎发病率仅次于慢性上颌窦炎,单独发病者少,多合并上颌窦炎。

(1)临床表现:①局部症状:鼻塞、嗅觉减退、流涕等。②头面部疼痛:如窦口受阻,可有额部、鼻根、眼眶处慢性疼痛、闷胀感。③全身症状:可有精神不振、倦怠、注意力不集中等。

(2)诊断要点:①病史:慢性筛窦炎很少单独发生,症状不典型,故应全面分析病史,了解起病情况、全身及局部症状。②鼻腔检查:前鼻镜或鼻内镜检查可见中鼻道或嗅裂处有脓液。③影像学检查:X线摄片或CT扫描显示筛窦炎性病变。

3.慢性蝶窦炎

慢性蝶窦炎很少见,可因急性蝶窦炎反复发作,或其他鼻窦及鼻腔感染而累及。

(1)临床表现:①全身症状:轻重不一,可有精神不振、倦怠、头昏等表现。②局部症状:可有深部钝性头痛,脓涕,鼻后倒流,嗅觉障碍,鼻塞等症状。

(2)诊断要点:①病史:了解头痛特点,对头深部疼痛者要警惕。②鼻镜检查:注意嗅沟处有无存脓。③X线或CT扫描:可发现蝶窦炎性病变影像,为诊断的主要依据。

四、鉴别诊断

(一)慢性鼻炎

慢性鼻炎流鼻涕不呈绿脓性,亦无臭味,故观察鼻涕的性质是鉴别关键;X线检查鉴别可准确无误,慢性鼻炎病变局限于鼻腔,而慢性鼻窦炎则在鼻窦内可见有炎性病变。

(二)神经性头痛

有些患神经性头痛的患者可长年头痛,反复发作,往往被误认为有鼻窦炎,但这种患者基本没有鼻部症状,故通过临床表现及X线检查即可加以鉴别。

(三)其他疾病

①过敏性鼻炎。②阿司匹林性喘息。③鼻窦支气管综合征。④急性鼻窦炎及鼻窦脓肿。

⑤术后性上颌窦囊肿为主的鼻窦囊肿性疾病。⑥鼻窦真菌症。⑦牙源性上颌窦炎。⑧乳突瘤、血管瘤、淋巴管瘤等鼻窦良性肿瘤。⑨恶性肿瘤。⑩韦格内肉芽肿、结核等。

五、分型和分期

目前，关于慢性鼻窦炎的分型和分期仍沿用以下标准（中华医学会耳鼻咽喉科学分会、中华耳鼻咽喉科杂志编辑委员会制定的《慢性鼻窦炎鼻息肉临床分型分期及内镜鼻窦手术疗效评定标准》）。

分型、分期标准（以侧计，前后筛窦分开计）具体如下。

Ⅰ型：单纯型慢性鼻窦炎（保守治疗无效）。①1期：单发鼻窦炎。②2期：多发鼻窦炎。③3期：全鼻窦炎。

Ⅱ型：慢性鼻窦炎伴鼻息肉。①1期：单发鼻窦炎伴单发鼻息肉。②2期：多发鼻窦炎伴多发鼻息肉。③3期：全鼻窦炎伴多发鼻息肉。

Ⅲ型：全鼻窦炎伴多发性、复发性鼻息肉和/或筛窦骨质增生。

六、治疗

以改善鼻腔通气和引流，排除脓液为治疗原则。

（一）去除病因

去除相关病因，可行扁桃体和腺样体切除术。变态反应与慢性鼻窦炎关系甚密切，互为因果，必须同时治疗感染和变态反应。

（二）局部用药

（1）以减充血剂为主，能改善鼻腔通气和引流，常用1%麻黄碱滴鼻液。应强调的是，此类药不宜长期应用，否则可导致药物性鼻炎，使鼻塞加重或不可逆。本病多数与变态反应有关，故减充血剂内可适当加入类固醇类激素药物。此外，滴鼻剂配伍中应含有保护和恢复鼻黏膜纤毛活性的成分，如ATP、溶菌酶等。

（2）上颌窦穿刺：对于鼻窦内积脓较多而又不易排出者可用此法，常用于上颌窦炎，每周1～2次。必要时可经穿刺针导入硅胶管留置于窦内，以便每日冲洗和灌入抗生素与类固醇激素等药物。

（3）置换法：应用于额窦炎、筛窦炎和蝶窦炎，最宜于慢性化脓性全鼻窦炎者及儿童慢性鼻窦炎者。用鼻腔交替负压置换法，可将以0.5%麻黄碱滴鼻液为主并适当配入抗生素、糖皮质激素和α-糜蛋白酶的混合液带入窦腔。

（4）物理治疗：如超声雾化、透热疗法、微波治疗等。

（三）全身药物治疗

（1）抗生素类：对于慢性鼻窦炎急性发作者，口服阿莫西林-克拉维酸钾1.0 g，每日2次，可取得良好疗效；大环内酯类抗生素对慢性鼻窦炎作用的临床实验是近年的重要进展，给予每日400～600 mg红霉素，时间3～6个月以上，各种症状可全面改善，与氧氟沙星联用效果更好。

（2）中药和中成药类：慢性鼻窦炎中医称之为鼻渊，与肺、脾的虚损有关，故治法宜温补肺气或健脾益气，通利鼻窍。

基础方药：茯苓12 g，党参、白术、陈皮、山药、苍耳子、辛夷、白芷各10 g。脓涕多者加鱼腥草12 g,冬瓜子10 g;头昏头痛者加川芎10 g,菊花10 g;鼻塞重、嗅觉下降者加鹅不食草10 g。中成药临床常见的有鼻渊舒口服液、鼻窦炎口服液等。中西医结合治疗,效果较好。

(3)免疫治疗:鼻局部使用类固醇激素制剂已成为治疗慢性鼻窦炎的一线药物;对于免疫球蛋白G缺陷,且对抗生素治疗不敏感的患者,应静脉给予免疫球蛋白治疗。

(4)改善黏膜纤毛传输功能治疗:可采用缓冲性高渗盐水冲洗鼻腔,也可口服稀化黏素(吉诺通)、溴环己胺醇(兰勃素)等。

(四)手术治疗

(1)辅助手术:以改善鼻窦通气引流,促进鼻窦炎症消退为目的,如切除部分中鼻甲,清除鼻腔息肉,咬除膨大的筛泡,矫正鼻中隔偏曲等。

(2)鼻窦手术:分为经典的鼻窦根治(或清理)术及新近的功能性内镜鼻窦手术。以Caldwell Luc或Denker术式为主的根治手术自19世纪以来已有百年历史。无论哪种鼻内手术都可以说是流派。从20世纪70年代开始,以奥地利及德国为主率先在欧洲施行了内镜下鼻内手术,日本在20世纪90年代以后也相继广泛开展了内镜下鼻内鼻窦手术。迄今,这种手术已经成为主流。

第三节　儿童鼻窦炎

儿童鼻窦炎是儿童较为常见多发病。因儿童语言表达能力有限,故易被家长及医生所忽视。其病因、症状、体征、诊断和治疗原则与成人鼻窦炎相比有相同点亦有特殊性。近年来,儿童鼻窦炎正越来越受到临床医生重视。一般说来,小儿鼻窦炎常发生于学龄前期及学龄期(5～9岁)。最常见的致病菌是肺炎球菌、链球菌和葡萄球菌。感染严重者可引起鼻窦附近组织甚至颅内的并发症。

一、病因

(1)窦口鼻道复合体阻塞性病变是鼻窦炎的最主要原因。诱导阻塞产生的主要因素有:全身性疾病,如上呼吸道感染、变应性疾病引起黏膜肿胀;解剖畸形,如鼻窦发育不全、中隔偏曲、后鼻孔闭锁等所致的机械性阻塞;先天性鼻部发育畸形,扁桃体、腺样体肥大并感染,也是容易发生鼻窦炎的因素;以及面部损伤肿胀或药物所致的鼻黏膜局部损害。病毒感染引起黏膜炎症是OMC阻塞常见的原因,儿童在出生时钩突、筛漏斗、半月裂和筛泡虽已发育完成,OMC结构与成人基本一致,但相对狭窄,如果出现上述各种诱发因素,则更易引起阻塞,导致鼻窦正常功能紊乱,并加重黏膜的病变和导致纤毛功能受损、分泌物潴留等,这些病理生理学改变又反过来加重感染。

(2)由于各个鼻窦的发育时间不同,各个鼻窦发病最早时间也各不相同。上颌窦和筛窦较早发育,故常先受感染,额窦多在7～10岁以后发病,蝶窦炎多见于10岁以上患儿。5～8岁以上儿童患鼻窦炎较多。

(3)儿童鼻窦口较大,窦腔发育气化不全,鼻腔、鼻道狭窄,黏膜与鼻腔相连,且黏膜中血管和淋巴管较丰富,发生感染易致鼻窦引流通气功能障碍,分泌物潴留,致病菌繁殖。

(4)儿童机体抵抗力、外界适应力均较差,多有扁桃体和腺样体肥大,易发生上呼吸道感染或各种并发有上呼吸道感染的传染病,如流行性感冒、麻疹、猩红热等,导致急、慢性鼻窦炎发病。变态反应是儿童鼻窦炎发病的重要因素,也是鼻窦炎复发的主要原因之一。变态反应可引起鼻腔黏膜水肿,分泌物增多,窦口引流不通畅,导致鼻窦感染,而感染又可加重鼻黏膜变态反应,形成恶性循环,在治疗过程中应重视对变态反应的控制。

(5)其他:包括鼻外伤、鼻腔异物、不良生活习惯和行为及特异性体质,纤毛不动综合征、先天性丙种球蛋白缺少症、Kartagener 综合征等,也常易并发鼻窦炎。

二、病理

(一)急性型

早期仅累及黏膜层,出现黏膜充血,继而血管扩张,渗透性增加,渗出物经过扩张的毛细血管流入窦腔,上皮下层有多形核白细胞和淋巴细胞浸润,基底膜变厚,黏液腺分泌增加,分泌物为浆液性或黏液性。以后出现化脓性感染,窦腔黏膜水肿及血管扩张加重,炎性细胞浸润更为明显,分泌物变为黏脓性,时间越久,充血越重,毛细血管可破裂出血。由于水肿压迫,使血液供应不足,可发生纤毛上皮细胞坏死脱落,此时分泌物为黄色脓液。少数病例可发生窦壁骨炎、骨髓炎和其他并发症,一般多见于幼儿。黏膜充血、肿胀、息肉样变、分泌物呈黏液性或浆液性,严重时可转为脓性。

(二)慢性隐蔽型

鼻窦黏膜表现为水肿型、滤泡型或肥厚型病变,纤维型病变罕见。水肿型病理见黏膜固有层水肿增厚,可有息肉样变;滤泡型可见固有层中淋巴细胞聚集形成滤泡,并且有淋巴细胞存在于滤泡内形成小结;纤维型镜下见动脉管壁增厚,末梢血管阻塞,黏膜固有层中腺体减少,周围纤维组织增生。

三、临床表现

(一)急性鼻窦炎

(1)全身症状明显,如发热、畏冷、烦躁不安、哭闹或精神萎靡、食欲不振、呼吸急促、拒食。甚至抽搐,常伴上、下呼吸道炎症症状,如咽痛、咳嗽等。

(2)局部症状:鼻塞、流脓涕、鼻出血。上颌窦炎可导致患侧颜面部红肿,局部皮温升高,牙痛;额窦炎导致头痛,一般呈晨重夕轻特点;蝶窦炎多见于年长儿,可致枕部疼痛。鼻窦炎严重时可致中耳炎,视神经和翼管神经受累症状;脓涕倒流可致咳嗽、恶心、呕吐、腹疼等症状,累及周围器官可致中耳炎。较大儿童可能主诉头痛或一侧面颊疼痛。并发眶内并发症者,较成人稍多见。

(二)慢性鼻窦炎

主要表现为间歇性或持续性鼻塞,黏液性或黏脓性鼻涕,有时鼻涕倒流入咽部,则无流涕症状,常频发鼻出血。严重时可伴有全身中毒症状,长期病变可发生贫血、胃纳不佳、体重下降、营养不良、胃肠疾病、关节痛、易感冒,甚至影响面部发育和智力、体格发育。还可出现邻近器官症状,如支气管及肺部炎症、声嘶、颈淋巴结肿大、慢性中耳炎、泪囊炎、结膜炎及咽炎等。

(三)并发症

目前由于抗生素的广泛使用,儿童鼻窦炎的并发症已大为减少。

1.支气管炎

支气管炎为最常见并发症，由于鼻窦内分泌物流入气管，使气管、支气管黏膜发生炎性反应。

2.中耳炎

由于儿童咽鼓管咽口位置低，咽鼓管走向较直而短，鼻腔分泌物刺激咽鼓管时易造成黏膜水肿，鼓室通气功能障碍，导致分泌性中耳炎或脓涕容易进入鼓室内导致鼓室内黏膜炎症、渗出。

3.上颌骨骨髓炎

上颌骨骨髓炎多见于婴幼儿，因上颌窦发育早，窦腔小、骨壁厚，且富有血管，故受感染时易侵及上颌骨骨膜、骨髓。致病菌多为葡萄球菌，又以金黄色葡萄球菌多见，多数学者认为血行性感染为主要感染途径。症状表现为起病快，高热、哭闹不安等全身中毒症状，面颊部、下眼睑、结膜肿胀，可伴眼球突出、活动受限，同侧鼻腔流脓涕之后出现上颌牙龈、硬腭、牙槽处发生红肿，后破溃，形成漏管。如继续发展则形成死骨，牙胚坏死、脱落。本病早期诊断治疗非常重要，诊断主要根据症状、体征。早期由于骨质破坏不明显，X线检查意义不大。早期治疗能缩短病程，减少损害，预后较好，主要为全身应用敏感抗生素，配合局部分泌物引流排脓。晚期病例死骨形成不能排出者，可施行刮治和死骨截除术。

4.眼眶并发症

由于眼眶与窦腔的血管、淋巴管互为联系，鼻窦感染可经血管、淋巴管及骨孔间隙扩散至眼眶，引起眶蜂窝织炎、眶骨膜炎、眶内脓肿。

5.其他

其他并发症如局限性额骨骨髓炎、颅内感染、关节炎、贫血、智力障碍、营养不良等。

四、诊断

诊断原则同成人鼻窦炎，但又有其特点。由于儿童检查不配合，表达能力有限及解剖结构的特殊性，导致了一些不典型病例诊断困难，尤其是幼儿。因此，耐心详细询问病史和体格检查非常重要。对5岁以下小儿宜详询其家属有无可疑病因和鼻部症状，如上呼吸道感染或急性传染病病史，鼻塞、流涕等症状。局部检查，在小儿急性鼻窦炎时，鼻窦邻近组织的红肿、压痛及鼻涕倒流入咽部等现象较成人多见；在慢性鼻窦炎，鼻涕可能极少。在婴儿，下鼻甲下缘与鼻腔底接触是正常现象，不可误认为鼻甲肥大。X线检查受儿童工颌窦内黏膜较厚及芽孢等影响，对5岁以下患儿诊断作用有限。鼻窦CT扫描更有助于诊断。另外，一些治疗手段如上颌窦穿刺、鼻腔置换疗法对诊断亦有意义。上颌窦穿刺冲洗如为阳性即可确诊，但是穿刺结果如为阴性，也不能排除上颌窦炎的存在。需要强调的是单侧鼻腔流脓涕，特别是有合并异味者应注意排除鼻腔异物。

五、治疗

(1)以保守治疗为主，注意儿童保暖，增强机体免疫力，使用抗生素和局部类固醇激素。除非已有严重并发症，一般不主张手术。抗生素的使用要合理、足量，以控制感染，疗程一般为7～12天左右，可配合稀释分泌物药物使用。急性期给予湿热敷、物理治疗、局部滴用血管收缩剂、鼻腔蒸气吸入等。0.5%麻黄碱滴鼻液滴鼻，通畅引流。另外，不能忽视对过敏性鼻炎的治疗。过早停药会导致治疗不彻底而转为慢性。鼻腔使用低浓度血管收缩剂和糖皮质激素喷剂，以利鼻腔通气和窦口引流。并应注意休息，给以营养丰富、易于消化的食物。

(2)上颌窦穿刺冲洗、注药术同样是治疗儿童上颌窦炎行之有效的方法。由于患儿多不配合，可于第一次穿刺成功后经针芯置管于窦腔内，外露部分固定于皮肤表面，方便反复冲洗。留置时间一般以不超过1周为宜。由于儿童上颌窦的位置相对下鼻道位置较高，穿刺针方向与成人相比应略向上、向后，获突破感后即停止进针。正负压置换法是儿童慢性鼻窦炎门诊治疗的最常用方法，但需要儿童的配合及医护人员的严谨操作，可用于慢性鼻窦炎及急性鼻窦炎全身症状消退期。用于幼儿，因当哭泣时软腭已自动上举封闭鼻咽部，即使不会发出"开、开"声，也可达到治疗要求。

(3)应当在系统的保守治疗无效后方考虑手术。在严格掌握适应证情况下，可考虑施行下鼻道内开窗术或鼻息肉切除术及功能性内镜鼻窦手术。鼻内镜鼻窦手术是成人鼻窦炎的首选手术方法，因其有在去除病变的基础上，能最大限度地保留正常组织结构，减少手术对颜面发育的不良影响等优点，目前也被广泛地运用于儿童鼻窦炎的治疗。和成人不同的是，应注意儿童鼻窦比较小，毗邻结构关系亦不同于成人；手术操作应轻柔仔细，减少术后水肿、粘连；术后换药需要患儿能配合，必要时仍需在全麻下换药。有文献报道，鼻内镜鼻窦手术有效率为75%～90%。对慢性鼻窦炎又有腺样体肥大者，则宜早期行腺样体切除术。传统手术方法尚有扁桃体摘除和局限性鼻中隔矫形。

第六章　鼻中隔及鼻腔其他疾病

第一节　鼻中隔偏曲

鼻中隔偏曲系由于鼻中隔在发育过程中受某些因素影响所致的结构上的畸形，形态上向一侧或两侧偏斜，或局部突起，可影响鼻腔生理功能，并引起一系列病理变化。鼻中隔部分呈尖锐突起者称棘突或距状突；呈长条状隆起者称嵴突；若鼻中隔软骨突入鼻前庭则称鼻中隔软骨前脱位。事实上鼻中隔完全正直者甚少，常有不同程度的偏斜，且上述各种形态可同时存在。如无功能障碍，可不做任何处理。此病以成年人多见，新生儿及婴儿亦可有之。恒牙萌生后，其发病率随年龄而增长，男性比女性多，左侧较右侧多。因判断标准不同，报道的发病率亦甚悬殊。我国调查报道为12.7%（周文举等）和11.1%（林芳焯）。

一、临床分型

由于鼻中隔在新生儿时为软骨，以后犁骨与筛骨垂直板先后逐渐骨化，在生长发育过程中，受外界影响而使中隔的形态变异，可出现各种症状。具体分类如下。

（一）按部位分类

（1）软骨部偏曲：多为外伤所致，常引起鼻呼吸障碍。软骨部前端偏曲，向一侧鼻前庭突出。称鼻中隔软骨脱位，该处黏膜干燥，易致鼻出血。

（2）骨部偏曲：多因发育异常或肿块压迫所致。筛骨垂直板偏曲，常压迫中鼻甲，阻塞中鼻道，影响该侧鼻腔通气和引流。犁骨偏曲则形成鼻中隔嵴突。

（3）混合型偏曲：多由于幼年鼻外伤，偏曲随生长而发展。其偏曲不仅累及鼻中隔各部分，且伴有鼻腔侧壁畸形，故严重影响鼻部生理功能，并成为耳鼻咽部并发症的重要病因。

（二）按形态分类

1."C"形偏曲

鼻中隔软骨与筛骨垂直板均向一侧偏曲，与该侧中、下鼻甲接触，阻碍鼻腔呼吸和引流。

2."S"形偏曲

筛骨垂直板向一侧偏斜，中隔软骨向另一侧偏斜。常致两侧鼻腔呼吸和引流障碍。

3.嵴突（骨嵴）

鼻中隔的长条形突起，自前下向后上方倾斜。多为鼻中隔软骨、鼻嵴或犁骨上缘混合偏曲。有的为鼻中隔软骨边缘脱位与犁骨重叠所致。伸入中鼻道的嵴突。可阻塞上颌窦和筛窦开口，一般对呼吸的障碍不大。位于前下方的嵴突常为鼻出血的局部原因。

4.距状突（骨棘）

为局限性尖锐突起，常位于鼻中隔软骨的后端，或其与筛骨垂直板、犁骨交接处。其尖端压迫鼻甲黏膜，可引起反射性头面部神经痛。

(三)按高低分类

高位偏曲常阻塞中、上鼻道,压迫中鼻甲,常为鼻窦炎的病因。低位偏曲除阻碍分泌物引流外,影响较小。

(四)按偏斜方向分类

有纵偏、横偏及斜偏,除鼻中隔偏曲外,常伴有鼻外形歪斜。

二、病因

鼻中隔偏曲的病因尚无定论,多认为有以下各因素。

(一)外伤

为鼻中隔偏曲的主要原因,直接或间接损伤鼻部均可造成。直接外伤常有鼻骨骨折、鼻中隔骨折及鼻中隔软骨脱位,引起鼻中隔变形。幼儿受伤后,常使筛骨垂直板、犁骨、鼻嵴及鼻中隔软骨的连接处发生脱位现象。因各骨发育不全,当时症状不显,随年龄增长,鼻中隔在发育过程中,逐渐形成偏曲。有谓新生儿鼻中隔偏曲的主要原因,为分娩产程中,颅骨在产道受压迫,使两侧颧骨及上颌骨向中线挤压,致腭弓向上扭转和鼻中隔组成部分形态改变而发生。鼻中隔后部骨化较早,且有鼻骨和颅骨保护,受伤机会极少,不易引起偏曲。但鼻中隔前部即软骨部,位于鼻梁中央皮下,易受外伤,发生脱位和偏曲。

(二)发育异常

鼻中隔上部的鼻骨、筛骨和其下的颌骨、腭骨、犁骨等一般发育较早,而鼻中隔软骨发育较晚,使后者四面受限制,造成鼻中隔前端偏曲。后有筛骨垂直板和犁骨的阻挡,鼻中隔软骨发展困难,多形成矩状突。头颅骨在发育期,抵抗力最弱处为犁骨和鼻中隔软骨接合处,故偏曲多在此处发生。亦有认为犁骨发育过度或切牙发育错乱为鼻中隔偏曲的原因。

(三)高拱硬腭

某些腺样体肥大患者,鼻腔阻塞,张口呼吸,日久,硬腭向鼻腔高拱,形成高拱硬腭,使鼻顶与鼻底距离缩短,鼻中隔发育受限制,渐呈偏曲状态。林芳焯通过测量证实,硬腭高拱者,多伴有鼻中隔偏曲;但亦发现不少鼻中隔端正,而具有高拱硬腭者。他认为鼻中隔位于前颅底和硬腭之间,从硬腭至筛骨板距离约为 5 cm,如短于此数,则易形成鼻中隔偏曲。

(四)遗传因素

有人提出鼻中隔偏曲的发生与遗传因素有关。如父为长形头颅,母为小平头颅,其子女可能鼻中隔巨大而鼻腔狭小,致鼻中隔无发展余地,在发育中逐渐形成偏曲。亦有认为单纯偏曲可能为遗传性,多发性偏曲常为外伤所致。曾发现某些家庭中有同样鼻外或鼻内畸形的现象。

(五)压迫因素

鼻腔内肿瘤或异物压迫,可使鼻中隔偏向一侧。有谓鼻甲肥大亦可压迫中隔使成偏曲,但也有反对此法者。

总之,引起鼻中隔偏曲的因素较复杂,以外伤和发育异常为主。高拱硬腭和鼻中隔偏曲均属畸形发育,其相互关系不能单纯从局部解剖观点解释,应当进一步从生理角度来考虑。至于遗传因素,尚有待今后多加观察研究。

三、临床表现

(一)鼻塞

鼻塞程度与鼻中隔偏曲的程度有关,为最常见症状,多呈持续性,多见于偏曲侧。不仅与鼻中隔偏曲造成鼻腔狭窄有关,而且与偏曲的影响造成层流减少、涡流增加关系密切,平时患者感觉呼吸不畅,受冷和感冒时症状加重。对侧鼻腔初尚通畅,日久因生理性填补空间作用,使黏膜及鼻甲代偿性肥厚,以致鼻腔变小,两侧持续性鼻塞。若是儿童,长期鼻塞,经口呼吸,则影响患儿发育,可造成肺部扩张,形成鸡胸。鼻塞严重者可以出现嗅觉减退。

(二)鼻出血

鼻出血多发生于鼻中隔偏曲的一侧或棘、嵴处,该处黏膜张力大且黏膜较薄,局部血供丰富,黏膜由于气流的刺激容易干燥,故易出血。

(三)反射性头痛

偏曲的鼻中隔黏膜常与中、下鼻甲相接触,引起同侧的反射性头痛。此外,鼻中隔偏曲引起气流的变化,造成偏曲部位的后方局部黏膜水肿引起头痛。

四、诊断与鉴别诊断

鼻中隔偏曲的诊断一般不难。前部的偏曲,用鼻镜检查即可发现。后部的偏曲,用血管收缩剂收缩黏膜后,也易查见。但鼻中隔偏曲的诊断标准差异甚大,检查应注意:①距状突或嵴突,是否压迫相对的鼻甲黏膜。②偏曲部分是否影响鼻道引流。③鼻腔侧壁的相应变化,如鼻甲肥大、黏膜增厚等。④注意后部的偏曲及高位偏曲。鼻窦 CT 及鼻内镜检查有利于更加细致地了解鼻中隔偏曲的程度、部位及相邻结构的异常,利于手术方案的选择。

鼻中隔偏曲的判断标准尚未统一,可分为三类,即三度。

Ⅰ度:轻度偏曲。鼻中隔偏曲部与鼻腔侧壁不接触,对鼻腔功能和鼻窦引流尚无妨碍者。

Ⅱ度:较重偏曲。偏曲部与鼻腔侧壁接触,或伴有对侧鼻甲代偿性肥大或萎缩性改变,已影响鼻功能及鼻窦引流者。

Ⅲ度:严重偏曲。偏曲部与鼻腔侧壁紧靠,距状突或嵴突紧压鼻甲骨,以细棉签探查不能通过,伴有极明显鼻塞等症状者。

五、治疗

(一)手术适应证

(1)鼻中隔偏曲引起持续性鼻塞者。

(2)鼻中隔偏曲妨碍鼻窦通气及引流者。

(3)鼻中隔嵴突或距状突压迫鼻甲引起反射性头痛者。

(4)鼻中隔偏曲引起反复鼻出血者。

(5)鼻中隔偏曲伴一侧鼻腔有萎缩者。

(6)鼻中隔偏曲影响咽鼓管功能,发生耳聋、耳鸣者。

(7)鼻中隔偏曲伴有歪鼻者。

(二)手术禁忌证

(1)急性炎症期。

(2)伴全身性疾病。

(3)年龄在18岁以下,鼻部发育未全者。

(三)手术治疗的原则

Lopatin提出鼻中隔矫正术中的生物力学原则:鼻中隔软骨处于一种平衡的力的状态下,这些力会在做切口的软骨侧或在软骨膜剥离侧释放出来,从软骨直的一面剥离软骨膜会使软骨弯向未剥离的一侧,从鼻中隔偏曲的凹面做切口和剥离软骨膜可拉直软骨,从鼻中隔偏曲的凸面做切口和剥离软骨膜可增加原有的弯曲度,术后发生弯曲的程度与软骨的厚度成反比。因此,鼻中隔偏曲的矫正应充分考虑鼻中隔的力学原则,根据其偏曲的程度及部位采用不同的手术方式,以便取得良好的手术效果。具体方法如下:

1.鼻中隔后段偏曲

即鼻中隔骨性偏曲。多采用经典的Killian鼻中隔黏膜下切除术。

2.鼻中隔前段、高位偏曲

主要是鼻中隔软骨部偏曲。适用于行鼻中隔黏膜下矫正术,即鼻中隔整形术或鼻中隔成形术。此手术可以克服鼻中隔黏膜下切除术切除鼻中隔软骨及骨过多而造成的鼻小柱收缩、鼻尖塌陷及鼻中隔黏膜松弛,呼吸时鼻中隔随气流而飘动,患者仍有鼻塞感等缺点。

3.鼻中隔软骨段偏斜,合并有软骨段歪鼻或鼻中隔软骨前下缘脱位者

其特征是鼻中隔软骨本身尚平直,但偏离中线,并与鼻中隔后段相交成钝角,故影响鼻呼吸功能及鼻梁外形,可通过转门法手术同时矫正鼻中隔偏曲、鼻中隔软骨脱位及歪鼻。

4.鼻中隔偏曲合并骨性歪鼻

毋哲生采取鼻内切口鼻中隔-鼻成形术,其方法为常规行鼻中隔矫正术同时将鼻中隔与鼻梁完全断离,如鼻中隔无明显畸形,则单纯将鼻中隔与鼻梁断离。

5.儿童的鼻中隔手术

一个世纪以来,一直认为鼻中隔在鼻及面部骨骼的发育中起重要作用,因此许多医师认为未成年儿童行鼻中隔手术会影响鼻及面部发育。Hayton观察31例采用经典的鼻中隔黏膜下切除术的6～14岁儿童,其中有10人发生鼻部变宽鼻尖塌陷,从此建立16岁以下儿童勿施行鼻中隔手术的观念。近年,一些学者通过动物实验对此观点产生了质疑,Bernstein用不满周岁的小狗做鼻中隔黏膜下切除术,保留两侧的黏软骨膜完整,部分动物将切下的软骨做移植瓣植入两侧黏软骨膜中,经观察没有对任何一只狗鼻部及面部的骨骼发育发生影响,认为软骨膜在鼻中隔的生长过程中起重要作用,儿童如采用保守的鼻中隔成形术,并不影响鼻及面部的发育。目前认为,儿童如因鼻外伤或其他原因造成鼻骨骨折鼻中隔脱位偏曲时,应及时将鼻骨复位,鼻中隔偏曲可采用鼻中隔成形术,以避免以后骨折畸形愈合,瘢痕粘连造成手术困难。新生儿鼻中隔脱位的发生率为1.9%～4%。应尽早手法复位,最好不要超过出生后3周。

6.鼻中隔的二次手术

鼻中隔第一次手术时因种种原因手术矫正不足、症状未消除,应做第二次手术,第二次手术最好在第一次手术后1～2周施行,此时鼻中隔腔粘连不牢固,可自原切口进入,分离两侧的

黏软骨膜再进行矫正。如在 1～2 个月以后，中隔腔已粘连牢固，分离困难，易造成穿孔。

7.其他

对于鼻中隔软骨部锐利的骨棘，由于其比较薄而锐利，通常采用铲除法。对于鼻中隔嵴则采取切除法。若遇到严重的鼻中隔偏曲且伴有鼻尖塌陷者，则可采用 Joriumi 介绍的鼻中隔次全重建术。

第二节　鼻中隔血肿

鼻中隔血肿为鼻中隔一侧或两侧软骨膜下或骨膜下积血。由于鼻中隔软骨膜和骨膜为一坚韧致密的结缔组织，外伤或手术损伤血管引起其下出血时。不易被穿破，血液淤积形成血肿，而黏膜与骨膜结合较紧，且质脆易破，故甚少形成黏骨膜下血肿。

一、病因

(一)鼻部外伤

如头面部打击伤，或跌倒时鼻部触地，发生鼻骨、犁骨、筛骨骨折或鼻中隔软骨脱位的患者，常伴有鼻中隔血肿。一般以青少年为多见。

(二)鼻中隔手术后

术中止血不彻底，或术后因打喷嚏、擤鼻等活动，可以引起鼻中隔术腔出血。

(三)各种出血性疾病

如血液病、血友病、紫癜病等。有时可发生鼻中隔血肿，临床上较少见。

二、临床表现

一侧黏骨膜下血肿，呈单侧鼻塞。鼻骨或鼻中隔骨折、脱位或鼻中隔手术后的血肿，常为双侧性鼻塞。积血压迫神经末梢，引起反射性额部疼痛及鼻梁部压迫感。如鼻黏膜有损伤时，则可发生鼻出血。鼻腔检查，可见鼻中隔一侧或两侧呈半圆形隆起，表面光滑，黏膜颜色如常，或稍呈红色，触之柔软有弹性，大多位于软骨部。用鼻黏膜收敛剂时，可见其膨隆处的黏膜多无明显变化。穿刺时多可抽出血液。因筛前神经外支受压，可以出现鼻尖部皮肤感觉迟钝。

三、诊断与鉴别诊断

根据手术或外伤等病史、典型症状和体征，一般不难做出诊断。局部穿刺抽吸有血时，则更可确诊。对小儿鼻部外伤，必须详细检查，以免漏诊。

(一)鼻中隔偏曲

其表现为凸面隆起，可形似血肿，但其对侧凹陷，触诊坚硬，易于鉴别。

(二)鼻中隔脓肿

因炎症反应，鼻中隔隆起处黏膜呈暗红色，常有发热等全身症状。做穿刺抽吸检查，可以确诊。

鼻中隔血肿和脓肿的鉴别见表 6-1。

表 6-1　鼻中隔血肿和脓肿的鉴别

	鼻中隔血肿	鼻中隔脓肿
病因	外伤、手术、血液病	外伤、血肿、感染、传染病
发热	无	有
局部感觉	发胀	跳痛
外鼻皮肤	无变化	红肿
鼻梁触痛	无	有
黏膜颜色	正常	暗红
穿刺抽吸	血液	脓液

(三)鼻中隔黏膜部分肥厚

黏膜呈灰白色,常位于鼻中隔后上部近中鼻甲处,触之柔软。无手术及外伤史。穿刺抽吸阴性。

四、治疗

首先应清除淤血,对新近发生且较小的血肿,用粗针穿刺吸出。两侧鼻腔凡士林纱条填塞斥迫。如果血肿较大或已凝成血块,则须在局部麻醉下于血肿下部平行于鼻底部切开黏骨膜,或者在血肿的最低处做一"L"形的切口,以吸引管吸出血液或凝血块。鼻中隔黏骨膜下切除术后并发血肿者,可以从原切口分开黏骨膜,或者在原切口的后上 1 cm 处做一新切口,清除术腔内积血及血块,并检查有无残留碎骨片并予取出,再用凡士林纱条填塞两侧鼻腔,24 小时后取出,同时适当应用止血药物,并全身应用抗生素预防感染。

五、预后

小血肿可被吸收消失,或血肿纤维化使鼻中隔增厚。血肿初期,软骨尚可依赖血肿的血清维持营养。但为时过长,软骨可以因供血不足发生无菌性坏死,致成塌鼻畸形。如果血肿感染,可转变为脓肿,其后果将更为严重。

第三节　鼻中隔脓肿

鼻中隔脓肿为鼻中隔软骨膜或骨膜下积脓,多发生于鼻中隔软骨部。单侧者少见。

一、病因

(1)大多由鼻中隔血肿而来,故多见于外伤或鼻中隔手术后。鼻中隔的血液供应来自筛前动脉、筛后动脉、腭大动脉和鼻腭动脉,其中鼻腭动脉由蝶腭动脉分出,经犁骨的动脉沟直达犁骨尖端,并与穿过切牙孔的腭大动脉分支相吻合。由于鼻中隔软骨膜或骨膜为一较为坚韧的结缔组织,其下方的出血不易穿破,血液淤积其下方而形成血肿。鼻外伤多见于儿童,因跌伤、击伤引起鼻中隔血肿,未及时引流,继而感染而成脓肿;鼻中隔手术形成血肿,继发感染而成脓肿。另外也有报道内镜术后并发鼻中隔脓肿,考虑可能原因有:手术对鼻黏膜的损伤,尤其是鼻中隔李特尔区及下鼻甲前端;术前准备不足,未行抗感染治疗;手术器械的污染;术后鼻腔清理不及时等。

(2)鼻中隔黏膜损伤,化脓菌侵入黏骨膜下发炎化脓。曾有因鼻腔插十二指肠引流管受伤后,引起鼻中隔脓肿的病例报道。

(3)邻近组织的炎症如鼻、唇、鼻中隔小柱及上切牙根感染,炎症蔓延至鼻中隔形成脓肿。

(4)急性传染病,如麻疹、伤寒、流行性感冒、猩红热、丹毒等,亦可并发鼻中隔脓肿。

二、临床表现

以全身及局部急性发炎症状为主,如寒战、发热、周身不适、鼻梁和鼻尖红肿疼痛,并伴有触痛,可向额部放射等。脓肿可先发于鼻中隔一侧,但因毒素侵蚀和营养障碍,致软骨坏死,使脓肿向两侧扩散,引起两侧重度鼻塞。

三、诊断与鉴别诊断

一般诊断较易。遇到患鼻中隔血肿者,如疼痛加重、体温上升,应考虑感染化脓的可能。前鼻镜检查,可见鼻中隔黏膜向两侧膨隆充血,触之柔软有波动感及压痛。鼻道阻塞,有黏性分泌物。严重者鼻梁部出现红肿,鼻尖部有明显压痛。颌下淋巴结常肿胀、压痛。

(一)鼻中隔血肿

局部症状较轻,无急性炎症症状,穿刺抽吸,仅吸出血液。

(二)梅毒瘤

此病多发生于鼻中隔骨部,向两侧隆起,黏膜有充血,探针触之质地较硬。无发热及炎性症状,亦无外伤及手术史,梅毒血清试验阳性。

四、并发症

(1)鼻中隔脓肿若不及时治疗,其液体压力可致鼻中隔软骨与软骨膜分离,导致鼻中隔软骨缺血性坏死,骨性鼻中隔也可受累,将形成鞍鼻畸形。据 Ambrus 在 7 例鼻中隔脓肿的出院后随访中发现,有 3 例出现明显的鞍鼻畸形。

(2)鼻中隔脓肿自行溃破,成为鼻中隔穿孔。

(3)炎症扩散至鼻梁部软组织。经静脉逆行,可引起海绵窦栓塞。鼻中隔脓肿导致颅内感染,可能有以下几个途径:①静脉通道:经鼻中隔前部的静脉与上唇危险三角区内静脉网连通眼静脉、筛静脉、面后静脉、翼丛等与海绵窦沟通,海绵窦又与脑膜紧贴,筛静脉亦可直接与上矢状窦相连接。②淋巴通道:已证实上鼻道淋巴可经筛板、垂直板与蛛网膜下隙相通。③嗅神经通道:嗅神经丝周围鞘膜间隙可能提供了从嗅区穿过筛板的颅内通道,导致鼻源性脑脓肿等颅内感染。④鼻外伤、骨折、局部病变腐蚀或经先天性缺损而直接侵犯。

细菌经血行感染,可引起败血症。还有报道鼻中隔脓肿可致眶蜂窝织炎、急性上颌骨骨髓炎等。

五、治疗

鼻中隔血肿的及时处理是预防鼻中隔脓肿及其并发症发生的关键。鼻中隔脓肿一经确诊后,应及早行切开排脓,可防止鼻中隔软骨的破坏。术前应向患者说明,术后可遗留塌鼻畸形等不良后果。王忠新等认为也可不行切开,仅行穿刺抽脓加凡士林纱条填塞双侧鼻腔,多一次即可治愈,必要时可再穿刺一次。切开位置,一般于鼻中隔一侧沿鼻底部做水平切口,以利于充分引流。若脓肿发生于鼻中隔手术后者,可将原切口分开,并向后扩大切口,用吸引器将脓吸净，去除残留病变骨片，术中可用抗生素溶液冲洗脓腔。同时应用广谱抗生素治疗，俟脓液细菌培养及药敏测定后，再改用敏感性抗生素。

鼻中隔脓肿切开引流时，如发现鼻中隔软骨部已广泛破坏，估计有塌鼻畸形者，应考虑整形问题。曾有人使用早期软骨植入法：待脓液排净，炎症控制后，即取储藏软骨片置入创口，可免以后鼻部畸形。大多却认为炎症消退 2～3 个月后，方可进行鼻部矫形手术。

第四节　鼻中隔穿孔

鼻中隔穿孔系鼻中隔软骨部或骨部因外伤、感染、化学药物刺激或其他原因使之穿破，形成大小不等的穿孔，使两侧鼻腔相通，造成自觉有头疼、鼻塞、鼻出血、鼻腔干燥、呼吸时哨音等症状。也可为某些疾病的症状或后遗症，例如梅毒、麻风等特种感染的鼻部症状；鼻中隔肿瘤治愈后的后遗症；鼻腔后部的穿孔症状并不一定明显。新中国成立以来，由于性病的消灭和工业安全保护的改善，此种原因的病例已少见，虽近几年随着国际交流的增多，性病发病已呈上升趋势，但性病造成鼻中隔穿孔的病例尚未见有增多，不过临床医生仍应注意。不同原因造成的鼻中隔穿孔的部位和大小都有所不同，例如梅毒性穿孔多破坏较大，侵犯软骨部和骨部，多为大穿孔，甚至鼻中隔全部损毁，重者可有鞍鼻畸形；结核性穿孔多发于软骨部，穿孔边缘黏膜增厚或有肉芽组织或呈潜行性溃疡；麻风性穿孔黏膜常呈萎缩样，鼻腔宽大，黏膜干燥，但无臭味，以上特种感染者均应注意全身症状。化学性穿孔例如铬酸刺激造成穿孔常发生于软骨部，伴有鼻黏膜肿胀、干燥、溃疡等变化；外伤性穿孔边缘多光滑，可有黏膜干燥，穿孔多位于软骨部，患者多有长期挖鼻习惯或有鼻中隔手术史，部分患者由于其他外伤，穿孔常不规则，并伴有其他外伤痕迹。

一、病因

各种原因形成的穿孔的部位、大小、形状等不同，一般有些病因往往先致鼻中隔一侧的黏膜溃疡，逐渐侵蚀软骨膜及其支架，继而累及对侧软组织，最后导致鼻中隔穿孔。

（一）外伤

鼻面部是外伤常易累及的部位，严重的外伤或鼻中隔贯通伤后可以遗留鼻中隔穿孔，此类鼻中隔穿孔多和鼻腔的粘连、鼻中隔的移位、鼻窦的外伤、骨或软骨的缺损、软组织的缺损合并存在，形成复杂的形状不规则的鼻中隔穿孔和其他鼻腔鼻窦的后遗症，常合并鼻中隔的异位或与鼻腔外侧壁的粘连。

（二）手术

在鼻中隔偏曲的手术矫正中，若不慎撕裂鼻中隔两侧相对应部位的黏骨膜或黏软骨膜，手术后就形成了鼻中隔穿孔，单侧的黏膜的撕裂不会形成鼻中隔的穿孔。鼻中隔手术中一定要注意保护好黏骨膜或黏软骨膜，在一侧黏膜撕裂或必须切开时，此时一定要保护好对侧的黏软骨膜或黏骨膜，必要时保留软骨，才能防止鼻中隔穿孔。此种穿孔多在鼻中隔的软骨部。

（三）挖鼻

挖鼻是许多人的一个很不卫生的习惯，因挖鼻形成习惯，反复地刺激鼻中隔黏膜，致使鼻中隔黏膜遭到损伤，形成炎症反应，久而久之鼻中隔黏膜形成溃疡；刺激如不能及时消除，反复的刺激使溃疡日益加深，双侧黏膜对应的较重溃疡，使之鼻中隔软骨失去了营养和血液供应，就可以形成鼻中隔软骨部的穿孔，此种穿孔比较小。

（四）理化因素

某些厂矿企业如电镀厂、水泥厂、玻璃厂、炼油厂、炼铝厂、磷酸石选矿厂、蓄电池厂等，它们在生产、制造或加工过程中所产生的有害性气体或粉尘如硫酸、氟氢酸、铬酸、硝酸、铜钒、砷、汞等被吸入鼻腔，腐蚀黏膜，久之即出现鼻中隔黏膜的溃疡，而最终导致鼻中隔穿孔。临床上治疗鼻中隔李特尔区病变时，常反复应用硝酸银、三氯醋酸、电灼或 CO_2 激光治疗，亦可导致鼻中隔穿孔，还有报道行鼻腔镭锭治疗后致使鼻中隔穿孔者。此类鼻中隔穿孔的部位一般都在鼻中隔软骨部。

（五）感染

普通感染或特殊感染均可导致鼻中隔穿孔。普通感染主要有鼻中隔脓肿，特殊感染如梅毒、结核、狼疮、麻风等特殊传染病。急性传染病如白喉、猩红热、伤寒等均可能导致鼻中隔穿孔。普通的感染一般鼻中隔穿孔多在软骨部，而且均为中、小穿孔。特殊感染所致的鼻中隔穿孔可以软骨部和骨部同时存在，而且穿孔比较大。

（六）肿瘤及恶性肉芽肿

原发于鼻中隔的某些肿瘤累及鼻中隔深层时，可直接造成鼻中隔穿孔。或经手术切除后未当即修复而遗留永久性鼻中隔穿孔。鼻腔巨大肿瘤压迫鼻中隔日久亦可致鼻中隔穿孔。恶性肉芽肿多可直接形成鼻中隔穿孔。这一类鼻中隔穿孔多比较大，而且软骨部和骨部同时存在。

（七）其他

鼻腔异物或鼻石长期压迫可以导致鼻中隔穿孔。

二、鼻中隔穿孔对鼻腔鼻窦功能的影响

（一）呼吸功能

如前所述，鼻呼吸气流兼有层流和紊流的特征，以紊流为主。吸入的气流以从鼻瓣区沿鼻中隔侧的吸入量和速度为最大。因前部鼻瓣区的整个结构是由顺应性大翼部和稳定的鼻中隔软骨所支撑，所以呼吸气流主要通过鼻瓣区的基底部，沿鼻中隔侧以最大流量和最快速度通过鼻腔。一旦发生鼻中隔穿孔，吸入的气流沿各自鼻腔流动的方向发生改变，吸入量较大的一侧将较多的空气吸入自己鼻腔内，吸入的气流在鼻中隔穿孔的周围形成较多紊流，气流中所含成分沉滞，从而引起一系列的症状。

（二）湿度调节

由于鼻中隔穿孔的影响，吸入气流紊流成分过多的增加，气流中所含颗粒沉滞于鼻中隔穿孔周围，和鼻腔分泌物水分的减少并与之混合，形成痂皮，使鼻中隔局部腺体减少，黏膜干燥，引起鼻腔的临床症状。

（三）纤毛运动

鼻腔局部痂皮、黏膜干燥、腺体减小，共同对鼻腔的纤毛造成了破坏，使纤毛减少并影响了纤毛的运动，使鼻腔分泌物的排泄受到影响，引起鼻部的临床症状。

(四)嗅觉

一般鼻中隔穿孔对嗅觉功能无太大的影响,但是,发生于中鼻甲水平以上的鼻中隔高位的大穿孔,因为痂皮的刺激,可能影响到嗅觉功能。

三、临床表现

鼻中隔穿孔的患者,一般的感觉是鼻腔干燥,易结干痂,鼻塞,头痛,往往有类似如神经衰弱的症状,例如头昏、头疼、注意力不集中、记忆力减退等。待排出鼻腔痂皮后鼻塞可以好转,但是可以有鼻腔小量出血。鼻中隔穿孔位于鼻中隔软骨部偏前者,可以在呼吸时产生吹哨声音;若位于鼻中隔后部,则可以没有明显症状。鼻中隔穿孔过大者,可以干燥感觉比较重,如合并鼻中隔的偏曲,呼吸气流可以经常偏向一侧,造成一侧的通气过度、干燥感或其他症状明显。

鼻中隔穿孔一般常规鼻镜检查就可以发现,但是位于后部或偏上、偏下的小穿孔则有时可以漏诊,这时应该详细检查,必要时应用麻黄碱收敛鼻腔黏膜后再行检查,也可以应用鼻内镜检查,纤维鼻咽、喉镜也可以进行检查。一般检查都可以见到鼻中隔的不同部位的大小不等的穿孔,穿孔周围有干痂存在,除去后可以见到穿孔边缘的出血、黏膜的干燥或萎缩。如果鼻中隔存在痂皮,未见穿孔,则应该除去痂皮,仔细检查。在合并外伤的患者,应该仔细收敛检查。

四、诊断与鉴别诊断

鼻中隔穿孔根据鼻中隔穿孔的症状和检查,一般诊断不难,但是应该注意鉴别其发病原因。对合并外伤,或其他特殊感染的患者,诊断时一定要注意。另外,还要注意神经衰弱的症状是否与鼻中隔穿孔有关,必要时需请有关科室会诊。

五、治疗

鼻中隔穿孔如果患者症状不明显,患者没有特殊要求,则可以不用治疗,但是平时要注意保护性地采取一些护理措施,以防止症状进一步加重。治疗一般分为保守治疗和手术治疗两种。

(一)保守治疗

鼻中隔穿孔的治疗主要应查明原因,进行对症治疗,例如抗结核治疗、驱梅疗法。化学性刺激强应改善工作环境,避免再受刺激;局部有肉芽组织可用药物烧灼或电灼;鼻内经常结痂或鼻出血,可涂以1%黄降汞软膏或抗生素软膏;因铬酸引起的溃疡穿孔。须涂以5%硫代硫酸钠软膏;对无炎症反应的又有明显鼻功能障碍或临床症状的鼻中隔穿孔,应行手术修补,但全身病因尚未控制,鼻内尚有炎症时,不宜施行手术。一般认为,鼻中隔穿孔在1 cm以下者为大穿孔,手术修补较为困难。

(二)应用赝复物封闭鼻中隔穿孔

应用赝复物封闭鼻中隔穿孔,多用蜡模制作的尼龙纽扣。热石膏模翻制的软塑料塞,盘形硅胶置入周边开槽的中隔赝复物,热处理的丙烯酸树脂纽扣,硅胶封闭器等。Pallauch报道应用硅胶中隔纽扣封闭了136例大小为0.09～1.1 cm^2的鼻中隔穿孔,其中100例(73.5%)效果良好。Reiter和Facer亦有类似报道。Dishoech用蜡模封闭鼻中隔穿孔30例,取得了一定的效果。Gray先用硅胶纽扣封闭鼻中隔穿孔。发现易脱落,改用较硬硅胶后效果较好。一般认为,赝复物封闭鼻中隔穿孔,多用于有手术危险者,或肉芽肿和血管性疾病所致鼻中隔穿孔的患者,或穿孔边缘供血不足的患者。

(三)手术治疗

1.适应证

(1)如果在手术中例如鼻中隔矫正手术,不慎撕裂双侧同一部位的黏软骨膜,造成鼻中隔的穿孔,可以在手术当中立即予以修补。

(2)鼻中隔穿孔位于鼻中隔前部,引起鼻内干燥、出血、结痂,或呼吸时有哨音者。

(3)因各种原因所致的鼻中隔穿孔,只要诱发因素已经治愈。可以行鼻中隔穿孔修补手术。

2.禁忌证

(1)鼻中隔穿孔的原因如果为结核、梅毒或其他慢性传染病,若原发因素病因不清或原发病尚未控制时,必须弄清原发因素或待原发病治愈后,再行修补手术。

(2)如果鼻腔或鼻窦内尚有炎症未完全治愈时,应先控制炎症,炎症控制后方可施行手术。

(3)鼻腔有萎缩性黏膜改变,行手术时应予以注意,不应强调为手术禁忌证。

(4)鼻中隔后部的大穿孔,如果筛骨垂直板已经切除,没有明显症状者,可以不行手术治疗。

3.体位与麻醉

鼻中隔穿孔修补手术一般采用半坐位,患者不能耐受手术者,可以采用平卧位,但是头部略抬高。麻醉一般应用鼻腔黏膜麻醉加局部浸润麻醉,不能耐受者可以采用全身麻醉。

4.手术进路的选择

较早的鼻中隔穿孔手术基本都采用经前鼻孔进路,因视野狭小,操作不便,固定困难,所以经前鼻孔修补 1 cm 以内的小穿孔尚可以成功,而 1 cm 以上的大穿孔则成功率不高。

国内外专家学者进行了很多研究:①张庆泉先应用鼻翼切开使手术进路变得宽大,操作方便。在局部麻醉后,顺鼻翼全层切开,牵拉固定,然后行鼻中隔穿孔修补手术。因切口在鼻翼沟处,无明显瘢痕。切口处可以不缝合,应用耳脑胶或瞬康医用胶黏合切口。②张庆泉在对复杂的鼻中隔偏曲合并穿孔时,采用了鼻小柱、鼻翼缘蝶形切开,这样可以充分暴露偏曲的鼻中隔和穿孔处,既可矫正鼻中隔偏曲,又可修补鼻中隔穿孔。切口在鼻尖、鼻翼处,瘢痕不明显,亦可使用黏合剂。③唇龈沟切口:鼻中隔穿孔在前部近鼻底处时,可以采用此切口。局部麻醉后,在上唇系带处向两侧切开约 4 cm,分离至骨面,然后顺梨状孔向鼻底至鼻中隔穿孔分离,进行修补手术。④鼻内镜下进路:采用鼻内镜下进行手术,可有清楚的视野,准确的操作,缺点是单手操作,配合较差。对鼻中隔后部的穿孔,鼻内镜下操作可以和其他进路结合进行,取长补短,保证修补手术的成功。⑤显微镜下手术:陈文史报道,在手术显微镜下行鼻中隔穿孔修补,有双手操作、视野清楚、修补仔细的特点。⑥前鼻孔撑开器下手术:用特制的前鼻孔撑开器,可以使前鼻孔开大,而且可以双手操作,但是只适用于鼻中隔前部的穿孔。

5.应用游离组织瓣封闭鼻中隔穿孔

应用游离组织瓣封闭鼻中隔穿孔是国内外常用的修补方法。吴学愚报道,应用筋膜嵌入法修补鼻中隔穿孔 7 例,成功 5 例;陈兆和报道应用耳屏软骨膜修补鼻中隔穿孔 9 例,成功 8 例;马培堂、徐怀三等也有类似报道,所用的方法有游离组织瓣嵌入法和外贴法两种。Hussain 报道应用骨膜游离移植修补鼻中隔穿孔,取得了一定的效果。失败的病例系因单层组织瓣修补固定不易，易脱落，血运差，中央易发生再穿孔、边缘易出现裂隙等。

6.应用带蒂组织瓣封闭鼻中隔穿孔

早年有学者报道，应用带蒂的下鼻甲黏膜瓣转移修补鼻中隔穿孔取得了较好的效果，但需要二期断蒂且手术操作较为复杂。Karkan 报道应用带单蒂或双蒂的鼻中隔黏软骨膜瓣修补鼻中隔穿孔，血运供应好，成功率高，但有内上端固定困难、边缘易出现裂隙等缺点。Rettinger 报道应用旋转鼻中隔黏软骨膜瓣修补鼻中隔穿孔，对 1 cm 以内的较小穿孔较为适宜，而用以修补1 cm以上穿孔则较为困难。勾大君报道应用双蒂鼻腔外侧壁黏膜瓣修补鼻中隔穿孔效果好，治疗 16 例全部愈合，但有鼻塞，而且需要二期断蒂。

7.应用复合瓣封闭鼻中隔穿孔

(1)郭志祥报道采用耳后中厚皮片 2 片，在刮除鼻中隔穿孔边缘 5～10 mm 的两侧黏膜上皮，使形成新鲜创面，继将皮片分贴于鼻中隔穿孔的两侧，填塞固定 1～2 天。

(2)先在一侧鼻中隔穿孔之前做弧形切口，沿穿孔周围分离黏骨膜。在另一侧鼻中隔穿孔的上下做两横切口，上切口作于鼻中隔近顶部，下切口沿鼻底外侧，形成上下两个双蒂黏骨膜瓣。用细肠线缝合两黏骨膜瓣，封闭一侧穿孔。将备用的颞骨骨膜塞入黏骨膜和鼻中隔软骨之间，覆盖鼻中隔穿孔，并超过穿孔边缘5～10 mm，摊平铺贴。然后在原侧鼻底做黏膜瓣，旋转至鼻中隔穿孔处，缝合固定，填塞鼻腔，7 天取出。

(3)Woolford 报道先切除耳后岛状皮肤比鼻中隔穿孔稍大，切口紧贴耳甲腔切除耳甲腔软骨备用。再将鼻中隔穿孔前方正常黏膜弧形切开，向下至鼻底，向后上及后下方分离黏膜瓣，通常分离至鼻底或至下鼻甲下表面纵形切断黏膜瓣，蒂留于鼻中隔穿孔的后方，利于上面的黏膜瓣向下推进与下面的黏膜瓣对合封闭鼻中隔穿孔。用 3 个 0 的可吸收肠线缝合封闭穿孔。同法切除对侧鼻中隔黏膜瓣，将复合软骨移植片镶嵌在穿孔的软骨与将近封闭穿孔的黏膜瓣之间，皮肤面放在对侧掀起的黏膜瓣下，3 个 0 的可吸收肠线缝合固定软骨移植片，软硅胶鼻夹板无张力的缝合在下面黏膜表面，略松填塞鼻腔。术后第 2 天抽出填塞物，术后 10 天取出鼻夹板。

8.游离组织瓣的选择

行鼻中隔穿孔的修补，以往多用颞肌筋膜、软骨膜、阔筋膜、骨膜、皮片等。使用筋膜、软骨膜等游离组织瓣，成活后先呈灰白色，然后逐渐转变为淡红色。黏膜上皮的恢复则需要 2 个月以上，所以要定期门诊复查换药。鼻息肉、下鼻甲黏膜因为有黏膜上皮，则成活即为淡红色，但操作时已多少损伤了黏膜上皮，恢复也需要 1 个月以上的时间。皮片的恢复时间更长，而且很难变化至与鼻腔黏膜一样，现在已很少用。

9.手术前后的处理

手术前后的处理也很重要，应该注意以下几个问题。

(1)鼻中隔穿孔外科手术修补前，应常规鼻腔滴药，例如呋麻液、复方薄荷油等。每天 1～2 次的鼻腔局部冲洗，清除鼻腔痂皮，但要注意，不能损伤鼻腔黏膜。

(2)手术后应常规应用 3～7 天抗生素，应用 654-2、低分子右旋糖酐等药物。抽出鼻腔填塞物后，应用呋麻液、复方薄荷油等滴鼻剂。

(3)3～7 天抽出填塞物后，应每日鼻腔换药，移植组织瓣处最好应用湿的可吸收性明胶海绵贴敷，保持湿润。应避免组织瓣干燥，以免影响组织瓣成活。

10.以往手术失败原因

以往鼻中隔穿孔治疗失败的原因主要有以下几个。

(1)手术进路问题：因为以往手术修补鼻中隔穿孔，只从前鼻孔进路，又无撑开器，进路狭窄，操作不便，照明不清楚，术腔视野欠清晰，所以仔细操作受限，是成功率不高的原因之一。

(2)血运问题：以往修补鼻中隔穿孔的方法，大部分都是分离穿孔周围的黏软骨膜，将修补的单层瓣膜，嵌塞于两层之间，这种情况对于鼻中隔 1 cm 以上的穿孔，瓣膜中央的供血就成为问题，所以容易使瓣膜中央缺血造成再穿孔。

(3)固定问题：因为鼻腔本身狭窄，操作不便，所以以往将瓣膜嵌塞于黏软骨膜下，前部较易固定，但后部的固定就成为问题，只靠填塞，稍微填塞操作不慎，就可以使填塞之瓣膜移位，重者使瓣膜脱落，轻者边缘出现裂缝，使手术失败。

(4)带蒂瓣膜问题：有报道应用带蒂的下鼻甲黏膜瓣，外侧壁黏膜瓣等修补鼻中隔穿孔。除了操作上的困难以外，只要固定好，应该效果很好，但是手术后有暂时鼻塞，二次手术，引起泪道堵塞等弊病。

(5)游离瓣膜的问题：游离瓣膜的选择，以往多应用鼻腔以外的组织，就是成活好，黏膜上皮的恢复也需要很长的时间，有些组织例如皮片，基本上不能恢复到较为正常的鼻腔黏膜上皮，所以就是穿孔封闭也不能恢复成为鼻中隔黏膜上皮的功能。

(6)术后处理的问题：鼻中隔穿孔的术后处理是很重要的，手术中不适当力量的填塞，鼻腔换药干湿度的掌握上，过度干燥可以造成移植瓣膜的缺血坏死。

第五节 鼻腔异物

鼻腔异物是鼻腔内外来的物质。多发生于儿童。主要有三种类型：①非生物类：如包糖纸、塑料玩具、纽扣、项链珠、玻璃珠、小石头等。②植物类：如豆类、花生、瓜子、果核等。③动物类：如昆虫、蛔虫、蛆虫、水蛭等。

一、病因

异物可由前鼻孔、后鼻孔或外伤穿破鼻腔各壁进入鼻腔。

(1)儿童好奇，误将玩具零件或食物塞入鼻孔而进入鼻腔，不敢告诉家长，日久忘记，至发生感染和出血，始被注意。

(2)呕吐、喷嚏时，可使食物、蛔虫经后鼻孔进入鼻腔。

(3)外伤、战伤或工伤时异物进入鼻腔，常合并鼻窦和眼眶异物。

(4)鼻腔内手术时，手术者不慎将纱条或油纱条填入鼻腔而忘记取出，称医源性异物。

二、临床表现

视异物大小、形状、类型、性质而异，主要症状为患侧鼻塞，脓性鼻涕，带有臭气和血性，有时因慢性鼻出血，可引起贫血症状，如面色苍白，周身乏力，易疲劳，多汗等。少数病例以异物为核心形成鼻石。

三、诊断

详细询问病史。吸出鼻前庭和鼻腔内分泌物，用血管收缩剂收敛红肿的鼻腔黏膜，仔细用前鼻镜或纤维鼻咽镜观察，必要时可用钝头探针触摸异物的大小、性质和所在部位。X线检查仅对金属性和矿物性异物有诊断价值。

四、治疗

根据异物的性质、大小而治疗方法各异。具体分类如下：

(1)对鼻腔前部的圆形光滑异物不可用鼻镊夹取，以免将异物推至鼻腔深部，甚至坠入喉内或气管中，而发生窒息危险。需用弯钩或曲别针，自前鼻孔伸入，经异物上方达异物后面，然后向前钩出。对小儿患者需将全身固定，以防挣扎乱动，必要时可用全身麻醉。

(2)对不能钩出的较大异物，可用粗型鼻钳夹碎，然后分次取出。

(3)对过大的金属性或矿物性异物，可行唇龈沟切开经梨状孔取出，对一些在上颌窦或额窦的异物，需行上颌窦或额筛窦凿开术取出。

(4)对有生命的动物性鼻腔异物，需先用乙醚或氯仿棉球塞入鼻腔内，使之失去活动能力，然后用鼻钳取出。

第六节　鼻　石

鼻石为一少见病。一般为单侧鼻腔出现单个鼻石，多发性结石或发生于双侧鼻腔者亦偶尔有报道。巨大鼻石可致鼻中隔或硬腭穿孔，或可侵入同侧上颌窦及筛窦。病程缓慢，常常历经数年。

一、病因

以细小异物为核心，鼻腔分泌物、泪液或炎性渗出物中经浓缩分解出的多种无机盐类(如碳酸钙、磷酸钙、磷酸铵、氯化钠及镁盐等)逐渐沉积于小异物表面，日久形成鼻石。

二、症状

虽其症状近似于鼻腔异物，如表现为一侧鼻塞，渐进性加重，流脓性或血性鼻涕，可有臭味等，但以成人多见，且可伴有头痛、头昏等症状。

三、检查

先清除鼻腔内分泌物后，即可查见一侧总鼻道中有块状物，形状不规则，表面欠光滑，状如砂石或桑葚，可呈白、黑或灰褐色，若用探针触之，其质坚如石，常可使其邻近黏膜出现溃疡及肉芽，巨大鼻石可将鼻中隔推向对侧，甚至压迫鼻中隔及硬腭而使其穿孔。曾有报道鼻石累及同侧上颌窦及筛窦者。CT扫描可进一步了解鼻石的形状、大小、侵犯部位及范围。

四、治疗

一般多可在表麻或局麻下经前鼻孔取出。若鼻石较大而不易取出者，宜先用咬钳咬碎后再分次取出。倘若其特别巨大，且部分已进入同侧上颌窦者，可根据具体情况，以鼻侧切开或Caldwell-Luc手术进路取除之。

第七节　鼻腔及鼻窦牙

鼻腔牙亦名额外牙或逆生牙，若伴有病侧上列牙齿数目不全者，则称为异位牙。只有当病侧上列牙齿数目齐全者，方称为额外牙或逆生牙。可发生于任何年龄。多发生于鼻腔底部，有时可并发鼻石。额外牙或异位牙若发生于上颌窦底部者，即为鼻窦牙。

一、病因

可为外伤之后果，但多数属先天性异常，即牙始基被挤压于异常位置上发育所致。

二、症状

鼻窦牙可无症状而于体检时偶然发现；鼻腔牙患者早期亦可症状不显著，或仅有一侧鼻腔轻度鼻塞、流涕，当渐进性加重且出现鼻腔异物症状之后始来就诊。

三、检查

鼻镜检查可见鼻腔前端底部有白色或褐色突起硬物，用探针触之质硬且不活动。突起物有时可位于鼻腔外侧壁上或鼻前庭底部。若伴有囊性牙根肉芽肿，则可抽出液体。CT 检查可见一密度增高的牙样阴影，往往牙根在鼻腔或鼻窦底部骨质内，而牙冠向腔内突出。

四、治疗

可在表面麻醉或局麻下拔除鼻腔牙。伴有囊肿者，须同时完整切除。若位于鼻窦内者，则需行鼻窦手术。

第八节　鼻息肉

除继发于慢性鼻窦炎的鼻息肉之外，另一类鼻腔原发的鼻息肉以鼻腔炎症黏膜形成带蒂或广基、单发或多发的高度水肿的息肉为临床特征。该类型鼻息肉的发病至今仍不清楚。常发生于支气管哮喘、阿司匹林耐受不良、变应性真菌性鼻窦炎与囊性纤维化患者。据报道，人群中成人鼻息肉发生率为 1%～4%，儿童则较低。鼻息肉的好发年龄为 30～60 岁，男性多发，男女比例波动于 2∶1 和 4∶1 之间。

一、病因与发病机制

目前，鼻息肉被公认为是一种多致病因素导致的疾病实体，这些因素包括免疫异常、解剖异常、遗传因素、感染等。其组织学特征为血管内皮间隙增宽后血浆蛋白大量漏出，导致组织高度水肿。表面为假复层柱状纤毛上皮覆盖，上皮基底膜广泛增厚并扩展到黏膜下层，形成不规则的透明膜层，上皮下为水肿的疏松结缔组织，组织间隙扩大并增生的腺体，其间多种炎细胞浸润。有学者根据其组织学特点将鼻息肉分为四种情况。①嗜酸性粒细胞增多伴水肿型。②慢性炎症或纤维化型（大量炎症细胞主要为淋巴细胞和中性粒细胞）。③浆黏液腺体型。④不典型基质型。

二、临床表现

临床表现因息肉出现的侧别、大小及多少而异。体积小且单发的鼻息肉，可以无任何症状，仅在体检时发现。随着鼻息肉体积增大则出现持续性鼻塞并进行性加重，严重者说话有闭塞性鼻音，睡眠打鼾。嗅觉障碍也常见，多因鼻息肉堵塞鼻道致气流不能到达嗅区引起，也可能是嗅区黏膜本身的病变导致嗅觉减退甚至失嗅，有报道嗜酸性粒细胞增多的鼻息肉患者常以嗅觉减退为首发症状。伴发鼻炎或并发鼻窦炎时，可有流涕，为浆液、黏液或脓性；也可能出现鼻背、额部及面颊部胀痛不适感。伴有变应性鼻炎的患者，常有喷嚏、鼻痒等过敏症状。息肉体积增大可压迫咽鼓管咽口或炎性刺激造成咽鼓管口黏膜肿胀，导致咽鼓管功能障碍，可出现耳鸣，耳闷塞感，甚至听力下降。

前鼻镜检查鼻腔可发现荔枝肉样新生物，鼻内镜检查可更加明确病变为单发或多发，表面光滑，灰白或淡黄、半透明，病程长的病例则为粉红色，息肉带蒂或广基，基底可来源于中鼻道、嗅裂或下鼻甲。触之柔软，不痛，不易出血。病史较长或反复发作或巨大的双侧鼻息肉，严重时可引起外鼻畸形，即两侧之鼻背变宽，形似蛙腹，而称之为“蛙鼻”。鼻窦 CT 检查以明确病变范围，在不伴鼻窦炎的病例，鼻窦无软组织影充填。

三、诊断

根据病史、症状和体征，诊断并不困难。下列情况要注意鼻息肉病。①有鼻息肉前期手术及术后复发史。②糖皮质激素治疗有效。③息肉样变黏膜与正常黏膜无明显分界。④双侧鼻腔鼻窦黏膜广泛型炎症反应和息肉样变，累及多个鼻窦。⑤常伴有支气管哮喘。

四、鉴别诊断

鼻息肉需与以下疾病相鉴别。

(一)鼻腔鼻窦内翻性乳头状瘤

外形如多发性鼻息肉，表面粗糙不平，色灰白或淡红。多发生于一侧鼻腔，手术时易出血，术后易复发，并可恶变。故需重视病理检查。

(二)鼻咽纤维血管瘤

纤维血管瘤基底广，多在鼻腔后段及鼻咽部，偏于一侧，不能移动。表面可见血管，色红，触之较硬，易出血，有鼻塞、鼻出血史，多见于男性青少年。

(三)鼻腔恶性肿瘤

凡单侧进行性鼻塞，反复少量鼻出血或有血性脓涕且臭、外鼻变形、面部麻木、剧烈偏头痛、一侧鼻腔内有新生物等临床表现时，必须实施活检，以明确诊断。

(四)鼻腔脑膜脑膨出

鼻腔脑膜脑膨出多发于婴幼儿，但鼻内型诊断较为困难，极少有出生后即发现的。临床上表现为单侧鼻腔肿物，表面光滑，大部分患者合并有脑脊液鼻漏或反复发作性脑膜炎。因此儿童单侧鼻腔肿物应考虑脑膜脑膨出的可能，应早做 CT 或 MRI 检查，以明确诊断。

五、治疗

(一)药物治疗

1.糖皮质激素

如果鼻息肉的性质确定,所有患者在外科治疗前后都可接受药物治疗。较小的息肉可能仅使用鼻内局部糖皮质激素即有效,而较大的息肉可能需要全身使用糖皮质激素,例如:泼尼松龙0.5 mg/kg,每天早晨顿服,疗程5～10天;同时使用鼻内糖皮质激素,并维持治疗。这种治疗方法被形象地称为"药物息肉切除"。鼻内局部使用糖皮质激素可减小息肉体积和延缓息肉生长。由于鼻息肉易于复发,推荐长期持续治疗。一般来说,以嗜酸性粒细胞浸润为主的炎性息肉需延长治疗时间,但是尚无证据显示应持续多久。

2.大环内酯类药物

来自日本的研究还显示,大环内酯类药物口服数周至数月能使鼻息肉减小,并与降低鼻分泌物中IL-8水平有关。

3.抗白三烯药(白三烯受体拮抗剂)

主要用于哮喘的治疗,可能对阿司匹林敏感性鼻一鼻窦炎有效,而对鼻息肉的疗效已在一项开放性研究中得到初步肯定,但仍需要安慰剂对照试验进一步证实。

(二)手术治疗

手术治疗是鼻息肉的主要治疗方法。传统的鼻息肉手术是在额镜照明下,用圈套器或息肉钳摘除鼻息肉,不能明视,容易损伤正常结构,而且不易切除干净,容易复发。随着鼻内镜的问世和应用,鼻息肉手术也得到大大改进。在内镜明视下,可清楚判断鼻息肉的根蒂部,将其切除干净,并且能够保留正常结构。而且鼻息肉多合并鼻窦炎,可以在鼻内镜同时行鼻窦开放手术。

1.麻醉

用1%～2%丁卡因加1‰肾上腺素(3∶1)或1%麻黄碱生理盐水(1∶1)棉片或纱条作鼻顶、鼻腔底、中鼻道、总鼻道及息肉根部麻醉。息肉过大或过多、棉片及纱条不易填入时,可使患者取仰卧垂头位,从前鼻孔滴入上述配好之麻醉剂,或采取"步步为营"的方法,麻醉一部分,切除一部分,"步步深入"。

2.操作方法

(1)用钢丝圈套器尽量将息肉蒂部套住,收紧钢丝圈套后,再将圈套器旋转1～2周,自鼻腔向外拉出。亦可用鼻息肉钳将息肉组织分次钳出。

(2)用鼻息肉钳或筛窦钳将残留的息肉根部及息肉样变的黏膜钳取干净,如筛泡或其他筛房已破裂,则随之行鼻内筛窦切开术;如筛窦黏膜息肉样变或脓性分泌物较多,则同时可行鼻内筛窦切除术。

(3)如遇中鼻甲息肉样变,则行中鼻甲部分切除术。

(4)单个后鼻孔息肉,其蒂多在中鼻道上颌窦自然开口处。可用钢丝圈套器由患侧鼻腔伸入,直达鼻咽部,术者食指伸入鼻咽部,摸清息肉及钢丝后,将息肉送入钢丝圈套内并收紧钢丝圈套,从鼻腔内向外拉出;也可用鼻息肉钳或筛窦钳从患侧鼻腔伸入,挟紧息肉根部后拉出。如息肉过大,难以从鼻腔拉出时,息肉可坠入鼻咽→口咽,嘱患者从口腔吐出。

(5)巨大后鼻孔息肉，除鼻腔表面麻醉外，需加口咽及鼻咽1%丁卡因喷雾麻醉。小儿需在气管内插管全麻下进行。具体方法如下。①用导尿管经患侧鼻腔伸入达鼻咽部至口咽后壁，将头端拉出口腔外。用一根长40～50 cm的钢丝，两端缚于导尿管的头端，然后将导尿管回抽并将钢丝的两端带出前鼻孔，钢丝则被弯成圈套，留于口腔中。②食指将钢丝圈套推入鼻咽部，将钢丝两端穿入一细长金属管(如喉吸引管)内并从金属管中拉出，用血管钳挟住其两端，作为一特制圈套器。③用扁桃体钳从口咽部挟住息肉，将金属管的头端伸进鼻腔，顶住息肉并收缩钢丝圈套，尽量将息肉根蒂部套进圈套内，然后绞断息肉蒂部，从口腔中取出息肉。

3.注意事项

(1)作鼻息肉切除术时不可挟住骨质(包括中鼻甲)强行拉扯，以免损伤筛骨纸板，伤及眼动脉、视神经或导致眶内感染。

(2)后鼻孔息肉及后鼻孔巨大息肉切除后一般出血极少，甚至可不行填塞止血；否则，需行后鼻孔填塞或鼻咽填塞。

(三)综合治疗

由于鼻息肉发病与多因素有关，而且易复发，因此现多主张综合治疗。术前1周即采用口服泼尼松龙30 mg/d，并用鼻内糖皮质激素喷鼻，每日2次；再行手术治疗，术后继续口服泼尼松龙7天，鼻内糖皮质激素喷鼻维持3个月，甚至6～12个月。

第九节　鼻出血

鼻出血又称鼻衄，是鼻科常见急症之一，多因鼻腔病变引起，也可由全身疾病引起，偶有因鼻腔邻近病变出血而经鼻腔流出者。鼻出血多为单侧，亦可为双侧；可间歇反复出血，亦可持续出血；出血量多少不一，轻者仅鼻涕中带血，重者可引起失血性休克；反复出血则可导致贫血。

一、病因

(一)局部因素

1.创伤或医源性损伤

鼻部受到外伤撞击，挖鼻过深或过重，剧烈喷嚏，鼻和鼻窦手术及经鼻插管致黏膜损伤。

2.炎症

非特异性炎症如萎缩性鼻炎、干燥性鼻炎、急性鼻炎等。特异性感染如鼻结核、鼻白喉、鼻梅毒等，因黏膜溃烂，易致鼻出血。

3.肿瘤

鼻腔或鼻窦血管瘤、鼻咽纤维血管瘤、鼻咽癌等。

4.鼻中隔病变

鼻中隔偏曲、鼻中隔穿孔、鼻中隔黏膜糜烂。

(二)全身因素

1.血液疾病

(1)血小板量或质的异常:血小板减少性紫癜。

(2)凝血机制的异常:血友病、白血病。

2.心血管疾病

(1)动脉压过高:如高血压、动脉硬化、肾炎、子痫等。

(2)静脉压增高:如二尖瓣狭窄,胸腔、纵隔、颈部巨大肿块,肺气肿,肺水肿及支气管肺炎等。

3.急性发热性传染病

流感、麻疹、流行性出血热等。

4.维生素缺乏

维生素 C、维生素 K、维生素 P 及微量元素 Ca 等缺乏时,均易发生鼻出血。

5.化学药品及药物中毒

磷、汞、砷、苯等中毒,可破坏造血系统的功能而引起鼻出血。长期服用水杨酸类药,可致凝血酶原减少而易出血。

6.内分泌失调

代偿性月经、先兆性鼻出血常发生于青春发育期,多因血中雌激素含量减少,鼻黏膜血管扩张所致。

7.其他

肝、肾慢性疾病以及风湿热等,也可伴发鼻出血。

二、临床表现

鼻出血轻者仅为鼻涕带血或从前鼻孔滴出,重者血流如注,自口、鼻同时涌出。出血可发生在鼻腔的任何部位,但以鼻中隔前下区最为多见,有时可见喷射性或搏动性小动脉出血。鼻腔后部出血常迅速流入咽部,从口吐出。一般说来,由局部疾患引起的鼻出血,多限于一侧鼻腔,而由全身疾病引起者,可能两侧鼻腔内交替或同时出血。

三、诊断

对鼻出血患者,应进行全面、精确的检查,这关系到以后的治疗效果。

(一)询问病史

鼻出血严重者就诊时往往双侧皆有血迹,通过询问病史了解首先出血的一侧,该侧即为出血鼻腔,对以往相关疾病的了解也是有必要的。

(二)查找出血点

将浸有 0.1%肾上腺素溶液的棉片放于出血鼻腔内,1 min 后取出,在鼻腔下寻找出血部位。

1.鼻中隔前下方出血

该处鼻黏膜内有来自筛前动脉、鼻腭动脉、上唇动脉的分支,在黏膜浅层互相吻合成网状,该处称为 Little 区,是常见的出血部位。

2.鼻腔后部出血

该部位出血多来自下鼻道后端的咽静脉丛，常见于中老年患者。

3.鼻腔顶部出血

头面部外伤时应注意鼻腔顶部的检查，血液自鼻腔顶部向下流，提示筛前动脉破裂，可发生严重出血。

4.鼻腔黏膜弥漫性出血

鼻腔黏膜弥漫性出血多发生在有全身性疾病如血液病、急性传染病和中毒的患者。

四、治疗

处理原则是先止血，后查病因，然后针对病因治疗。

（一）一般处理

（1）对患者应多方安慰。

（2）严重鼻出血可使大脑皮质供血不足，患者常出现烦躁不安，可注射镇静药，一般用巴比妥类药，但对老年人以用地西泮或异丙嗪为宜。对心力衰竭及肺源性心脏病患者鼻出血时，忌用吗啡以免抑制呼吸。

（3）对已出现休克症状者，应注意呼吸道情况。对合并有呼吸道阻塞者，应首先予以解除阻塞症状，同时进行有效的抗休克治疗。

（二）局部止血方法

按病因和病情不同区别对待。

1.指压法

此法适用于 Little 区鼻出血。用拇指和示指紧紧压住两侧鼻翼，压向鼻中隔部，同时在患儿前额部和后颈部敷以冷毛巾，一般压迫 5～10 min，出血即可止住。

2.烧灼法

烧灼法适用于反复少量出血且能找到固定出血点者。先用 1%麻黄碱收缩后用 1%丁卡因行表面麻醉，用 30%～50%硝酸银点状烧灼出血点。有条件时可用激光、微波、射频烧灼。

3.前鼻孔填塞法

前鼻孔填塞法是治疗严重鼻出血的有效措施。其目的是在出血的部位直接压迫，使破损的血管重新闭合。填塞前先用 1%麻黄碱收缩，并用 1%丁卡因行表面麻醉，便于看清出血点和减少疼痛。用无菌凡士林纱条，从前鼻孔放入鼻腔，形成向外开口的“口袋”，再向“口袋”内填塞，以防纱条坠入鼻咽部。填塞时间一般不宜超过 48 h。用碘纱条填塞者，留置时间可达 3 天。

4.后鼻孔填塞法

经前鼻孔填塞后仍有血流入咽部或从另一鼻孔出时，则应改用后鼻孔填塞法。填塞前先用 1%丁卡因麻醉鼻腔和咽部，以细导管插入鼻腔，从口中引出，将备用的填塞锥形纱球尖端的粗线缚于导管的头端，导管从鼻腔拉出，纱球填塞于后鼻孔。填紧鼻腔，将纱球一端的线固定在鼻前孔，另一端线从口中引出，固定在口角。48～72 h后取出纱球。

5.血管结扎术

鼻腔及后鼻孔填塞仍不能止血者，可采用血管结扎术，可根据出血的部位选择结扎的血管。①中鼻甲下缘平面以下出血可考虑结扎上颌动脉或颈外动脉。②鼻中隔前方出血可结扎上唇动脉。③中鼻甲平面以上出血可结扎筛前动脉。

(三)全身治疗

(1)半坐位休息。注意营养,给予高热量、易消化饮食。对年老或出血较多者,注意有无贫血、休克、心脏损害等情况,有贫血或休克者应纠正贫血或进行抗休克治疗。

(2)寻找出血原因,进行病因治疗。

(3)给予足够的维生素 C、维生素 K、维生素 P 等,并给予适量的镇静药。

(4)静脉注射 50%葡萄糖、5%氯化钙或凝血质(3～4 mL,肌内注射,每日 2 次),以促进凝血。适当应用止血剂,如氨甲苯酸、氨基己酸、酚磺乙胺或云南白药等。

(5)鼻腔填塞时间较长者,应加用抗生素预防感染。

第十节　鼻部脑膜脑膨出

先天性鼻部脑膜脑膨出系指胚胎期部分脑膜及脑组织经鼻部附近颅骨发育畸形的颅骨缝或骨缺损处膨出颅外至鼻部的一种先天性疾病。此病多见于亚洲及非洲,欧美少见,发病率约为 1/5 000～1/10 000,男性多于女性。

一、病因

确切病因不明。多数学者认为系胚胎发育期间,神经管发育不全及中胚层发育停滞导致颅裂,部分脑膜及脑组织经颅裂或尚未融合的颅骨缝疝至颅外所致。

二、病理

根据膨出程度及膨出物包含的组织不同,可分为含脑膜及脑脊液的脑膜膨出;含脑膜及脑组织的脑膜脑膨出;除上述外,若连同脑室前角亦膨出颅外者,即称为脑室脑膨出。临床上按膨出部位不同可分为鼻外和鼻内两型,鼻外型膨出物经鸡冠前之前颅窝底疝出于鼻根或内眦部、鼻内型膨出物经鸡冠后之前颅窝或中颅窝疝出至鼻腔、鼻咽、球后或翼腭窝。其中鼻外型较鼻内型者多见。也有人根据膨出物的具体颅底疝出部位细分为囟门型(又称额筛型)和基底型(又称颅底型)。前者在临床上主要表现为鼻外型。包括鼻额型、鼻筛型和鼻眶型;后者则包括鼻腔型、蝶咽型、蝶筛型、蝶眶型及蝶上颌型等。组织镜检从外至内依次为皮肤或黏膜,皮下或黏膜下组织、硬脑膜等。其所形成的囊内均包含脑脊液,较重者同时包含脑组织。

三、临床表现

(一)鼻外型

患儿出生后即发现外鼻上方近中线的鼻根部或稍偏一侧的内眦部有圆形囊性肿物,表面光滑,随年龄而增大。肿物表面皮肤菲薄但色泽正常,有透光感,触之柔软,可触及同脉搏一致的搏动感。患儿啼哭或压迫颈内静脉时肿物张力增高,体积增大,但若骨缺损较小,则此种表现不典型。肿物位于双眼之间,可使鼻根部变宽,眼距增大,形成所谓"眼距加宽征"。

(二)鼻内型

新生儿或婴幼儿鼻不通气,哺乳困难,检查发现单侧鼻腔或鼻咽部有表面光滑的圆形肿物,根蒂位于鼻腔顶部,应考虑到鼻内型先天性脑膜脑膨出。若肿物破溃则有脑脊液鼻漏。但出现此症状的年龄往往较大甚至到成年始发，继发感染则多表现为发作性脑膜炎。

对于不能判明病变性质，而又不能除外本病者，应慎做或禁做活检，必要时可在严格消毒的情况下行局部试穿，若取得脑脊液可确定论断，但有发生脑脊液鼻漏和继发感染引起脑膜炎的危险。因此不能作为常规检查。

四、诊断与鉴别诊断

根据病史及上述临床表现，如外鼻、鼻腔或鼻咽可见圆形光滑肿物，且伴水样鼻漏，应高度怀疑本病，借助其他辅助检查可进一步确诊。华氏位 X 线片可见前颅窝底骨质缺损或筛骨鸡冠消失，新生儿颅骨钙化不全等；CT 或 MRI 等检查可进一步明确脑膜脑膨出的大小、确切位置及内容物等。

临床上应注意与鼻息肉、额筛窦黏液囊肿、鼻根部血管瘤、鼻内肿瘤等疾病鉴别，因新生儿、婴幼儿患上述疾病者甚少，结合其临床表现，往往易与本病相鉴别。但须与鼻部其他先天性肿物相鉴别，特别是鼻部神经胶质瘤。后者与脑膜脑膨出同属先天性神经源性鼻部肿物，均常见于新生儿，且病因相似，所不同的是部分脑膜脑组织疝出后，其颅底脑膜及颅骨缺损处已在胚胎期自然愈合，所遗留于鼻部的神经组织构成鼻神经胶质瘤，因不与颅内交通，故无波动感，且质较硬。其虽具某些肿瘤特征，但实为先天性异位脑组织，属一种发育异常。

五、治疗

先天性鼻部脑膜脑膨出一经确诊，宜及早手术。因小儿耐受力差，过早手术危险性大，过晚则易因肿物增大致颜面畸形，或因皮肤、黏膜破溃而并发脑脊液鼻漏，且使骨质缺损加大，增加手术难度。手术以 2～3 岁为宜。手术禁忌证为：①大脑畸形，患儿无正常发育可能者。②膨出物表面破溃，并发感染者，或鼻内型伴发鼻炎、鼻窦炎者。③特大脑膜脑炎、膨出、脑畸形、脑积水同时并存者。

先天性鼻部脑膜脑膨出的手术治疗原则是将脑膜脑组织回纳颅内，不能回纳者可于蒂部切断后切除膨出物，缝合硬脑膜。修补颅底骨质缺损及矫正颅面畸形。手术分颅内法和颅外法，脑神经外科皆用颅内法，而耳鼻喉科多用颅外法或联合手术。鼻内型者亦可采用鼻内镜下经鼻手术。

第十一节 鼻前庭炎

鼻前庭炎是鼻前庭皮肤的弥漫性炎症，分为急性和慢性两种。

一、病因

(1)鼻分泌物尤其是脓性分泌物长期刺激鼻前庭皮肤。

(2)长期有害粉尘(如水泥、石棉、皮毛、烟草等)的刺激。

(3)挖鼻或摩擦致鼻前庭皮肤损伤继发感染。

二、临床表现

(一)急性鼻前庭性

患者感觉鼻孔内疼痛不适，尤其在擤鼻时更明显。检查可见鼻前庭内及其与上唇交界处的皮肤弥漫性红肿，或有皲裂及浅表糜烂，鼻毛上黏附脓块。

（二）慢性鼻前庭炎

患者常感鼻孔内发痒、发干、发热及异物感，有触痛，检查见鼻毛稀少，局部皮肤增厚、皲裂或盖有鳞屑样痂皮。

三、治疗

（1）必须彻底消除鼻腔内刺激性分泌物，避免有害粉尘的刺激，改正不良挖鼻习惯。

（2）急性者局部湿热敷或红外线理疗，涂抗生素软膏。

（3）慢性者先用3%过氧化氢溶液清洗，除去痂皮后涂抗生素软膏。皮肤皲裂或糜烂者先用10%～20%硝酸银烧灼，再涂抗生素软膏。

第十二节　鼻　疖

鼻疖是鼻前庭毛囊、皮脂腺或汗腺的局限性急性化脓性炎症，偶可发生在鼻尖或鼻翼。

一、病因

（1）挖鼻或拔鼻毛致鼻前庭皮肤损伤继发感染（以金黄色葡萄球菌感染最常见）。

（2）继发于慢性鼻前庭炎。

（3）糖尿病患者和抵抗力低下者易患本病。

二、临床表现

鼻疖起病初期，局部有胀痛、灼热及红肿现象，继之出现跳痛，并有明显的触痛及丘状隆起。当疖肿成熟后，顶部出现黄白色脓点。可伴有全身不适，颏下、颌下淋巴结肿大等。

三、并发症

病重者可致上唇及面颊部蜂窝组织炎，出现上唇、面部、下睑等处肿痛；可有畏寒、发热、头痛。由于面部的静脉没有静脉瓣，血液可以上下流通，疖肿如被挤压或进行不适当的切开引流手术，就有可能促使炎症扩散，细菌或带菌的血栓就从面静脉、内眦静脉及眼上静脉而到达海绵窦，形成严重的海绵窦血栓性静脉炎。这时患者就会出现高热、寒战、剧烈头痛，患侧眼睑及结膜高度水肿，眼球突出、不能转动，严重者失明，甚至死亡。

四、治疗

治疗原则是严禁挤压，未成熟时切忌切开，及早控制感染，预防并发症。

（1）疖未成熟者，局部热敷，或氦、氖激光局部照射，或超短波、透热疗法，以促使炎症消退；或用10%鱼石脂软膏敷其表面，促其成熟、穿破；同时应给予足量抗生素，剧痛者可适当服用镇痛药。

（2）疖已成熟者，可待其穿破或在无菌操作下用小探针蘸少许纯碳酸或15%硝酸银腐蚀脓头，促其破溃排脓，亦可以尖刀挑破脓头后用小镊子钳出脓栓，也可用小吸引器头吸出脓液。切开时务必不要伤及周围浸润部分，切忌挤压。

（3）疖溃破后，局部清洁消毒，促进引流，伤口涂以抗生素软膏，即可保持伤口不致结痂，达到消炎、促进愈合的目的。

(4)适当注意休息,多饮水,保持排便通畅。

(5)慢性病例和反复发作者应排除糖尿病。

(6)合并海绵窦血栓性静脉炎者,必须住院,给予足量、有效抗生素治疗,以及请眼科和神经科医生协助治疗,切不可疏忽。

第十三节　鼻前庭湿疹

鼻前庭湿疹,是发生在鼻前庭的一种皮肤损害,表现为一种具有明显渗出倾向的皮肤炎症反应,皮疹多样性,慢性期则主要表现为局部浸润和肥厚。皮肤损害可蔓延至鼻翼、鼻尖及上唇等处皮肤,瘙痒较剧,多见于儿童,可分为急性、亚急性和慢性三种。

一、病因

湿疹为过敏性皮肤病,属于Ⅳ型变态反应。引起湿疹的原因很多,有内在因子和外在因子的相互作用,常是多方面的。鼻前庭湿疹可能是面部或全身湿疹的局部表现,也可能单独发生。慢性鼻炎,急、慢性鼻窦炎的脓性分泌物的经常刺激、浸渍是鼻前庭湿疹的主要原因,搔抓、摩擦、局部药物刺激亦可诱发本病。内在因子如慢性消化系统疾病、胃肠功能紊乱、新陈代谢障碍和内分泌失调等均可产生或加重湿疹病情。

二、临床表现

(一)急性湿疹

急性湿疹以局部渗液、瘙痒及烧灼感为主要症状,皮疹为多数密集粟粒大的小丘疹、丘疱疹和小水疱,基底潮红。由于搔抓,丘疹、丘疱疹和水疱顶端抓破后呈明显点状渗出及小糜烂,浆液不断渗出,病变中心往往较重,而逐渐向周围蔓延,外周又有散在丘疹、丘疱疹,境界一般不清楚。当合并有感染时,炎症表现较明显,并可形成脓疱,脓液渗出或结黄绿色或污褐色痂。

(二)亚急性湿疹

当急性炎症减轻之后,或急性期未未及时适当处理,拖延时间较久而发生亚急性湿疹。皮损以小丘疹、鳞屑和结痂为主,仅有少数丘疱疹或小水疱及糜烂,瘙痒较剧。

(三)慢性湿疹

可因急性、亚急性反复发作不愈而转为慢性湿疹,亦可一开始即表现为慢性湿疹,而无急性或亚急性经过。主要表现为鼻前庭部皮肤增厚、浸润或皲裂,表面粗糙,覆以少许糠秕样鳞屑,或因抓破而结痂,境界一般清楚,病变大多局限。急性发作时可有明显渗出。自觉症状可有明显瘙痒。

三、诊断及鉴别诊断

主要根据病史、皮疹形态及病程。一般湿疹的形态为多形性、弥漫性,分布对称,急性者有渗出,慢性者有浸润、肥厚或皲裂,常反复发作,瘙痒较剧。本病应与鼻前庭炎相鉴别。

四、治疗

(一)全身治疗

尽可能寻找该病发生的主要原因,如有有关的全身性疾病应及时治疗。湿疹属Ⅳ型变态反应，适当使用抗组胺药有一定作用，特别是在早期使用效果较好。常用的有苯海拉明、赛庚啶、氯苯那敏、开瑞坦（氯雷他定）、盐酸西替利嗪等。多数情况下，抗组胺药对疾病的过程没有明显的影响，但能缓解瘙痒，减少因搔抓而造成的刺激和损害。

（二）局部治疗

1.西医治疗

积极治疗急、慢性鼻炎及鼻窦炎。根据皮损情况选用适当剂型和药物，对有感染者，应酌情使用抗生素治疗。对急性湿疹，以洗剂为主，可选用炉甘石洗剂、振荡洗剂等。对亚急性和慢性湿疹最好选用糖皮质激素霜剂，如皮炎平霜、氟轻松霜等，含焦油成分的糊剂对亚急性和慢性湿疹效果亦较好。

2.中医治疗

急性湿疹者以清热利湿为主，方宜龙胆泻肝汤加减。亚急性湿疹以健脾利湿为主，佐以清热，方以胃苓汤加减。慢性湿疹应以养血祛风为主，佐以清热利湿，方宜养血定风汤加减。

五、预防

尽量去除可疑病因，禁挖鼻及避免局部刺激等。

第七章 咽喉部疾病

第一节 喉狭窄

喉狭窄是指由各种原因所致的喉腔变窄或闭锁，导致呼吸和发声功能障碍的一种病理状态，常合并气管狭窄。病因有：①外伤。②特异性感染后遗症。③非特异性感染。④先天性畸形。⑤新生物。⑥原因不明者。

喉狭窄按发生部位分声门上狭窄、声门狭窄、声门下狭窄和贯声门狭窄。

一、临床表现

(1)呼吸困难。

(2)声嘶或失声。

(3)喉鸣及阵咳。

(4)全身症状缺氧、酸中毒、心力衰竭等。

二、诊断要点

(1)详细询问病史及治疗经过。

(2)间接和直接喉镜检查。

(3)纤维喉镜检查。

(4)喉部 CT、MRI 检查。

(5)必要时喉部活检以明确致病原因。

三、治疗方案及原则

(1)病因治疗。

(2)气管切开术。

(3)喉、气管瘢痕性狭窄根据不同情况，采用经内镜下扩张术、瘢痕切除或喉成形术、喉模或 T 形管植入、声门下切除后气管甲状吻合术。

第二节 咽喉反流

咽喉反流(LPR)即为胃内容物(除了胃蛋白酶和胃酸，还包括胆汁酸以及胰酶)异常反流入上呼吸道，使不能耐受这些物质的组织受到损伤，出现一些慢性症状或黏膜损伤，该病可表现为反流性咽喉炎、鼻窦炎、阻塞性睡眠呼吸暂停低通气综合征和中耳炎等，目前已被怀疑是引起无烟酒接触史的喉癌患者患病的主要因素。目前，大多数耳鼻喉-头颈外科临床医师对该病认识不充分，常常导致该病的误诊误治，延误病情。

一、发病机制及病理生理特点

(一)食管下括约肌功能障碍

反流物由食管下括约肌进入食管有三种学说。①短暂性食管下括约肌(LES)松弛学说：短暂性LES松弛这本属一种生理现象,但随着LES松弛频率的增加,或者每次松弛时胃酸反流频率的增加,就成了异常反流。②LES低压学说:LES低压被认为是近端食管反流事件的主要机制,而短暂性LES松弛则主要引起远端食管反流事件,因为近端食管反流较容易到达咽喉及以上部位,因此有研究认为LES低压在LPR发病过程中发挥中枢调节作用。③食管裂孔疝学说:食管裂孔疝改变了食管下括约肌的位置及压力。这样,反流物较容易到达食管。

(二)食管蠕动能力减弱

食管的蠕动首先由咽部吞咽动作启动,随着食物对食管壁的直接刺激引发抗酸功能,主要包括食管黏膜上皮细胞分泌的碳酸氢盐以及唾液中碳酸氢盐的中和作用。大多数人抗酸功能基本相近,LPR患者食管蠕动能力较正常人减弱,而且主要受影响的是咽部吞咽启动时的蠕动;同时,GERD患者比LPR患者食管蠕动能力弱。因此,GERD患者食管残留物在食管内停留的时间更长,更易表现出相应的症状或食管局部的组织病理学改变,而相对于GERD患者,LRP患者往往不伴食管炎表现;Lai等通过研究发现GERD可以合并LPR,通过比较合并LPR组与不合并LPR组的食管炎分级,发现合并LPR组相对于未合并组患者食管炎程度轻。

(三)食管上括约肌功能障碍

食管上括约肌位于喉咽食管移行部,主要作用为防止呼吸时空气进入食管,防止胃反流物经食管进入喉咽部。Postma等对LPR患者及正常人进行食管测压,发现休息时两组食管上括约肌压力无明显差异,当反流发生时,正常组较LPR患者UES收缩力强,且正常组UES平均收缩时间较LRP患者长,因此认为LRP的发病可能与食管-食管上括约肌收缩反射功能欠佳有密切联系。当食管上括约肌功能障碍时,反流物由食管进入咽喉部,致咽喉部黏膜发生炎症反应,局部炎症导致咽喉黏膜感觉障碍,反过来又影响UES的收缩能力,导致恶性循环。

(四)咽喉部的黏膜抗酸屏障功能障碍

咽喉及食管黏膜上皮细胞自身均具备分泌碳酸氢盐的能力,该能力取决于碳酸酐酶同工酶CA的表达情况,该酶可逆性催化CO_2转变为极易溶于水的碳酸氢根离子,从而产生抗酸屏障;GERD患者食管黏膜上皮细胞碳酸酐酶同工酶CAⅢ表达明显增强,而LRP患者声带、喉室黏膜均缺乏碳酸酐酶同工酶CAⅢ表达;E钙素、MUC5AC黏蛋白可在喉部黏膜表面形成一道屏障,隔离胃酸、胃蛋白酶对喉咽黏膜的损伤。而Postma等研究发现LPR患者喉部黏膜E钙素、MUC5AC黏蛋白表达下调,唾液中的表皮生长因子对喉咽部黏膜有快速修复的作用。Eckley等经研究发现LPR患者唾液中的表皮生长因子明显低于正常组,故目前认为胃酸及胃蛋白酶对咽喉部的黏膜抗酸功能屏障的破坏是引起LPR最主要的因素,其中胃蛋白酶是由胃底的主细胞分泌的胃蛋白酶原在胃的酸性环境中激活产生,在$pH<6.5$的环境中均具有活性,其主要通过分离细胞间连接蛋白、扩大单个细胞体积,从而破坏细胞膜的完整性,影响上呼吸道上皮纤毛清除黏液的功能;因为喉部上皮较薄,且缺少食管的多层屏障,抵御胃酸侵蚀的能力较其更弱,故比食管更易遭胃酸或胃蛋白酶的化学腐蚀。对于食管来说,每天50次的反流都是正常的,而对于咽喉部每天有4次反流即为异常,实验证明喉部每周暴露于酸3

次就会造成病理性损伤。对因头颈部肿瘤接受放疗的患者，放疗可破坏咽喉部腺体，导致咽喉部唾液分泌减少，对反流更缺乏抵抗，故如放疗后的患者伴有咽喉反流，则咽喉部黏膜损伤的程度更重。

二、临床表现

当咽喉部黏膜受胃酸、胃蛋白酶破坏后，纤毛清除黏液功能丧失，局部黏痰停滞，可出现涕倒流或者清咽动作。而反流致咽喉黏膜炎症，咽喉部敏感性增强，反流物刺激可直接引发咳嗽、喉痉挛，上述症状持续一定时间后导致声带水肿、接触性溃疡或肉芽肿形成，从而出现声音嘶哑、咽部异物感、咽喉疼痛等症状。

(一)症状

临床上 LPR 的症状复杂多变，美国支气管食管病协会(ABEA)做出一项国际性的调查显示，LPR 最常见的症状包括：清嗓(98.3%)、持续咳嗽(96.6%)、胃灼热或反胃(95.7%)、咽部异物感或声嘶(94.9%)。在儿童患者中，LPR 可能还会引起呼吸暂停、复发性上呼吸道感染、喉部症状(喉软骨软化病及声门下狭窄)、鼻窦炎、中耳炎以及慢性鼻部疼痛等。在发病过程中，远端的反流由贲门部松弛为主的病变所引起，包括食管裂孔疝等，其临床表现以胃灼热、反酸、胸痛等为主，易被人们所注意；但是，涉及食管近端或其咽部的反流则可引起食管外表现。贲门为引起反流的首要部位，随之反流到咽部，局部刺激，表现为咽喉部症状，如咽痛、异物感、癔球症、喉部发痒、声音嘶哑、呛咳等；反流经咽后，引起咽上反流。如果是少量胃液反流可以表现为反酸或吐苦水，若为气体则表现为嗳气和呃逆，如反流的胃内容物较多则引起呕吐，此时突然扩张了咽部，使咽喷嘴暂时不存在，罕有引起严重后果者。但当含气液体反流物的量不多且流速一般时则会引起咽部喷洒或喷雾，细微颗粒或雾状物自下而上直达上呼吸道，即鼻腔及与其相关鼻窦、鼻道、咽鼓管、中耳、鼻泪管等，并引起临床表现，如流涕或鼻塞、鼻后滴漏、打喷嚏、流涕、鼻渊性头痛、耳痛、耳痒、耳鸣、听力下降、嗅觉减退以及牙腐蚀、口臭等表现；此种经咽反流或喷洒、喷雾最终经喉到达总气管、支气管以至肺，出现下呼吸道的多种表现，如咳嗽、喘息、咳痰、憋气、胸闷、呛咳、夜间憋醒、肺纤维化、支气管扩张、肺大疱、气胸以致肺毁损等。

(二)体征

据研究调查发现与反流关系最密切的内镜下所见体征包括：杓状软骨红斑(97.5%)、声带红斑(97.5%)及水肿(95.7%)、后联合肥大(94.9%)、杓状软骨水肿(94.0%)；此外，对 LPR 有诊断价值的还有喉后部的鹅卵石样变、杓状软骨间隆起、充血、肉芽肿、接触性溃疡、声门下狭窄、声门后狭窄、声带病变等。所有的这些体征均为检查者在内镜下进行的主观性评估，故内镜诊断的价值受到一定程度的限制。

(三)诊断

1.根据症状及体征

由于 LPR 症状及体征的多样性及非特异性，目前国际上认为：需综合症状、喉镜检查、pH 值监测及经验性质子泵抑制剂(PPI)治疗效果几个方面的情况才能对 LPR 作出较为准确的诊断。目前公认的较为简单易行的诊断方法为应用 RSI 及 RFS 量表。首先，所有患者均在同一医师指导下填写 RSI，该量表主要对在过去几个月有哪些症状困扰你提出问题，共 9 项，包括声嘶或发声障碍、持续清嗓、痰过多或涕倒流、吞咽时梗阻感、饭后或躺下后咳嗽、呼吸不畅、烦人的咳嗽、咽部异物感、胃灼热、胸闷。患者在医师的指导下就该症状出现与否或症状轻重在0～5分之间作出答复，0分为无症状，5分为症状最严重，将RSI评分>13分定为阳性，即疑诊为咽喉反流；反之为阴性，即为正常。对RSI阳性患者指定一名医师用电子喉镜检查其咽喉部并填写RFS。该量表主要对咽喉部检查的情况进行描述并打分，包括假声带沟（0=无，2=存在）；弥漫性喉水肿（0=无，1=轻度，2=中度，3=重度，4=阻塞）；喉室消失（0=无，2=部分，4=完全）；后连合增生（0=无，1=轻度，2=中度，3=重度，4=阻塞）；红斑和（或）出血[0=无，2=局限于杓状软骨，4=声带出现红斑和（或）出血]；肉芽肿（0=无，2=存在）；声带水肿（0=无，1=轻度，2=中度，3=重度，4=息肉样变）；喉黏膜增厚（0=无，2=存在）；RFS>7分者定为阳性，RFS<7分者为阴性，即正常。Habermann等通过对1044例经RSI和RSF评估诊断为LPR的患者进行8～12个月的PPI治疗并随访，发现这些患者经治疗评分下降明显，主观症状改善理想，因此认为RSI及RFS量表为LPR诊断的简单有效的首选方法。

2.食管测酸

目前认为证实反流最好的方法是用可移动式多通道腔内气阻（MC）和pH值监测。用双极pH值探针监测反流情况时往往不能查出无酸的反流和非液体反流，如气体反流pH值下降并不明显，就会导致监测结果不可靠。而MC优于双极pH值探针之处就在于它不仅能探测到酸反流，一些非酸性反流也能被探测到，当近端感受器pH值陡降至4以下，加上同时发生或随后发生的食管下括约肌部位的pH值也低于4，则证实存在反流；但在喉咽部pH值<5就能说明有近端反流，因为唾液、隐匿的气道这些因素能中和掉一部分酸，使得pH值升高；当两端感受器24小时内所测得的pH值<4时的总时间百分比>1%，即可诊断为LPR；由于远端食管监测并不能准确反映出近端食管及下咽部的pH值，因此在对LPR进行监测时，传感器应该放置在食管上括约肌测压计以上1 cm食管外的部位结果才更准确。有研究者提出一种无线pH值监测技术，该技术要求检查者在内镜下准确地将装有pH值换能器的胶囊放置到食管上括约肌的位置，患者则随身戴上一个BB机大小的监测器48小时即能监测pH值，这种方法更适用于儿童以及那些不能耐受插管的成人。

3.唾液胃蛋白酶检测

通过与24小时pH值检测咽喉反流比较，发现唾液胃蛋白酶阳性诊断咽喉反流的敏感性和特异性分别为100%和89%，因此，有学者认为该方法是一种敏感、无创的方法。

4.PPI的诊断性治疗

目前应用最广泛的方法就是经验性治疗实验，包括行为及饮食的合理调整，加上3个月的PPI治疗，对此方法有效的患者可在3个月后停药，而无反应者则需进一步检查以证实LPR的存在。此外，还有一些其他方法，包括放射成像、食管测压、分光光度计测胆汁反流情况及黏膜组织活检等，都能为针对性的治疗提供一些诊断线索。

三、治疗

LPR是一种涉及耳鼻咽喉科、呼吸科以及胃肠病科的表现多样化的疾病，故对于LPR的治疗争议颇大，最有效的治疗方案尚未得到统一，现阶段推荐的治疗方案大致包括以下几种。

（1）轻度的反流首先采用保守治疗的方式，包括饮食及生活方式的改变，减肥、戒烟酒，限制脂肪类食物、柑橘类水果、碳酸类饮料、红酒、咖啡因的摄入，并避免穿紧身衣、做弯腰俯身等致腹内压增加的动作，睡前3小时禁食禁饮，垫高床头避免胃内容物反流等，这对轻度反流的患者能起到良好的疗效。

(2)对于保守治疗无效的患者，加用抗酸药及H_2受体拮抗剂。

(3)对于较严重的反流患者，推荐保守治疗加PPI的综合治疗。与GERD相比，LPR药物治疗需要的剂量更大，疗程也更长，建议一开始就用大剂量PPI，至少持续6周，大多数患者都应再继续治疗4周以确保能够有效地抑制反流，而在停药时应该逐渐减量、停药以防止突然停药带来的反弹效应。目前，国际上建议PPI治疗(包括奥美拉唑、艾美拉唑、雷贝拉唑、兰索拉唑及泮托拉唑)，每天2次，餐前30～60分钟服用，持续3～4个月，总有效率可达50%～70%；同时，Qadeer等研究表明咽喉反流阳性的患者，经PPI抗酸治疗后，咽喉部的临床症状及体征(如后联合黏膜的红斑、鹅卵石样增生及声带白斑)能得以改善或恢复正常，同时可防止喉癌前病变发展及减少喉癌的复发。

(4)对高容量液体反流伴食管下括约肌功能不全者，可考虑手术治疗。最常见的术式包括腹腔镜下完全胃底折叠术和部分胃底折叠术、胃镜下Stretta射频，其目的均是为了恢复食管下括约肌的功能。Fuchs等报道对反流症状控制最好的手术疗效是85%～95%。与PPI一样，手术治疗LPR的疗效同样不尽如人意，由于手术需要在全麻气管插管下进行，术后可能带来吞咽困难、气胀综合征、腹泻等并发症，很多患者因此望而却步。相比手术，胃镜下Stretta射频创伤小、疗效同样肯定，其通过热能引起组织破坏增生、重构，从而增加食管下括约肌厚度和压力，同时通过阻断神经通路，减少一过性下食管括约肌松弛，减少胃食管反流。有研究显示Stretta射频治疗以食管外症状为主的胃食管反流病疗效是满意的，75%患者症状得到50%以上的缓解，各种症状评分明显下降。

LPR是一种涉及多种因素、多学科的疾病，作为耳鼻咽喉-头颈外科医师应对其发病机制及临床特点充分认识，掌握有效的诊断方法，做到早期预防、及时发现，以减少反流频率和降低反流平面为目的，提倡多科合作，共同制订最合理、有效的方案，设法阻断咽喷洒这个主要致病环节，以缓解甚至治愈该病。

第三节　声带沟和声带瘢痕

一、病因学

声带沟和声带瘢痕是正常声带上皮和固有层浅层的病理性缺失。已有人发表关于先天性和后天性声带沟的发病机制。声带沟是声带上皮陷入正常固有层浅层或更深部位。这种上皮的陷入产生的凹陷可能是局部的，也可能扩展到整条声带。声带瘢痕由紊乱的胶原和细胞外基质取代固有层浅层的结果。根据以下的病因声带瘢痕可分为：创伤性(钝器伤、穿透伤、放射线损伤、手术损伤、声门癌)，医源性(声带手术、长时间插管、气管切开)和炎症性(吸入性损伤、风湿病)。

二、诊断原则

尽管病因不同，但声带沟和声带瘢痕还是有很多相似处。典型的主诉是发音障碍、气息声和讲话易疲劳。喉内镜检查这两种病变也有相似处，有不对称纺锤状的声门裂，声带缘中部有皱纹或沟槽，声门上功能亢进。通常有必要用高分辨率的动态喉镜仔细检查这些细微的病变，可以发现病变处黏膜波中断或混乱。

三、治疗原则

声带沟和声带瘢痕治疗的目的是改善发音。故应去除各种可能加重病情的因素，争取治愈。方法是严格控制咽喉返流，改善喉部的环境，以利嗓音的改善。嗓音矫治要尽早进行，鼓励患者采用舒适发音，避免不良发音习惯。鼓励患者戒烟和避免其他刺激因素。保守治疗无效可以考虑手术。手术技术包括声带内移、声带内或声门旁注射、局部糖皮质激素注射、脂肪或筋膜植入、黏膜垫高。如此多的手术选择说明本病还没有理想的治疗方法。

第四节 喉水肿

喉水肿为喉部松弛部位如会厌、杓状会厌襞等处的黏膜下组织液浸润。分感染性疾病和非感染性疾病。感染性喉水肿的渗出液因有细菌作用，为浆液脓性；非感染性喉水肿之渗出液为浆液性。喉水肿发病迅速，特别是变态反应性、血管神经性者发展更快，可很快出现呼吸困难，甚至窒息死亡。

一、变态反应性喉水肿

（一）临床表现

（1）发病急骤，多无先兆。初起喉痒、刺激性咳嗽、无痰、堵塞感。

（2）迅即出现胸闷、声嘶、喉鸣鸭鸣音、吸气性呼吸困难，甚至窒息死亡。

（3）喉镜检查见喉黏膜苍白、水肿，表面有浆液性渗出物。严重时声带运动障碍，出现三凹征。

（二）诊断要点

（1）病史、临床表现。

（2）注意与感染性喉水肿相鉴别。

（三）治疗方案及原则

（1）全身和局部应用糖皮质激素和副肾上腺素，减轻水肿。

（2）吸氧，做好气管切开准备。

（3）阻塞严重即行环甲膜或气管切开。

二、遗传性血管神经性喉水肿

遗传性血管性喉水肿为一种遗传性补体缺陷病，又称遗传性 C_1 抑制物缺乏症。为常染色体显性遗传，可连续几代发病。轻微外伤、感冒、劳累，咽喉、口腔检查和手术等诱因作用下反复发作喉水肿。病死率很高。

三、临床表现

(1)发病急骤,多无先兆。

(2)迅即出现胸闷、咳嗽、声嘶、喉鸣、吸气性呼吸困难等。

(3)反复发作患者常有多次喉水肿病史。水肿持续 2～3 天后可自行消退。

(4)不痛不痒。抗组织胺药物和皮质激素治疗无效。

(5)喉镜检查见喉黏膜苍白、水肿,表面有浆液性渗出物可累及舌体、悬雍垂及软腭。严重时声带运动障碍,出现三凹征。

(6)其他部位症状四肢或躯干频发非可凹性水肿常是喉水肿先兆。可伴肠黏膜水肿引起腹痛、腹泻等胃肠道症状。

四、诊断要点

(1)根据家族史、病史、临床表现及喉镜检查诊断可得出。

(2)查出喉水肿之病因,进行针对性治疗。

五、治疗方案及原则

(1)吸氧,做好气管切开准备。

(2)激素和抗组织胺药无效。

(3)半合成雄激素丹那唑治疗有效。开始用突击量 600 mg/d,2～4 周。然后根据具体情况调整。

(4)有发作史患者,拔牙以及其他咽喉部检查和手术前 2 周应用丹那唑200 mg,每天 3 次。或预防性给予新鲜血浆。

(5)静脉输入补充浓缩的 C_1-酯酶抑制剂(C_1-INH)。

第五节　先天性喉鸣

先天性喉鸣多为会厌卷曲和喉部组织软弱所致。吸气时内部负压使喉组织塌陷,喉入口呈一狭长裂缝,两侧杓会厌皱襞互相接近和颤动而发生喉鸣。可能由妊娠期营养不良,致使胎儿钙及其他电解质缺少或不平衡所致。又称喉软化症或喉软骨软化症。此外,会厌大而软且过度后倾以及吸气时杓状软骨脱垂,均可引起先天性喉鸣。

一、临床表现

(1)吸气时喉喘鸣,声音不一,呈震颤声、“咝咝”声或“喔喔”声。

(2)呼吸困难,吸气时三凹征。

(3)症状多在生后出现,持续性或间歇性。

(4)安静或睡眠时症状轻,活动或哭闹时症状加重。

(5)患儿一般情况良好,哭声及咳嗽声正常,无嘶哑现象。

二、诊断要点

(1)病史和临床表现。

(2)喉镜检查。

(3)鉴别诊断其他先天性下咽和喉疾病。

三、治疗方案及原则

(1)全身支持疗法适用于症状轻者。2岁以前喉鸣多可自行消失。

(2)手术治疗:①气管切开术。②会厌部分切除术:适用于会厌过大、过软的病例。③舌会厌固定术:适合过度后倾的会厌。④声门上成形术。

第六节　喉异物

喉异物多发生于5岁以下的儿童,成人极少发生。声门裂是上呼吸道最狭窄的部位,其下方的气管腔则较大,因此只有大小适宜或形状、性质特殊的异物才能停留于喉腔。异物太大则不能进入喉腔,多被咳出;异物太小则掉入气管、支气管形成气管或支气管异物。常见的喉异物有带尖的金属,如别针、义齿等;动物性的骨片、鱼刺;植物性的豆荚、草秆、蚕豆及花生米等;各种玩具;近年来,果冻异物时有发生,因其不易一次取出,常发生窒息甚至死亡。

一、临床表现

(1)多在进食、哭闹等意外情况下突然发生。

(2)剧烈咳嗽、呼吸困难、声嘶、发绀及呕吐。

(3)较小的异物停留或刺入喉腔,引起咽喉疼痛、呼吸及吞咽困难等。感染后可并发喉部脓肿。

(4)较大异物堵塞声门,可很快引起窒息、死亡。

二、诊断要点

(1)异物史。

(2)听诊:注意声嘶及吸气时有无哮鸣音。

(3)喉镜检查:成人在间接喉镜下可看到异物;儿童常需要做直接喉镜检查;对于位置隐蔽或体积较小的异物可行纤维喉镜检查。

(4)X线检查:对于诊断不透光的异物有帮助。

(5)鉴别诊断:急性会厌炎。

三、治疗方案及原则

(1)婴幼儿喉异物伴呼吸困难,又无必要的抢救设备时,可试行站在患儿背后,双手有规律挤压患儿腹部或胸部,利用增强腹压或胸压排出异物。

(2)间接喉镜下异物取出术适用于声门上区异物,成人或较大儿童能配合者。

(3)直接喉镜下异物取出术适用于儿童及成人的各类异物。

(4)纤维喉镜下异物取出术适用于小的喉异物,如小鱼刺。

(5)经颈外入路异物取出极少使用,用于取出某些特殊异物或没有经口入路取喉异物的设备或技术条件时。

(6)环甲膜切开或气管切开异物取出术常用于声门下异物,经口取出失败者。

(7)加强宣教,预防为主。

第七节　声带息肉

一、定义

声带息肉是声带良性增生性病变中的一种(该大类疾病包括声带小结、声带息肉、声带囊肿、接触性肉芽肿等病变),指声带黏膜下层有胶冻样局限聚集物,使得声带表面出现一个或数个(常见为位于声带前 1/3 边缘单个隆起)光滑隆起,常引起声音嘶哑。

二、病因

据报道可能和各种因素(使用嗓音时间过长、错误的发音方法——过度喊叫、剧烈咳嗽等)导致的黏膜下出血有关,因为通常可以发现黏膜下有曲张血管和息肉组织相连。

三、诊断

根据持续声音嘶哑病史,用声过度、用声方法不当或剧烈咳嗽典型诱因,声带表面光滑隆起半透明或充血性肿物(可带蒂或基底广呈山丘状),经过发声休息或药物治疗不能痊愈且病变范围和性质稳定者,当然确诊需要术后病理检查,常规染色为密度均匀的非细胞物质即确诊。

四、鉴别诊断

(一)声带小结

声带小结是指用声不当导致的双声带前 1/3 对称性粟粒大小突起,造成声音嘶哑或发音疲劳。其特点是双侧对称性及声带前 1/3 的固定位置,不除外在小结的基础上在同一位置再发生息肉。发声休息后小结的大小可减轻或消退,而单纯声带息肉病变大小不会有明显改变。

(二)声带囊肿

声带囊肿指发生于黏膜下层的腺体潴留囊肿或表皮样囊肿,使得声带表面光滑隆起,有时呈淡黄色,也有呈半透明状,有时声带息肉也呈半透明状,这时即使在电子喉镜下也不易区分,保守治疗(发声休息和药物治疗)也无效,只有在喉显微手术中探查方可确诊。

(三)声带接触性肉芽肿

声带接触性肉芽肿是位于声带后部的良性病变,声带后部边缘相当于杓状软骨声带突位置,与用嗓过度、频繁嗽嗓、咽喉反流(由于食管括约肌功能减退导致胃液反流至咽喉所导致的临床综合征)有关,虽然外观与息肉类似,但特殊的生长位置能和息肉相鉴别。

(四)喉乳头瘤

发生于喉黏膜(包括声带黏膜)、与病毒感染有关的肿物,大部分为多发性,也有少部分单发疣状突起,单发的乳头瘤易和息肉混淆,但乳头瘤生长部位和息肉好发部位不同,且乳头瘤表面不像单纯息肉表面那样光滑,呈粗糙颗粒状,最后尚需病理证实。

(五)声带白斑

声带白斑是一种癌前期病变,病变部位黏膜不光滑,增厚,有时呈灰白色,与单纯声带息肉较容易鉴别。

(六)喉癌

声带病变部位黏膜增生肥厚,菜花状或溃疡,易与单纯声带息肉鉴别。频闪喉镜对于判断病变有无侵犯韧带层有很大帮助。

五、治疗

(一)手术治疗

(1)全麻下喉显微手术(手术显微镜下+支撑喉镜下,或内镜+支撑喉镜下)方式切除病变。在电子喉镜监视下对于带蒂的息肉,在患者咽反射不强烈情况下,也可以选择合适的器械在表面麻醉下切除息肉。

(2)二氧化碳激光切除息肉。

(二)相关处理

(1)如果患者合并有炎症,尤其是急性炎症,术前应抗感染治疗并行发声休息1~2周。

(2)围手术期发声休息是必要的,但建议不要采取绝对噤声的方式,应把声音的音量、音调、时间控制在一定范围(具体数据尚无定论)内,一般职业用嗓者建议发声休息3个月,普通患者为1个月。并注意嗓音的保健。例如,尽量避免咳嗽动作、吃刺激性食物,少食甜食等。

(3)对患者发音功能进行评估,若发现患者有喉过紧、喉位置高、语速过快等不良发音习惯,应请专业人员进行嗓音矫治,以防止息肉复发。

六、出院建议

至少连续复查3个月,在术后1周、1个月、3个月复查3次,术后1周的复查尤为重要,根据术区黏膜恢复的情况来判定有无影响伤口愈合的因素存在,例如不正确的发声休息方式(如长时间小声说话),及时干预或修正。

第八节　急性喉炎

急性喉炎是病毒和细菌感染所致的喉黏膜急性炎症,常为急性上呼吸道感染的一部分,占耳鼻喉科疾病的1%~2%。此病常继发于急性鼻炎及急性咽炎。男性发病率较高。发生于儿童则病情较严重。此病多发于冬春二季。根据其起病较急,卒然声嘶失声的特点,属于中医"急喉喑""暴喑""卒喑"等症的范畴。

一、病因、病机

中医学认为本病多由风寒外袭,肺气壅遏,气机不利,风寒之邪凝聚于喉,或风热邪毒由口鼻而入,内伤于肺,肺气不宣,邪热上蒸,壅结于喉,声门开合不利而致。若邪热较盛,灼津为痰,或素有痰热,邪毒结聚于喉咙,气道壅塞,可演变成"急喉风"。

现代医学认为本病发病主要与以下因素有关。①感染:多发于感冒后,先有病毒入侵,继发细菌感染。常见细菌有乙型流行性感冒杆菌、金黄色葡萄球菌、溶血性链球菌、肺炎链球菌、奈瑟卡他球菌等。②职业因素:过多吸入生产性粉尘,有害气体(如氯、氨、硫酸、硝酸、一氧化氮、二氧化硫、毒气、烟熏)等。使用嗓音较多的教师、演员、售票员等,如发声不当或用声过度,发病率较高。③外伤异物、检查器械等损伤喉部黏膜,剧烈咳嗽和呕吐等,均可继发本病。

④烟酒过多、受凉、疲劳致机体抵抗力降低时,易诱发本病。此外,本病也常为麻疹、百日咳、流感、猩红热等急性传染病的并发症。

二、病理

初期为喉黏膜血管充血,有多形核白细胞及淋巴细胞浸润,组织内渗出液积聚形成水肿。晚期由于炎症继续发展,渗出液可变成脓性分泌物或结成伪膜。上皮有损伤和脱落,也可形成溃疡。若未得到及时治疗,则有圆形细胞浸润,逐渐形成纤维样变性,成为永久性病变,且其范围不仅限于黏膜层,也能侵及喉内肌层。

三、临床表现与诊断

(一)症状

急性喉炎多继发于上呼吸道感染,也可为急性鼻炎或急性咽炎的下行感染,故多有鼻部及咽部的炎性症状。起病时有发热、畏寒及全身不适等症状。

1.声嘶

声嘶是急性喉炎的主要症状,轻者发音时音质失去圆润、清亮,音调变低、变粗,重者发音嘶哑,严重者只能耳语,甚至完全失声。

2.喉痛

患者感喉部发痒不适、干燥、灼热、异物感,喉部及气管前有疼痛,发声时喉痛加重,但不妨碍吞咽。

3.咳嗽多痰

因喉黏膜炎症时分泌物增多,常有咳嗽,初起干咳无痰,至晚期则有黏脓性分泌物,因较稠厚,常不易咳出,黏附于声带表面而加重声嘶。

(二)体征

喉镜检查可见喉部黏膜急性弥漫性充血肿胀,声带呈粉红或深红,间或可见有点状或条状出血,其上可有黏稠分泌物附着。声带边缘肿胀,发音时声带闭合不全,声门下黏膜亦可充血肿胀,鼻及咽部黏膜亦常有急性充血表现。

根据患者症状结合喉镜所见,诊断不难。但诊断时须注意与特异性感染如梅毒、喉结核、喉白喉、喉异物及恶性肿瘤初起相鉴别。

四、治疗

急性喉炎的治疗以中医治疗为主,若病情严重,可配合西医抗生素治疗。

(一)辨证治疗

1.风寒袭肺

受凉后,卒然声音不扬,甚至嘶哑失声,咽喉微痛、微痒,吞咽不利,咳嗽声重。全身可伴低热,恶寒,头痛,鼻塞流涕,无汗,口不渴。舌淡红,苔薄白,脉浮紧。局部检查见声带淡红而肿胀,喉部黏膜微红肿,声门闭合不全。治宜疏风散寒,宣肺开音。方选六味汤加减。若咳嗽痰多者,可加北杏仁、法半夏以宣肺化痰止咳;伴鼻塞流涕者,可加苍耳子、辛夷以疏风通窍散邪。

2.风热犯肺

声音嘶哑,甚或失声,喉部灼热感,干咳无痰,或痰少难咯,咽喉干燥微痛。全身可伴有发热、微恶寒、头痛、鼻塞等症。舌边微红,苔薄白或薄黄,脉浮数。局部检查可见喉部及声带充血水肿，表面或有黄白色痰涎，声带活动尚好，但发音时声带闭合不全。治宜疏风清热、利喉开音。方选疏风清热汤加减。若痰多难咯者，可加北杏仁、瓜蒌皮、天竺黄以清化痰热，宣肺止咳；若咽干明显者，可加天花粉、玄参以生津利喉。中成药用金嗓清音丸、黄氏响声丸。也可含服健民咽喉片、草珊瑚含片、西瓜霜含片、六神丸、铁笛丸等。

(二)西医治疗

原则是噤声休息，可使用抗生素控制感染。禁烟酒及祛除致病因素。

1.抗生素治疗

可选用如青霉素类、红霉素、头孢拉啶等以控制感染。声带红肿显著者加用类固醇类激素，如泼尼松或地塞米松等。

2.局部治疗

可将10%的薄荷乙醇加入蒸气吸入器中，进行喉蒸气吸入，或将糜蛋白酶、庆大霉素、地塞米松、蒸馏水加至适量，行喉部超声雾化吸入。

(三)其他中医治疗

1.蒸气或雾化吸入

风热者，用野菊花、金银花、薄荷、蝉衣水煎，行蒸汽吸入。或用鱼腥草注射液加生理盐水以超声雾化吸入。风寒者，用苏叶、佩兰、藿香、葱白适量，水煎，行蒸气吸入。

2.针刺

取合谷(手阳明所过为原，主治喉痹、喉喑等症)、尺泽(手太阴所入为合，肺实泻之，主治喉痹)、天突(主治喉痹、咽喉暴喑等症)，用泻法，以泻肺利喉开音。

3.耳针

以神门、咽喉、肺为主穴，耳屏下部外侧缘为配穴，每次取穴2～3穴，针刺留针15～20分钟。

五、预防与调护

由于急性喉炎的发病与各种因素有关，因而要增强身体抗病能力，避免各种致病因素对身体的侵袭，注意饮食调理，勿过食辛辣厚味，戒除烟酒等不良嗜好。勿滥用嗓音，注意保证声带充足的休息，并采用正确的发声方法。

六、预后与转归

急性喉炎预后良好。但若治疗不当，可以转变为慢性，缠绵难愈，甚而形成声带小结或息肉。体质虚弱或过敏者，邪毒易于壅盛而发展为急喉风，故临证应注意。

七、古籍精选

《素问玄机原病式》："暴瘖，猝哑也，金，肺之声，故五行唯金响。所谓物寒则能鸣者，水实制火，火不克金也；其或火旺水衰，热乘金肺，而神浊气郁，则暴瘖无声也。"

《诸病源候论》："风冷失音者，由风冷之气客于会厌，伤于悬雍垂之所为也。声之通发，事因关户，会厌是音声之户，悬雍垂是音声之关。风冷客于关户之间，所以失声也。"

《医学入门》："风寒失音者，甘桔汤(桔梗、甘草、荆芥、生姜)加诃子，木通，或诃子散。"

第九节　急性咽炎

急性咽炎是咽黏膜、黏膜下及淋巴组织的急性炎症，多继发于急性鼻炎或急性扁桃体炎，常为上呼吸道感染的一部分，亦常为全身疾病的局部表现或为急性传染病的前驱症状。本病常见于秋冬及冬春之交。

一、病因

(一)病毒传染

常通过飞沫和密切接触传染，以柯萨奇病毒、腺病毒、副流感病毒多见，其次为流感病毒、鼻病毒等。

(二)细菌感染

主要为溶血性链球菌，肺炎双球菌等。

(三)物理、化学因素

高温、粉尘、有害刺激气体等。

二、临床表现

(一)症状

起病急，起初表现为咽部干燥、灼热，继之疼痛，吞咽时加重，并可放射至耳部。全身症状一般较轻，因年龄、免疫力、细菌毒力、病毒不同而程度不一，可有全身不适、四肢酸痛、头痛、食欲缺乏，并有不同程度的发热。

(二)检查

可见口咽及鼻咽黏膜弥漫性充血、肿胀，腭弓及悬雍垂水肿，咽后壁淋巴滤泡和咽侧索红肿；细菌感染者，有时可见表面有黄白色点状渗出物，颌下淋巴结肿大并有压痛。体温可升高至38 ℃。辅助检查：血常规检查白细胞可增多、正常或减少。

三、诊断

根据病史，症状和体征，本病不难诊断。某些急性传染病(如麻疹、猩红热、流感和百日咳等)的前驱期有类似急性咽炎的症状和体征，应注意鉴别。如在口腔、咽部、扁桃体出现假膜坏死，应排除血液病的可能性。

四、治疗

(1)对症治疗，多饮水，保持排便通畅。

(2)发热者应用抗生素、磺胺类药和抗病毒药(吗啉胍、金刚烷胺等)。

(3)局部可用 1∶5000 呋喃西林溶液或复方硼砂溶液漱口，度米芬、氯己定、薄荷喉片或碘喉片含服，每天 4～6 片，或抗生素加激素雾化吸入。

(4)中医中药治疗：中医认为本病多为外感风热，宜疏风解表、清热解毒。可用银翘解毒丸、牛黄解毒丸、解毒消炎丸、六神丸等内服。局部可用冰硼散或锡类散吹入咽中。针刺颊车、合谷、少商穴或行下颌角封闭，可使炎症消退，止痛效果好。

第十节 慢性咽炎

慢性咽炎是咽黏膜、黏膜下及淋巴组织的弥漫性炎症，常为上呼吸道慢性炎症的一部分。本病多见，病程长，症状顽固，治疗困难。

一、病因

(一)局部因素

(1)多为急性咽炎反复发作或延误治疗而转为慢性。

(2)患有各种鼻病，因鼻阻塞而长期张口呼吸及鼻腔分泌物倒流，长期刺激咽部，或由慢性扁桃体炎、龋病等影响所致。

(二)物理化学因素

如粉尘，颈部放疗，有害气体刺激，烟、酒过度等都可引起本病。

(三)全身因素

各种慢性病，如贫血、便秘、下呼吸道慢性炎症，心血管疾病，代谢障碍，肝病及肾病等都可引起本病。

二、临床表现

临床主要分为慢性单纯性咽炎、慢性肥厚性咽炎、萎缩性或干燥性咽炎三种类型。

(一)症状

咽部可有各种不适感，如异物感、灼热、发痒、干燥、微痛、干咳等，痰多不易咳净，晨起用力清除分泌物时，或于刷牙、漱口、讲话多时易恶心。上述症状因人而异，轻重不一。全身症状一般多不明显。

(二)检查

1.慢性单纯性咽炎

黏膜弥漫性充血，小血管扩张，色暗红，附有少量黏稠分泌物。

2.慢性肥厚性咽炎

黏膜增厚，弥漫性充血，色暗红。咽后壁淋巴滤泡增生、充血、肿胀，呈点状分布或融合成块。两侧咽侧索有充血、肥厚。

3.萎缩性或干燥性咽炎

黏膜干燥，萎缩变薄，色苍白，发亮如蜡纸，并有脓痂附着。咽部感觉及反射减退，鼻咽部有黏稠分泌物或脓痂附着，有时可在咽后壁见到颈椎椎体的轮廓。若早期萎缩改变不明显，仅表现为干燥者，称干燥性咽炎。

三、诊断

详细询问病史，仔细检查鼻咽部及喉咽部，以及进行必要的全身检查。特别注意排除鼻、咽、喉、食管、颈部的隐匿病变，如早期恶性肿瘤等，在未能排除这些病变之前需对患者进行追踪观察，以免误诊。

四、治疗

(1)消除各种致病因素,戒除烟、酒,改善生活和工作环境,积极治疗全身性疾病及鼻部疾病。注意营养,加强锻炼,增强体质。

(2)局部可用呋喃西林、复方硼砂溶液、3%氯化钠溶液、2%硼酸溶液等漱口,3%碘甘油涂咽,或者含服碘喉片,薄荷喉片及六神丸等。口服清热生津、滋阴润燥的中药,如元参、麦冬、生地黄、金银花、射干、甘草煎服。肥厚性咽炎患者可用10%～30%硝酸银涂咽或用电凝固法。紫外线照射,冷冻治疗,激光治疗等均可收到一定效果。萎缩性咽炎患者可服维生素 A、维生素 B_2、维生素 C、维生素 E,以促进黏膜上皮增生。

第十一节　急性扁桃体炎

急性扁桃体炎是腭扁桃体的一种非特异性急性炎症,常伴有一定程度的咽部黏膜、黏膜下及淋巴组织的急性炎症,是一种常见的咽部疾病。中医称扁桃体为"乳蛾"或"喉蛾",急性扁桃体炎则为"急乳蛾"或"喉蛾胀"。常发生于儿童及青少年,在季节更替、气温变化时易发病。

一、病因

主要致病菌为乙型溶血性链球菌,葡萄球菌、肺炎双球菌、腺病毒也可引起本病。细菌和病毒混合感染也不少见。正常情况下,咽部和扁桃体隐窝内存在这些病原体。当机体抵抗力因寒冷,潮湿,过度劳累,体质虚弱,烟、酒过度,有害气体刺激等因素而骤然降低时,这些病原体即大量繁殖。加之外界的病原体乘虚而入,从而致病。有时则为急性传染病的前驱症状,如麻疹及猩红热等。急性扁桃体炎往往是在慢性扁桃体炎基础上的急性发作,有传染性,为飞沫或直接接触传染,常散发,偶有爆发流行。

二、分类

(一)急性卡他性扁桃体炎

病变较轻,炎症仅限于表面黏膜,隐窝内及扁桃体实质无明显炎症改变。

(二)急性化脓性扁桃体炎

炎症起始于隐窝继而进入扁桃体实质。隐窝内充满由脱落上皮、纤维蛋白、脓细胞、细菌等组成的渗出物,自隐窝口排出。

三、临床表现

可分为急性卡他性扁桃体炎和急性化脓性扁桃体炎两种类型。

(一)症状

1.急性卡他性扁桃体炎

症状与一般急性咽炎相似,有咽痛、低热和其他轻度全身症状。

2.急性化脓性扁桃体炎

本型起病较急,局部和全身症状均较重。咽痛剧烈、吞咽困难,疼痛可放射至耳部。全身常有高热、寒战、关节酸痛等全身不适。幼儿病情严重,可出现抽搐或呼吸困难等。

(二)检查

1.急性卡他性扁桃体炎

扁桃体及腭舌弓黏膜充血、肿胀,扁桃体实质无显著肿大,表面一般无脓性分泌物。

2.急性化脓性扁桃体炎

扁桃体充血、肿大,隐窝口有黄白色脓点,可融合成片状假膜,易于擦去。可有下颌下淋巴结肿大。

3.辅助检查

血白细胞总数和中性粒细胞常增多。

四、并发症

扁桃体炎在局部可引起扁桃体周围脓肿、急性中耳炎、急性淋巴结炎及咽旁脓肿等;在全身可引起风湿热、急性肾小球肾炎、心肌炎、关节炎等,应特别警惕心肌炎患者突然死亡。

五、诊断与鉴别诊断

急性扁桃体炎一般都具有典型的临床表现,故不难诊断。须注意与白喉、猩红热、流行性出血热、樊尚咽峡炎、单核细胞增多症,粒细胞缺乏及淋巴细胞白血病等相鉴别(表 7-1)。血、尿常规检查、血小板计数及咽拭子细菌培养,对于与其他疾病的鉴别诊断有其重要意义。

表 7-1　急性扁桃体炎的鉴别诊断

	咽痛	咽部检查	颈淋巴结	全身情况	实验室检查
急性扁桃体炎	咽痛剧烈,吞咽困难	两侧扁桃体表面覆盖黄白色点状渗出物,有时连成膜状,易于擦去	下颌下淋巴结肿大、压痛	高热、寒战,急性病容	白细胞明显增多
白喉	咽痛轻	灰白色假膜常延伸至腭弓、软腭、咽后壁等区域,假膜坚韧不易拭去,强行剥离易出血	有时肿大呈"牛颈"状	面色苍白,精神萎靡低热,呈现中毒症状	白细胞一般无变化
樊尚咽峡炎	单侧有咽痛	一侧扁桃体覆盖灰色或黄色假膜,擦去后可见下面有溃疡,牙龈常见类似病变	患侧有时肿大	全身症状较轻	白细胞稍增多
单核细胞增多症性咽峡炎	咽痛一般不重	扁桃体红肿,有时盖有白色假膜,易擦去	全身淋巴结多发性肿大,有"腺性热"之称	高热、头痛,急性病容,有时出现皮疹,肝、脾大	异常淋巴细胞、单核细胞增多,可占 50%以上
白血病性咽峡炎	一般无咽痛	早期为一侧扁桃体浸润、肿大,继而表面坏死,覆有灰白色假膜,常伴有口腔黏膜肿胀、溃疡或坏死	全身淋巴结肿大	起病出现不规则发热,早期出现全身性出血,以致衰竭	白细胞增多,分类以原始白细胞和幼稚白细胞为主

六、治疗

(1)注意休息,多饮水,保持排便通畅。进食易消化、富含营养的半流质饮食。

(2)本病多由链球菌感染引起，青霉素为首选抗生素。病情较重者可酌情使用糖皮质激素，对症予以解热镇痛药。

(3)局部可选用复方硼砂溶液或1∶5000的呋喃西林溶液漱口，碘喉片或度米芬喉片含服。抗生素加糖皮质激素雾化吸入也有较好的疗效。

(4)对反复发生急性扁桃体炎者，特别是已有并发症者，应待急性炎症消退后实行扁桃体切除术。

七、预防

应注意锻炼身体，提高机体抵抗力；避免劳累，预防感冒；戒除烟、酒，避免进食辛辣食物，生活规律，保持口腔清洁。

第十二节　慢性扁桃体炎

一、病因与发病机制

慢性扁桃体炎多由急性扁桃体炎反复发作或因隐窝引流不畅，隐窝内细菌、病毒滋生并积聚引起感染或变态反应而发展为慢性炎症。也可发生于某些急性传染病之后。根据免疫学说，扁桃体隐窝内细菌、病毒及代谢产物进入体液后，可形成抗体，继之腺体内产生抗原一抗体复合物，能起到一种复合免疫作用，从而认为慢性扁桃体炎是一种自身免疫反应。

二、临床表现

可分增生性(或称肥大性)、纤维性(或称萎缩性)、隐窝性三种类型。

(一)症状

患者多有反复急性发作病史。平时可有咽部不适、异物感、干痒、刺激性咳嗽、口臭等症状，部分患者平时无明显自觉症状。如扁桃体过度肥大可引起呼吸、吞咽、语言障碍。伴有腺样体肥大可引起鼻塞、鼾音及渗出性中耳炎症状。由于经常咽下分泌物及隐窝中的细菌毒素，可致消化不良、头痛、乏力、低热等症状。

(二)检查

扁桃体和腭舌弓呈慢性充血，扁桃体大小不定，表面凹凸不平，可见瘢痕，与周围组织常有粘连。有时可见隐窝口封闭，呈黄白色小点，其上盖有菲薄黏膜或粘连物。隐窝口处可有脓性分泌物或干酪样分泌物，挤压时分泌物外溢。常有下颌下淋巴结肿大。临床上按其大小将扁桃体分为三度：Ⅰ度肥大，扁桃体不超过腭舌弓和腭咽弓；Ⅱ度肥大，扁桃体超过腭咽弓；Ⅲ度肥大，两侧扁桃体接近中线或相互接触。除Ⅲ度肥大较有诊断意义外，单凭扁桃体的大小诊断慢性扁桃体炎并不可靠。

辅助检查：血沉、抗链球菌溶血素“O”，血清黏蛋白、心电图等。

三、并发症

慢性扁桃体炎在受凉、淋雨、内分泌紊乱、自主神经系统功能失调及劳动环境不良的情况下，容易成为“病灶”，引起许多严重的并发症。如心血管系统疾病、风湿热、肾炎、阑尾炎、胆囊炎等。目前关于病灶发生机制的说法很多，多数学者倾向于变态反应的观点。认为是自身抗原和自身抗体结合所致的变态反应。

四、诊断

根据病史、局部检查及实验室检查，诊断不难。患者有急性扁桃体炎反复发作病史。局部检查扁桃体及腭舌弓慢性充血，扁桃体表面凹凸不平，有瘢痕或黄白色点状物，挤压时有分泌物从隐窝口排出。应注意与以下疾病进行鉴别。

(一)扁桃体角化症

慢性扁桃体炎时，隐窝口处的脓栓柔软，可以挤出或拭去。而扁桃体角化症时，角化物坚硬，附着牢固，强行拭去，常导致创面出血。

(二)扁桃体恶性肿瘤

扁桃体恶性肿瘤常为一侧性肿大，生长迅速，有时伴扁桃体溃疡。全身有恶病质表现，如体重迅速下降、免疫力低下等。

(三)隐形扁桃体结核

根据病理切片方可确诊。扁桃体结核可为颈淋巴结结核的原发灶。

五、治疗

(一)非手术疗法

对于不能实施手术者采用此法。应用有脱敏作用的细菌制剂(如链球菌变应原及疫苗进行脱敏)，以及各种增强免疫力的药物，如注射胎盘球蛋白、转移因子等。冲洗或吸引扁桃体隐窝，保持扁桃体隐窝的清洁，减少细菌繁殖的机会。采用复发硼砂溶液或生理盐水漱口，清除口腔及咽部分泌物。

(二)手术治疗

实施扁桃体切除术。

1.适应证

(1)慢性扁桃体炎反复急性发作，或虽未反复发作，但曾引起咽旁间隙感染或扁桃体周脓肿者。

(2)扁桃体过度肥大，妨碍吞咽、呼吸，导致营养障碍者。

(3)风湿热、肾炎、关节炎、风湿性心脏病等患者，怀疑扁桃体为病灶者。

(4)因扁桃体，腺样体肥大，影响咽鼓管功能，造成慢性分泌性中耳炎，经保守治疗无效者。

(5)下颌下淋巴结肿大原因不明者。

(6)白喉带菌者，经保守治疗无效者。

(7)不明原因的长期低热，而扁桃体又有慢性炎症存在时。

(8)各种扁桃体良性肿瘤，但对于恶性肿瘤，则应慎重选择病例。

2.禁忌证

(1)急性扁桃体炎发作不满 2 周时，一般不施行手术，需待炎症消退后 3～4 周方可手术。

(2)血液病、高血压、代偿功能不全的心脏病、活动性肺结核等均不宜手术。

(3)风湿热及肾炎等全身症状未控制时不宜手术。

(4)妇女月经期间或月经前 3～5 天。

(5)患者家属中免疫球蛋白缺乏或自身免疫疾病的发病率高者。白细胞计数低于 $3\times10^{9}/L$ 者。

(6)干燥性咽炎患者,除非扁桃体病变严重,否则最好不实施手术。

3.术前准备

(1)认真、详细询问病史及进行体格检查,特别注意有关出血病史的询问及出、凝血机制的检查。

(2)血、尿、便常规,出、凝血时间检查。

(3)胸透、心电图检查。全身麻醉患者,还需进行肝、肾功能检查。

(4)全麻患者术前4 h禁食,局麻患者,术前酌情进少量流质或半流质饮食。术前半小时皮下注射阿托品(挤切法免用)。患者紧张时可服镇静剂。

4.手术方法

有剥离法与挤切法两种。

(1)剥离法:①麻醉及体位:局部麻醉患者,取坐位或半坐位,咽反射敏感者可于咽部喷1%丁卡因,再以1%普鲁卡因(加1∶1000肾上腺素)于腭舌弓及腭咽弓黏膜下及扁桃体外侧包膜周围行浸润麻醉。全身麻醉者,取仰卧头低位,操作时注意勿压伤舌及口、唇,勿压落牙齿。②切口:用扁桃体钳夹持扁桃体向内、上牵拉,暴露腭舌弓游离缘与扁桃体之间的黏膜皱襞,以手术刀切开此处黏膜,并向后切开腭咽弓与扁桃体间的部分黏膜。③剥离:用血管钳或剥离器插入腭舌弓切口,并向上、后将扁桃体上极游离,然后用扁桃体钳夹持扁桃体上极,再以剥离器分离扁桃体包膜,由上向下将扁桃体与周围组织分离,直至其下极。④切除扁桃体:用扁桃体圈套器的钢丝套住扁桃体,同时将扁桃体向上提,钢丝向下压,收紧钢丝圈,绞断扁桃体下极根蒂部分,将扁桃体完整切除。⑤止血:切除扁桃体后立即用大棉球压迫扁桃体窝进行止血,见有血管出血,予以结扎。最后用腭弓拉钩牵开腭舌弓,充分暴露扁桃体窝进行检查,如出血已完全停止,且无残余扁桃体组织,一侧手术即告完毕。用同法切除对侧扁桃体。

(2)挤切法:①麻醉:全身麻醉或局部麻醉。②操作:患者取仰卧位或坐位,助手将其头部固定,置入开口器后,术者以压舌板压舌,暴露扁桃体下极,右手持挤切刀,从扁桃体下极套入,再转动刀环,使其位于扁桃体和腭咽弓之间,将扁桃体后面及上极套入,并向腭舌弓方向提起,这时扁桃体在腭舌弓下隆起成一“包块”,即用左手拇指或示指将“包块”挤压入环内,随即收紧刀柄,推动刀杆前进,使刀片切入刀环的尽端,以迅速而有力的扭转及提拔动作切下扁桃体。以同法切除对侧扁桃体。助手迅速将患者头部侧转,使其将血吐出。③止血方法同剥离法。

5.术后处理

(1)患者均采用侧卧位。嘱局麻患者将口中分泌物顺口角流出,不要咽下,以便观察是否有出血。全麻患者未苏醒前应注意其是否有吞咽动作,若有,则应检查是否有活动性出血。

(2)术后3 h无出血者,可开始用生理盐水或复方硼酸溶液含漱,进冷的流质或半流质饮食,鼓励患者自然说话。

(3)术后疼痛剧烈并伴有呛咳者,可给予少量可待因阵痛、止咳。

6.术后并发症

(1)出血:分为原发性和继发性两种。前者发生于术后24 h内,多因术中止血不彻底、遗留残体,或肾上腺素的后作用,其次为术后咽部活动过甚所致;后者常发生于术后6～8天,多因伤口感染所致。处理:仔细检查出血处,清除凝血块,用纱球或棉球加压10～15 min,压迫止血。若出血来自小血管，则应结扎或缝扎止血。弥漫性渗血，纱球压迫不能止血者，可用消毒纱球填压在扁桃体窝内，将腭咽弓、腭舌弓缝合3～4针，纱球留置1～2天。

(2)创口感染：表现为术后腭咽弓、腭舌弓及悬雍垂红肿，白膜不生长或白膜污秽、厚薄不均。患者咽痛较重，常伴有发热。下颌角处常伴有触痛。处理：及时加强抗生素治疗，辅以口服维生素B、维生素C。勤用漱口液含漱，注意口腔和咽部卫生。

(3)颈部并发症：皮下气肿发生时，嘱患者尽量不作吞咽动作。

(4)肺部并发症：吸入性肺炎、肺脓肿、肺不张等，均较少见。

(5)颅内并发症：极少见。可经血液、淋巴管、咽旁间隙等传入。

(6)全身并发症。①发热：术后1～2天常有低热，若体温较高，持续时间长伴严重全身症状者，需查明原因，予以治疗。②病灶性疾病急性发作：如心、肾、关节等器官的疾病病情加重，术前抗生素的使用对预防此种情况尤为重要。

第十三节　腺样体肥大

一、概述

腺样体炎由于细菌或病毒感染而致的腺样体的炎症，腺样体增生肥大，且引起相应症状者，称为腺样体肥大。腺样体又称增殖体或咽扁桃体，是所有正常儿童鼻咽腔都存在的淋巴组织团块。正常生理情况下，儿童腺样体6～7岁发育至最大，青春期后逐渐萎缩，在成人则基本消失。本病多见于儿童。

二、诊断

(一)症状

1.腺样体炎

(1)患儿常突起发热，体温高达40℃。

(2)鼻塞严重，用口呼吸，哺乳困难。

(3)如并发咽炎则有吞咽痛。

(4)炎症若延向两侧咽鼓管咽口，可有耳内闷胀、耳痛、听力减退等；感染严重者，可引起化脓性中耳炎。

2.腺样体肥大

(1)鼻塞：说话时带有闭塞性鼻音，并有张口呼吸及入睡打鼾。

(2)咽鼓管受阻易引起分泌性中耳炎，甚至化脓性中耳炎，产生耳闷、耳痛、听力下降等症状。

(3)吞咽与呼吸之间共济运动失调，常发生呛咳。

(4)分泌物下流并刺激呼吸道黏膜，引起咽部不适、阵咳和支气管炎的症状。

(5)慢性中毒、营养发育障碍和反射性神经症状。并有睡眠多梦易惊醒、磨牙、反应迟钝、注意力不集中和性情烦躁等表现。

（二）体征

1.急性炎症表现

急性腺样体炎时检查见鼻腔和口咽部有不同程度的急性炎症表现：鼻腔内常有分泌物多，鼻黏膜充血，咽后壁有分泌物附着。

2.腺样体肥大常见体征

（1）患儿张口呼吸，有时可见腺样体面容、硬腭高而窄；上颌骨变长，硬腭高拱，牙裂不整，上切牙外露，唇厚，面部缺乏表情。

（2）口咽检查：硬腭高而窄，常伴有腭扁桃体肥大。

（3）鼻咽部触诊：可触及鼻咽顶后壁处柔软肿块。

（三）辅助检查

（1）鼻咽 X 线侧位片：可见鼻咽部软组织增厚。

（2）电子鼻咽镜检查：可见鼻咽顶后壁分叶状淋巴组织，表面多呈橘瓣状，阻塞鼻后孔。

（3）睡眠监测：提示患儿有睡眠呼吸暂停及低通气等现象出现，严重者有夜间血氧饱和度下降。

三、鉴别诊断

（一）腺样体炎的鉴别诊断

1.急性鼻窦炎

急性鼻窦炎也有鼻塞、流涕等症状，有时很难依靠临床症状区分。鼻窦炎可有周期性头痛，有时有牙痛，鼻部检查可见中鼻甲肿胀、充血，中鼻道或嗅裂中有脓涕，窦壁有压痛或叩痛，鼻窦 X 线片或 CT 检查可鉴别。

2.胃食管反流性疾病

有夜间咳嗽、声嘶、清嗓、哮喘和嗳气等症状，咽部黏膜呈鹅卵石样表现、慢性炎症表现、腭部肿胀，要检查是否有食管外反流，尤其 2 岁以下的儿童，发病率更高。

（二）腺样体肥大的鉴别诊断

1.鼻中隔偏曲

鼻塞为持续性，在鼻中隔凸出的一侧较重，有鼻出血和反射性头痛，可有外鼻畸形，前鼻镜检查见鼻中隔弯向一侧，两侧鼻腔大小不等，对侧下鼻甲代偿性肥大。

2.慢性鼻窦炎

慢性鼻窦炎也有鼻塞、流涕症状，可见脓性鼻涕从鼻咽部流下，下鼻甲肿大，收缩后可见中鼻道或嗅裂有脓性分泌物，鼻窦 CT 可确诊。

四、治疗

（一）保守治疗

注意营养，预防感冒，提高机体免疫力，积极治疗原发病。随着年龄的增长，腺样体将逐渐萎缩，病情可能得到缓解或症状完全消失。

（二）药物治疗

有的患儿常常伴有鼻炎，鼻窦炎，经过恰当的治疗鼻腔通气好转，临床症状可以减轻。

(三)手术治疗

如保守治疗无效,应尽早手术切除腺样体,手术常同扁桃体切除术一并进行,如果扁桃体不大且很少发炎则可单独行腺样体切除。

五、预防

(1)对腺样体肥大不能轻视。要早期发现,早期治疗,当孩子有听力不好或经常鼻塞、流鼻涕时,要检查是否有腺样体肥大。

(2)在日常生活中,家长应特别注意小孩感冒等情况。尤其是小孩在2～10岁期间,应提高预防,如尽量避免小孩长期感冒,流鼻涕,鼻塞,咳嗽,搓鼻子、揉眼睛、打喷嚏等症状,如果还伴有听力不好、明显打鼾等症状,则应去医院诊断治疗。

第十四节　扁桃体周围脓肿

扁桃体周围脓肿为扁桃体周围间隙内所发生的化脓性炎症。早期发生的蜂窝织炎称为扁桃体周围炎;稍后因炎症进一步发展可形成脓肿。本病约占咽喉疾病的4%,多发生于青壮年,老人及儿童少见,男女无明显差异,夏、秋季节发病较多。本病属于中医学"喉痈"范畴,由于该病发生于中医所称的喉关部位,故又称之为"喉关痈"或"骑关痈"。

一、病因病机

中医认为扁桃体周围脓肿多由肺胃素有积热,复因风热邪毒侵犯;或因过食辛辣炙,醇酒厚味;或因风热乳蛾之热毒壅盛,侵犯喉核周围而致。其发病机制为外邪侵袭,引动肺胃积热,外邪内热循经搏结于喉关及喉核周围,以致气血凝滞,热毒困结,壅聚作肿,熏灼血肉,终至化腐成脓而为病。本病初期多为外邪侵袭,热毒搏结;继之热毒困结,肉腐酿脓;后期多痈溃脓出,热毒外泄而愈,亦有热入营血者。

现代医学认为,扁桃体周围脓肿多继发于急性扁桃体炎,尤其多见于慢性扁桃体炎屡次急性发作者。由于扁桃体隐窝,特别是扁桃体上隐窝被堵塞,引流不畅,导致感染进一步向深层浸润,最终穿过扁桃体被膜,进入扁桃体周围间隙形成蜂窝织炎,继之组织坏死液化,形成脓肿。常见致病菌有乙型溶血性链球菌、甲型草绿色链球菌、金黄色葡萄球菌等,厌氧菌感染也可致本病发生,混合感染亦有之。

二、病理

本病多发生于一侧,双侧极少见。扁桃体感染向外扩散至周围疏松结缔组织中,形成扁桃体周围炎,大量炎性细胞浸润,使组织细胞坏死液化,融合而形成脓肿。临床上常根据其发病部位的差异而分为前上型和后上型两种。前者脓肿位于扁桃体上极与舌腭弓之间,较常见;后者脓肿位于扁桃体上极与咽腭弓之间,较少见。

三、临床表现与诊断

根据病史、临床症状及局部检查,结合血液分析检查结果,可做出诊断。如在扁桃体周围穿刺抽出脓液,即可确诊为扁桃体周围脓肿。

(一)症状

初起为扁桃体急性感染,3～4 天后,症状不但未减轻反而加重,表现为:一侧咽痛加剧,吞咽时尤甚,疼痛常向同侧耳部或头部放射,常伴发热或加重。再过 2～3 天,疼痛进一步加剧,因病变部位红肿影响口腔、咽部及周围组织的运动,且因疼痛而不敢吞咽,故患者表情痛苦,颈部僵直,头部偏向病侧,且常以手托病侧面颊,不敢转头,口微张开,口角流涎,说话含糊不清,如口中含物;若勉强进食,常呛入鼻腔;若翼内肌受累,则有张口困难。

(二)体征

(1)扁桃体周围炎期:一侧舌腭弓或咽腭弓充血肿胀明显。

(2)脓肿形成期:局部明显隆起、触痛明显,甚至张口困难。若前上型者,病侧软腭及腭垂红肿,并被推向对侧,舌腭弓上方隆起,扁桃体被遮盖且被推向内下方;后上型者,则咽腭弓处红肿隆起,扁桃体被推向前下方。同侧颌下淋巴结常肿大触痛。

(三)实验室和其他辅助检查

血液分析可发现白细胞总数明显增高,核左移现象。亦可行血液或脓液细菌培养加药物敏感试验,特别是出现严重并发症者。必要时可行口外或口内超声检查。

(四)鉴别诊断

临床上需要与以下一些疾病进行鉴别。

1.咽旁脓肿

咽旁脓肿为咽旁间隙的化脓性炎症,脓肿部位在咽侧至一侧颈外下颌角部,伴有颈侧上部压痛,也可出现牙关紧闭及咽部炎症,病侧扁桃体和咽侧壁被推向中线,但扁桃体本身无病变。

2.智齿冠周炎

智齿冠周炎常发生于阻生的下颌智齿周围,检查可见牙冠上覆盖肿胀组织,牙龈红肿、触痛,可发生溃疡或化脓,炎症可扩展到舌腭弓,但扁桃体及腭垂一般不受影响。

3.扁桃体脓肿

扁桃体脓肿为扁桃体本身的脓肿,可在扁桃体内抽出脓液,患者扁桃体肿大,扁桃体上隐窝中可见脓液流出,患者多无张口困难。

4.脓性颌下炎

脓性颌下炎为口底的急性炎症,形成弥漫性蜂窝织炎。在口底及颏下有痛性硬块,舌被抬高。压舌或伸舌时感到疼痛和困难,张口受限但非牙关紧闭。感染可扩散至喉部,引起呼吸困难。扁桃体无病变,软腭及舌腭弓无充血隆起。

炎症若经咽侧侵入咽旁间隙,可发生咽旁脓肿;向下蔓延可引起喉炎及喉头水肿等。少数病例可发生颈内静脉血栓、化脓性颈淋巴结炎、败血症或脓毒血症。

四、治疗

(一)辨证治疗

临床上本病多为实热之证,按其病程发展和临床表现,常分为未成脓期、成脓期、溃脓期三个时期。

1.未成脓期

本病初起,患者咽喉疼痛,吞咽时加重,多伴有发热、恶寒、头痛、口干、咳嗽等症,局部检查见一侧咽峡、扁桃体周围充血肿胀。舌质红，苔薄白或薄黄，脉浮数。治宜疏风清热，解毒消肿。方选疏风清热汤合五味消毒饮。可加牛蒡子、桔梗以利咽止痛；若有咳嗽、痰多，可加前胡、枇杷叶以止咳化痰。中成药用双黄连胶囊。

2.成脓期

起病多日，一侧咽痛剧烈，呈跳痛感，吞咽困难，可伴高热不退，头痛剧烈，口干喜饮，口气秽臭，痰涎壅盛黄稠，大便秘结，小便黄。局部检查见一侧咽峡、扁桃体周围极度红肿，光亮高突，触之有波动感，扁桃体被推向前下方或内下方，腭垂亦被推向对侧。舌质红，苔黄厚或黄腻，脉洪数。治宜清热解毒，利膈消肿。方选清咽利膈汤。若痰涎多，可加天竺黄、胆南星、僵蚕以清热祛痰；若脓肿高突明显，可加白芷、牡丹皮、冬瓜仁以促进排脓。中成药用牛黄解毒片。

3.溃脓期

扁桃体周围脓肿自行穿溃，或经切开排脓，或穿刺抽脓后，咽喉疼痛即逐渐减轻乃至消失，发热、头痛等症迅速消失。此时常觉倦怠乏力，纳呆，口干渴欲饮。局部检查：一侧咽峡、扁桃体周围红肿消退。舌淡红，苔黄而干，脉细数，治宜清热解毒，益气养阴。方选银花解毒汤合养阴清肺汤。若大便秘结，可加火麻仁、郁李仁以润肠通便；若脓溃未尽者，可加皂角刺、生苡仁以托脓外出。

(二)西医治疗

扁桃体周围脓肿是较严重的急性感染性疾病。所以，使用足量抗生素控制感染是第一治疗原则；脓肿形成后穿刺或切开排脓很重要，能迅速减轻症状，加速痊愈；脓肿消退后，宜切除扁桃体，以防复发。

1.脓肿形成前

按急性扁桃体炎治疗。给予足量广谱抗生素药物，常用青霉素钠 400 万～800 万 U，皮试后静脉滴注；或加适量的糖皮质激素，如地塞米松 10 mg 静脉滴注。同时，注意休息，饮食宜清淡易消化。

2.脓肿形成后

(1)穿刺抽脓：既是治疗，也是诊断手段，可了解脓肿是否形成。2%丁卡因表面麻醉后，以16～18 号粗针头于脓肿最高处刺入抽脓，每天 1 次，一般 2～3 次后可痊愈。

(2)切开排脓：在穿刺获脓处，或选择最隆起和最软处切开，如定位不准，可在腭垂根部作一假想水平线，从舌腭弓游离缘下端作一假想垂直线，两线交点稍外即为适宜切口。切开后，以长弯血管钳撑开软组织，充分暴露脓腔以便引流。

(3)扁桃体切除术：适宜于脓肿引流不畅，虽经多次抽脓或切开排脓仍未愈者。好处是扁桃体被膜与扁桃体窝已被脓肿大部分分离，故剥离扁桃体较易；且切除扁桃体后，引流彻底，恢复快；也起到一次性根治本病的目的。不足之处是张口受限，操作不便。由于抗生素的使用，一般可在穿刺确诊后，即切除扁桃体；也有主张先排脓，3～4 天后再作扁桃体切除，这时局部炎症多已消退，充血肿胀减轻，张口改善，手术较易。

3.脓肿消退后

为了预防扁桃体周围脓肿反复发作，宜在脓肿消退二周后，切除扁桃体。这时扁桃体周围瘢痕尚未形成，剥离容易。

(三)外治法

1.吹药

用药散吹患处，有清热解毒，去腐消肿作用，适用于各型之患者。每次少许，每日 6～7 次。可用以下药物：双料喉风散、冰麝散、复方西瓜霜喷粉剂等。

2.含漱

用薄荷、防风、金银花、连翘、土牛膝、山豆根、甘草、水煎 2 次，混匀含漱，每日次数不拘，具有疏风清热，止痛消肿功效，适用于各型患者。

3.外敷

颌下或颈部有淋巴结肿痛者，可用有清热散结的药物外敷，每日 1～2 次。如：如意金黄散。

(四)其他中医治疗

1.针灸

有泄热解毒，消肿止痛作用，多用于脓肿未成之时。①用针速刺少商、商阳穴，使之出血以泄热毒，若出血不多需用手挤压之。②针刺颊车、内关及合谷穴，用泻法，每日 1 次，能疏导气血，清泄热毒。③本病未成脓时，用三棱针于患处黏膜浅刺 5～6 次，使少许血出，能泄热、消肿、止痛。

2.放脓

在痈肿形成后，应立即放脓，使热毒外泄，以减轻症状，促进痊愈，同时也可防止引起咽旁脓肿等并发症的发生。一般用注射器接长穿刺针头，从痈肿高突处刺入，抽吸脓液，务必吸尽，可根据情况翌日再行穿刺抽脓。也可用三棱针刺破痈肿或用小刀切开排脓。

五、预防与调护

平素注意避免过食煎炒辛辣之品，戒烟戒酒，劳逸结合，注意锻炼身体提高抵抗力，若经常发作扁桃体炎，则应尽快摘除扁桃体。发作期宜清淡饮食，注意勤漱口，保持口腔卫生。

六、预后与转归

本病经及时及适当的治疗，预后良好。若失治、误治，可导致咽旁脓肿、颈深部脓肿等严重并发症。

第十五节 咽后脓肿

咽后脓肿为咽后隙的化脓性炎症，因其发病机制不同，分为急性与慢性两种类型。

一、病因

(一)急性型

由于幼儿咽后隙内有散在的淋巴结，当口、咽、鼻腔及鼻窦发生感染时，可引起咽后隙淋巴结化脓性炎症，进而形成脓肿，因此急性咽后脓肿多发生于 3 岁以下幼儿。咽后壁损伤后感染，或邻近组织炎症扩散进入咽后隙，也可发生咽后脓肿。

（二）慢性型

由颈椎结核引起，多见于青壮年。

二、临床表现

（一）急性型

起病较急，可有畏寒、发热、吞咽困难、拒食。吸奶时吐奶或奶汁反流入鼻腔，有时可吸入呼吸道引起呛咳。说话含糊不清，如口内含物；睡时打鼾，呼吸不畅。头常偏患侧以减少患侧咽壁张力。如炎症侵入喉部，则呼吸困难加重。检查可见咽后壁一侧隆起、充血，脓肿较大者可将患侧腭咽弓及软腭向前推移。检查时，应注意避免脓肿破裂；如破裂，应速将患儿头部倒置，防止脓液流入气管。一侧或双侧颈淋巴结肿大。

（二）慢性型

多数伴有结核病的全身表现，起病缓慢，无咽痛；随着脓肿的增大，可出现咽部阻塞感。检查见咽后壁隆起，黏膜色泽较淡。颈椎结核引起者，脓肿常居咽后中央。

三、诊断

根据病史及检查，诊断不难。颈部X线检查及CT检查可发现颈椎前软组织隆起；若为颈椎结核引起者，可发现有骨质破坏征象。

四、治疗

（一）急性咽后脓肿

一经确诊，应及早施行切开排脓。取仰卧头低位，用直接喉镜将舌根压向口底，暴露口咽后壁，看清脓肿部位后，以长粗穿刺针抽脓，然后于脓肿底部用尖刀作一纵切口，并用长血管钳撑大切口，吸尽脓液。术中应备好氧气、气管切开包、喉镜及插管等器械，以便在意外情况出现时使用。

术后使用足量广谱抗生素控制感染。引流不畅者应每日撑开切口排脓，直至痊愈。

（二）慢性咽后脓肿

结合抗结核治疗，在口内穿刺抽脓，脓腔内注入0.25 g链霉素液，但不可在咽部切开。并发颈椎结核者，宜由骨科医师在治疗颈椎结核的同时，取颈外切口排脓。

第十六节　咽旁脓肿

咽旁脓肿为咽旁隙的化脓性炎症，早期表现为蜂窝织炎，继而形成脓肿。

溶血性链球菌为主要致病菌，其次为金黄色葡萄球菌、肺炎双球菌等。咽旁脓肿的感染途径较多，如扁桃体、牙齿、鼻部及咽部所属淋巴结等处的急性炎症，均可蔓延至咽旁隙引起感染。

一、临床表现

患者精神萎靡，可有持续高热、畏寒、头痛及食欲不振等全身不适。局部主要表现为咽痛及颈侧剧烈的疼痛，吞咽障碍等。咽旁感染侵及翼内肌可出现牙关紧闭，张口困难。

二、体征

急性重病容，患侧颌下区及下颌角后方肿胀，局部坚硬，触痛明显，患者头部偏向患侧可减轻头痛。严重时肿胀范围可上达腮腺，下沿胸锁乳突肌而达锁骨上窝。脓肿形成后，局部变软并有波动感。患侧扁桃体及咽侧壁突向咽中线，而扁桃体本身无明显病变。

三、诊断和鉴别诊断

根据临床表现及有关检查，一般不难诊断，如从颈部肿胀处穿刺抽脓，B 超或 CT 检查可发现脓肿形成。由于脓肿位于深部，从颈外触诊时不易摸到波动感，故不能以有无波动感为诊断咽旁脓肿的依据。

四、治疗

(一)感染初期

给予足量敏感的抗生素和适量的糖皮质激素，局部热敷或理疗。患者卧床休息，多饮水，必要时可给予镇静药。

(二)脓肿形成期

咽旁脓肿形成后必须切开排脓。

1.颈外径路

局麻下以下颌角为中心，在胸锁乳突肌前缘做一纵切口，用血管钳钝性分离组织进入脓腔。排脓后冲洗干净，置入引流条，缝合部分伤口，每日换药，用抗生素冲洗脓腔。

2.经口径路

脓肿明显突向咽侧壁时，可于最突出部分做一垂直切口，用血管钳钝性分离到脓腔，引流脓液。

(三)支持疗法

进食困难者应静脉补液，加强营养，注意水电解质平衡。

第十七节　开放性喉外伤

开放性喉外伤指颈部皮肤、软组织有伤口与喉腔相通的喉外伤。累及喉软骨、软骨间筋膜及喉黏膜。常见的原因有切伤和刺伤、爆炸裂伤、勒伤及撞击伤等。受伤部位常发生于甲状软骨、甲状舌骨膜、环甲膜及气管，而环状软骨则较少见，伴有甲状腺损伤亦不少。严重者可多处同时受伤(图 7-1)。

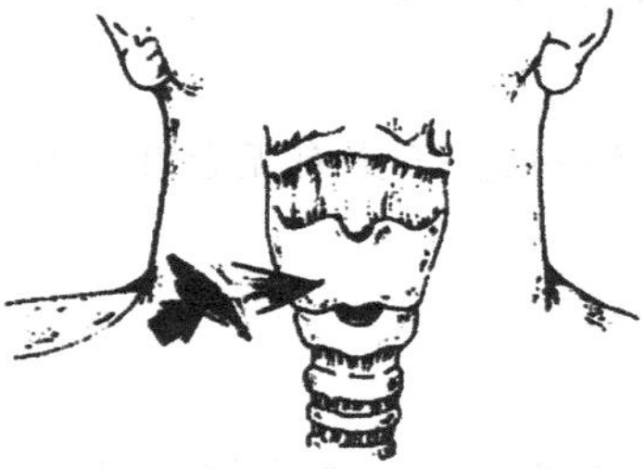

图 7-1　喉穿破伤

一、临床表现

开放性喉外伤的临床表现因创口的深浅、范围而异。

(一)出血

严重的出血常是损伤喉动脉、面动脉舌下支、甲状腺动脉或甲状腺组织。如颈部动脉受伤大出血易出现休克、死亡。若静脉被切断、破裂,出血较多,且可形成气栓。无大血管损伤者,常有血痰伴呼吸而喷出。

(二)皮下气肿

皮肤伤口与喉伤口不在同一位置,咳嗽时空气由喉裂口进入颈部软组织,而造成皮下气肿,可扩展到面、胸、腹部。

(三)呼吸困难

由于喉软骨骨折、喉腔变形、伤口组织塌陷或黏膜肿胀;血液流入下呼吸道内;气管外伤或气胸等而引起呼吸困难。

(四)声嘶或失声

声带损伤或喉返神经、环杓关节脱位或喉腔开放引起声嘶或失声。

(五)吞咽困难

因外伤后咽、喉痛使吞咽障碍;喉咽、梨状窝或食管受累而出现吞咽困难。

(六)颈部伤口

伤口形态与致伤原因有关,刀伤时伤口大,整齐,常为单一伤口。尖锐器伤皮肤伤口小,伤口深及常有多个。有严重皮下气肿。铁丝、电线等勒伤,伤口细小,仅有皮肤少许渗血。枪伤一般为贯通伤,颈部伤口小局限。爆炸伤伤口边缘不整,常有异物停留于组织内。

二、检查

(一)出血量及活动性出血的来源

应诊时首先用有效的方法止住活动性出血,并根据血液的性状、出血的动态和预计出血量等初步判断可能损伤的组织。只有做好良好的照明及抢救准备,才能探测伤口。一般说来,颈部大动脉受伤,多在现场死亡。患者能送来院急诊,说明还有抢救的机会。

(二)伤口的位置及范围

明确伤口的位置及喉气管的关系,检查伤口与气道相通是否顺畅,如有组织层覆盖或不完全覆盖,会加重皮下气肿。

(三)全身状况

全身状况包括患者的生命体征,如呼吸、脉搏、血压等。

(四)辅助检查

在病情许可下,喉 CT 检查,内镜检查,确定有无合并食管损伤、喉咽损伤、甲状腺及颈部大血管等损伤。

三、治疗

(一)保持呼吸道通畅

自伤口处插入气管插管或带气囊的 Y 形气管套管,并打胀气囊,防止血液流入下呼吸道。必要时应行环甲膜切开或气管切开。在野外,可在原开放的瘘道或稍加扩大后放入气管套管或中空导管应急。然后再进一步检查。

(二)止血及抗休克

颈部外伤时大出血有原发性及继发性两种,危害性极大,因此在建立呼吸道通路时应同时行止血措施。急救时,颈部用环行绷带紧包扎止血会影响脑部供血;结扎血管止血需具备一定的条件。填塞压迫是简单有效的止血方法,待患者情况好转或在有条件的地方再行血管结扎手术。在无条件行进一步抢救时,切勿取填塞物,以免引起大出血。

出血剧烈,填塞物无效时,应用于压迫止血及防止气栓形成,同时行颈部血管探查术。将皮肤伤口向下扩大,在近心端将受伤之颈内静脉结扎。动脉裂口可用细丝线缝合,或行血管吻合术。而结扎颈总动脉、颈内动脉只在最后为挽救患者生命时才采用。

(三)喉损伤的处理

根据受伤部位及范围,采取不同的处理方法。

1.舌骨上损伤

伤口切断舌骨上肌群,直到咽腔,或切断会厌游离缘。手术时应将伤口拉开,间断缝合修复咽腔黏膜,再逐层缝合舌骨上肌群。注意舌下神经及舌动脉有否受伤。缝合后不需要放置喉模。

2.甲状舌骨膜

受伤机会较多。切口经过会厌前间隙,可横断会厌,如小块会厌游离可切除。如会厌根部断离,应将会厌根部拉向前缝合,以免引起呼吸困难。缝合原则是分层对位缝合,以恢复原有功能,不需留置喉模。注意保护未断离的喉上神经。

3.甲状软骨中上部

常损伤喉内的声带、杓会厌襞和室带。缝合时应尽量保留喉腔黏膜,并复位缝合。将会厌拉向前缝合,留置喉模 3 个月左右。

4.甲状软骨中下部

在该处除损伤声带外,易损伤喉内肌、杓状软骨和环状软骨,可导致环杓关节脱位,严重影响声带活动。严重外伤者,可伤及下咽,甚至咽后壁。缝合时应注意声带黏膜复位及将两侧声带尽量恢复到同一平面。尽量保留软骨,如为小块已游离无软骨膜附着的软骨,估计难以成活者,应及时取出。对位缝合甲状软骨板,喉腔内放置喉模 3～6 个月。

5.环甲膜

如损伤仅及环甲膜,气管切开后单纯缝合即可。如伤口深可伤及环杓关节、环状软骨,甚至喉咽、气管入口及椎前筋膜等。应行低位气管切开后,分层缝合,留置喉模 3～6 个月。

6.气管

由于伤及颈部气管时,常累及甲状腺、食管及喉返神经。如伤及气管旁的大血管,患者常来不及就诊已死亡。手术时可用丝线将气管对位缝合,食管伤口分层缝合。如能找到离断喉返神经断端可即行吻合或后期处理。缝合后可放置 T 形管或镍钛记忆合金支架支撑 3～6 个月,以防狭窄。食管损伤者术后应停留胃饲管。

7.喉大范围缺损

应尽量按其解剖结构修复,以恢复其呼吸及发声功能。临床常用于修复的材料和方法有以下几种。

(1)会厌组织:将会厌自前间隙处分离后,向下牵拉,修复喉腔前面或左右前外侧面,留置喉模2周左右。该方法取材容易,方法简便,会厌的支架作用好,修复效果好。患者呼吸功能良好,大多数均能拔管。但患者在短期内有呛咳,特别是进食流质时,一般在3个月左右好转。

(2)颈前带状肌:可用单侧单蒂或双蒂、双侧单蒂或双蒂胸骨舌骨肌瓣翻转缝合,修复喉前外侧壁。此法除取材容易、简便外,可同时修复喉的侧壁及前壁,但支架作用稍差,术后发声较差,需留置喉模1~3个月,如仍有狭窄,需再次置入喉模。

(3)舌骨肌瓣:取适当长度的舌骨,保留骨膜及附着的胸骨舌骨肌,将舌骨缝于缺损的喉前壁或外侧壁,并放置喉模3~6个月。此法的支架作用好,适用于损伤范围小的病例。术中应注意保留舌骨膜,同时舌骨及附着肌肉不能短于1.5 cm,否则舌骨易缺血坏死,令修复失败。

(4)全喉重建术:严重喉外伤、尽管喉体碎裂也要灵活运用各种重建技巧,重建呼吸通道。以期达到患者伤愈后能经口呼吸和保持语言能力。不能因为伤后喉解剖结构紊乱,自己能力所不能及,而草率地将残余喉组织剪除。如因爆炸全喉缺失,应急处理可形成颈前气管造口,日后才行Ⅱ期发音重建术。

(5)联合修复:常用于并有喉外器官严重损伤,如颈前皮肤大范围缺损、下咽部或颈段食管损伤等。常用的有胸大肌皮瓣、颈阔肌皮瓣及胸锁乳突肌皮瓣,吻合血管的肱桡肌皮瓣、股外侧肌皮瓣等游离皮瓣和肌皮瓣联合修复。

四、喉模的类型和放置方法

喉模是喉气管成形术必用品,使用时应因地制宜,因人选用。现将常用的喉模种类和放置方法介绍如下。

(一)硅胶管

1.放置方法

取2 cm长、外径约为1.3 cm的硅胶管将上端缝合(减少误吸),选择可起固定作用的双侧甲状软骨板,以粗针头为引导将细不锈钢丝依次穿过一侧皮肤-甲状软骨-硅胶管-对侧甲状软骨板-皮肤,同法在上方处再穿过细钢丝一条。手术结束时将钢丝拉紧,判断管上缘水平略超过损伤区域后,分别用纽扣穿钢丝固定于双侧颈部皮肤外(图7-2)。

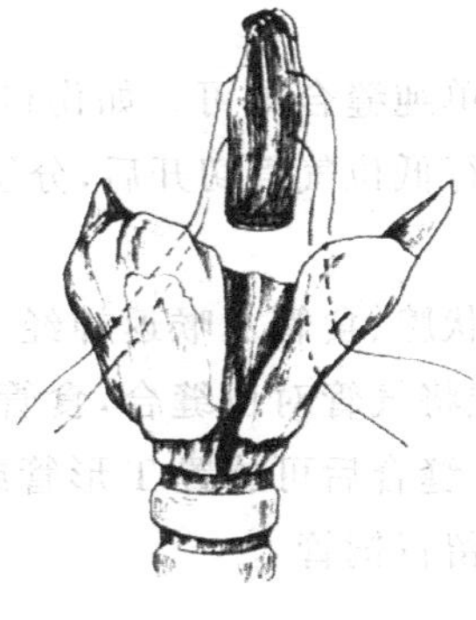

图7-2 硅胶管喉模固定法

2.取出方法

喉腔黏膜表麻或全麻下进行。切记先夹住喉模顶端，再剪断颈部固定钢丝，经口腔取出喉模。

(二)T 型硅胶管(图 7-3)

硅胶管无毒性、对组织刺激轻微，长期佩带无不适感；支撑力较好，不易变形。堵塞 T 型硅胶管的支管，不影响患者呼吸，自我护理也方便。

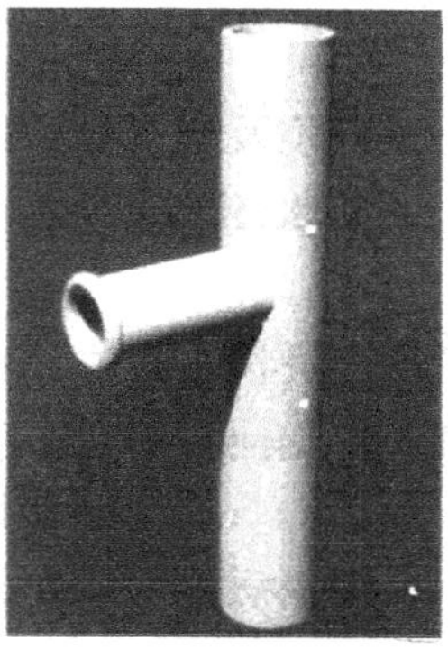

图 7-3　T 型硅胶管

1.放置方法

根据患者年龄和身材大小、病变部位和范围，选择合适的规格及裁剪合适的形状和长短(表 7-2)，管端修剪圆滑平整。放置时支管自气管造瘘口处伸出，上端可达披裂上缘或向前与会厌根部平齐(图 7-4)。

表 7-2　T 型硅胶管规格

规格编号	主管外径(cm)	支管外径(cm)	适用年龄
1	0.8	0.6	幼儿
2	1.0	0.8	儿童
3	1.1	0.9	儿童
4	1.2	1.0	青少年
5	1.3	1.1	青少年
6	1.4	1.2	成年女性
7	1.6	1.4	成年男性

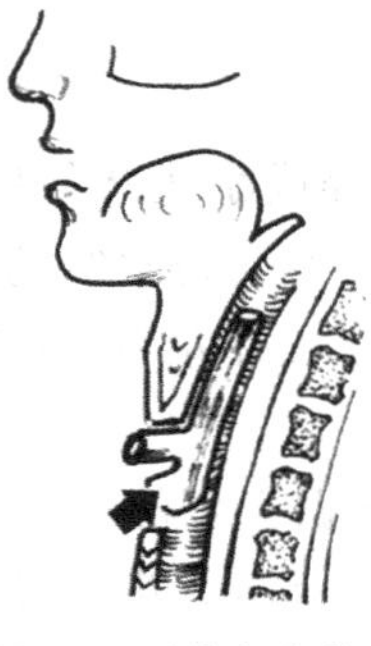

图 7-4　T 型硅胶管安放图

2.T 型硅胶管与气管套管联合应用

临床经验表明，T 型硅胶管安放后，支管不能长期作为通气道。因为 T 型硅胶管不配有内套，一旦 T 型硅胶管的近心端形成痂皮，会影响管腔通畅，出现"活瓣样"的呼吸困难。解决这个问题的方法是，支管适当剪短，以较小号气管套管自支管内放入，使气管套管口突出，T 型硅胶管垂直管下缘。按常规气管套管的清洁方法清理内套，我科在临床上常将气管套管和 T 型硅胶管联合使用，效果颇佳(图 7-5)。

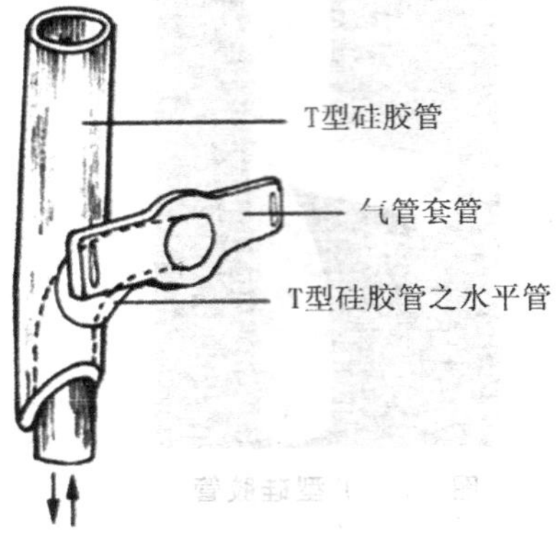

图 7-5　T 型硅胶管与气管套管联合应用

3.拔管方法

沿气管瘘口下缘与 T 型支管间隙深入细长血管钳，夹住 T 主管与支管连接之下部，向上推压支管再向外拉，即可取出。放置气管套管，并堵管观察 1 周，无呼吸困难可拔管。

4.T 形管拔除的时机

(1)Ⅰ型喉外伤有广泛黏膜损伤，戴管 2 个月左右。

(2)Ⅱ型喉外伤，戴管 3～6 个月。

(3)Ⅲ型喉外伤，喉软骨破碎内陷者，戴管 6～12 个月。

(4)重的Ⅲ型及Ⅳ型喉外伤戴管 1.5～2 年。

(三)乳胶指套喉模

1.特点

(1)制作方便，可根据患者的年龄、损伤部位及范围制作不同规格的喉模。

(2)喉模柔软，具有一定的支撑作用，又有一定的柔软性。

(3)对创面的摩擦及压迫小，不易生长肉芽。

(4)缺点是不宜长期停放。

2.制作

剪取消毒手套的示指套，在套内装剪碎或小块状的碘仿纱或海绵，在两端用丝线扎紧，在扎紧处的外端分别缝扎 10 号丝线两条，指尖端处丝线约 30 cm 长，另一端长约 20 cm。制作后的喉模(适用于成人男性)长 5 cm，宽 1.5 cm 左右(图 7-6A)。

3.放置固定

在喉内黏膜复位缝合、软骨复位后，根据患者的年龄、损伤的范围和部位制作合适的喉模。放置固定方法有两种：颈外固定如图 7-6B 所示。鼻腔-颈外固定法：将喉模放入喉腔(指端向上，自一侧鼻腔放入导尿管到喉腔将喉模上端丝线自前鼻孔引出并固定，注意丝线不宜牵拉过紧，以防损伤软腭。下端丝线自气管切开处引出并固定（图 7-6C）。

4.取出方法及时机

口及喉咽黏膜表麻，将下端固定丝线剪断，在口腔用血管钳夹住上端丝线，在前鼻孔处剪断固定丝线，然后自口腔取出喉模。

一般指套喉模放置时间为 2 周，因口内有丝线，放置时间长患者感到不适。同时丝线对软腭、鼻腔可造成一定的损伤，因此指套喉模一般用于喉内黏膜外伤。

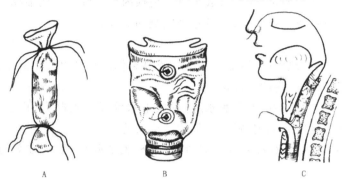

A　　B　　C

图 7-6　指套喉模固定法

A.指套喉模；B.指套喉模喉前上下固定法示意图；C.指套喉模鼻腔一颈部固定法示意

（四）镍钛形状记忆合金支架

1.特点

镍钛形状记忆合金作为一种新型材料，已广泛应用于临床各领域。镍钛形状记忆合金在相变区具有形状记忆特性和超弹性，在低温下（0 ℃左右，处于马氏状态）比较柔软，可以变形。将其加热到人体温度时（高温相状态）立即恢复到原来形态，产生持续柔和的支撑力，起到矫形或持续支撑作用。其优良的生物相容性、形态记忆功能、超弹性、耐腐性、耐磨性、无毒性等特征，被称为 21 世纪的新型材料。

记忆合金支架有附膜支架和裸支架。附膜支架可阻止喉黏膜肉芽向支架内生长，放置一段时间后可经直接喉镜下取出。裸支架放置后，喉黏膜可长入网格内，支架与组织相容，起到支撑作用。

2.放置方法

根据患者情况，选择合适大小、形状的记忆合金支架。将记忆合金放入冰中，冷却缩小后，置入喉腔内，受体温作用金属立刻恢复原状，固定并支撑喉腔。由于裸支架不能取出，放置时不能高于声带水平。所以，受伤部位高于声门水平者不适宜放置裸支架。常规的圆筒网状支架常用于声门下、气管的支撑。声门区的支撑最好用特制的喉模。

3.取出时间及方法

附膜支架根据患者的受伤程度和范围决定，一般放置 3 个月左右。表麻或气管内麻下，在直接喉镜或支气管镜下取出。

第十八节　闭合性喉外伤

闭合性喉外伤是指颈部皮肤无伤口与喉腔贯通的外伤。

一、喉黏膜挫伤、撕裂伤

(一)临床表现

1.症状

喉部疼痛,以吞咽时更明显,可放射到耳部。由于喉黏膜水肿、黏膜下出血、黏膜撕裂、常有声嘶及咯血现象。如并有环杓关节脱位,声嘶更明显及持续。一般说来,此种类型损伤较少立刻发生呼吸困难,但要注意的是,受伤后数小时才是喉内组织肿胀的明显期。临床医生有此预见性,会减少患者过早脱离医疗监护、突发呼吸困难的危险。

2.检查

(1)颈部检查:颈部软组织肿胀、淤血。如喉黏膜撕裂伤严重者可发生局限性皮下气肿,严重者气肿可波及到颜面、颏下、胸部等部位。

(2)间接喉镜或光纤喉镜检查:喉黏膜水肿、黏膜下水肿或黏膜撕裂;杓会厌襞移位,声门狭窄或变形等;声带活动受限或固定,喉腔变形或结构欠清等。

(3)喉部X照片、CT检查:对排除喉支架骨折、环杓关节脱位、手术方案的制定等有较大的价值。

(二)治疗

1.一般处理

一般处理适用于无呼吸困难的喉外伤。

(1)严密观察病情,做好气管切开准备,一旦出现呼吸困难成立即行气管切开。

(2)令患者安静,少言,进食流质、禁食或鼻饲流质。

(3)早期应用抗生素和皮质激素可减轻黏膜水肿。

2.外科处理

外科处理包括气管切开及手术探查。

(1)气管切开:对有以下情况者应行气管切开,以策安全。①伤后即出现呼吸困难或呼吸困难呈进行性加重;②喉黏膜较大范围撕裂伤、持续性咯血者;③就诊时虽无呼吸困难,但有咯血、皮下气肿者,可以作预防性的气管切开。

(2)手术探查:喉裂开后,将撕裂的黏膜缝合(图7-7)或将黏膜下血肿刮除,尽量保留黏膜完整,内置喉横2周,以防止喉狭窄。

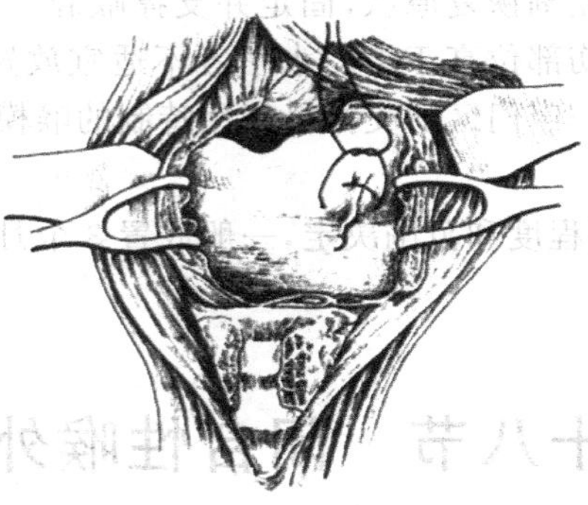

图7-7　喉内黏膜缝合

二、喉软骨支架骨折

喉软骨支架骨折所受的外来暴力较喉黏膜挫伤及裂伤要大得多，是严重的喉外伤。闭合性喉外伤以甲状软骨、环状软骨骨折多见，而顿挫挤压伤引起喉气管断裂分离常见于多发性的损伤中。这些损伤难免地伴有喉黏膜撕裂伤。

(一)临床表现

1.皮下气肿

喉内黏膜撕裂，气体进入颈部皮下，可扩展到全颈、颏下、面颌或纵隔等。

2.咯血

轻者可痰中带血，重者出现较大量的咯血，频频咳嗽使皮下气肿加重。

3.呼吸困难

喉软骨骨折，特别是环状软骨骨折，使喉腔失去正常的支撑而变形，加上喉黏膜水肿、血肿及出血等因素，而出现喉阻塞。

4.声嘶

喉软骨骨折或关节脱位使声带位置发生改变；喉黏膜水肿或血肿、黏膜撕裂致声带形态改变；喉返神经麻痹或环杓关节脱位使声带活动受限或固定，而出现声音质量改变。

5.疼痛

说话或吞咽时疼痛明显，疼痛有的向耳部放射。

6.吞咽困难

患者可因疼痛而产生吞咽困难，但应注意并发食管损伤。

(二)检查

(1)颈部肿痛、皮下淤血及皮下气肿。皮下气肿的始发位置可为损伤的部位提供参考依据；闭合性喉气管损伤时，皮下气肿进展很快。

(2)喉体正常轮廓不清，甲状软骨扁平，环状软骨弓消失，可扪及错位的软骨。在气管离断时。由于舌骨上肌群的牵拉，可使喉体上移。

(3)喉腔形态的观察：对检查合作的患者，间接喉镜观察下咽、喉部常是确诊的一项重要手段。纤维喉镜有视野清楚、光线明亮，对损伤范围和程度判断较准确及对病者损伤小等优点，特别对检查不合作、张口受限或特殊体位者更为适合。直接喉镜检查有加重损伤的可能，不宜作为首选，但对已建立有效气道，又无颈椎及颈部并发症者，应不属禁忌。随着纤维镜的普及应用，它的损伤小、观察全面等优点已被广泛接受。为此，传统的直接喉镜检查临床上很少使用。外伤时喉腔形态有黏膜暗红、水肿，黏膜下血肿、黏膜裂伤。声门变形、声带活动受限或固定，喉软骨暴露等征象。

(4)喉部 CT 是一种非损伤性检查，其结果是选择治疗方法的重要依据。它有助于查明喉软骨的破坏程度、环杓关节运动情况以及内镜难以发现的喉内软组织改变。尽管如此，传统的喉部 X 线正侧位片、体层照片等临床仍有采用价值。但必须指出，喉部的影像学检查应在呼吸道通畅及病情许可时进行。

(5)注意并发颈部钝挫伤或颌面部骨折、颈椎骨折及胸部损伤等。

(三)治疗

(1)迅速建立有效呼吸通道,防止窒息。

(2)软骨骨折复位及修复喉软骨骨折的整复应尽早进行,在致伤后2小时内采取妥善的治疗措施,对预防并发症,保存喉功能甚为重要。

扩张法软骨复位:指单纯骨折,喉腔声门轻度变形,但无呼吸困难,但当喉内血肿及黏膜水肿消退后,发现骨折移位对发声和呼吸有一定影响。对此型病例主张早用扩张法复位治疗,可取得了很好治疗效果。复位可在直接喉镜下、气管镜下进行。方法:气管切开后,全麻下在直接喉镜或气管镜下进行手法复位。复位后可经喉放入喉模,一周后取出。亦可不放喉模,三天后再复位一次。

喉裂开软骨复位:Cherian总结了30例喉外伤病例,提出喉外伤患者在7天内行外科手术治疗者94%预后良好,而7天以后者治疗效果差,预后不良。适应证有:①喉黏膜撕裂、软骨暴露、明显移位的骨折;声带固定。②伤后不久即出现呼吸困难。③伤后持续咯血,颈部广泛皮下气肿呈进行性。④直接喉镜或气管镜下复位不成功者。方法:喉裂开后,将折断的软骨片整复,软骨膜完整者,对位缝合软骨膜(图7-8);软骨膜缺损者,可直接缝合软骨断缘固定。喉内软组织复位,将黏膜缝合。如黏膜缺损大,不能缝合,可用会厌黏膜、鼻腔游离黏膜修复,或将杓会厌皱襞黏膜向内拉拢修复,具体应根据损伤范围及部位而定。然后放置喉模3～6个月。如喉支架破坏或缺失严重,实在难以完整修复,在手术时亦应围绕恢复、发音和防止误咽等功能设计手术方案,以期保持患者的生活质量。

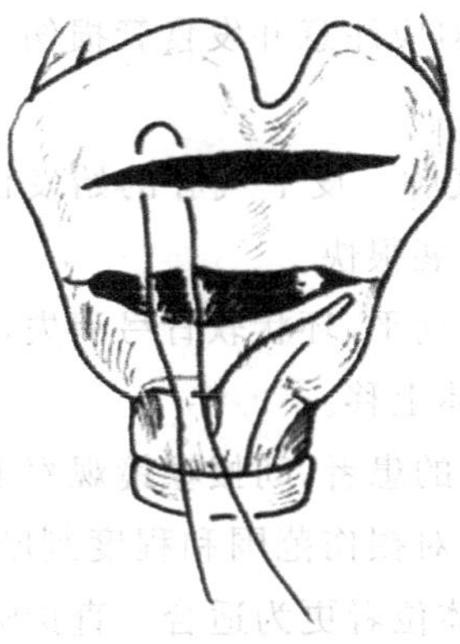

图7-8　甲状软骨缝合

喉气管断裂者,其皮肤可有或无伤口,远端可缩回至胸腔,患者立即有咯血、呼吸困难、皮下气肿。此时应立即颈部切开,将远端牵拉向上与近端吻合固定,并放置支撑喉模。因此类损伤常累及双侧喉返神经,出现声带麻痹。术中应做低位气管切开,有条件可同时行神经吻合。如效果不佳或术时因特殊情况不能行神经吻合时,术后观察声带运动,半年内未恢复,再按声带麻痹处理,如抢救现场无条件进行喉、气管吻合时,应将远端固定于颈部,非放置气管套管或气管插管。

第十九节　气管内插管喉损伤

气管内插管麻醉术是各类外科手术常用的，其对气道管理方便、安全性高等优点，使得它成为临床应用最广的麻醉方法。为此，气管内插管时的喉损伤的发生率也随之增加。损伤表现有：喉气管黏膜擦伤、裂伤；环杓关节损伤脱位及造成喉内溃疡、肉芽形成及日后形成瘢痕狭窄等。其中喉气管黏膜擦伤、裂伤较为常见，喉溃疡、肉芽及瘢痕较为少见，而环杓关节脱位是较罕见的并发症。

一、发生原因

(1)选择导管过粗，声门裂被导管撑大。咽后壁、喉腔后部及气管前壁内表面三处受压点，易受伤处首先是声带突部位，其次是气管前壁，因此，临床上发现较常见该两处有溃疡或肉芽。

(2)患者体胖，颈粗短，喉腔暴露不良，插管时麻醉喉镜深入过深，上提者喉镜用力不当。损伤环后区及强力推动环杓关节。

(3)患者清醒状态或喉痉挛时强行插管。

(4)插管停留时间过长。

(5)术中频繁改变患者头位或患者常有吞咽、呕吐、咳嗽，增加导管与黏膜的摩擦，引起喉黏膜损伤。

二、常见的损伤及治疗

(一)环杓关节脱位

1.病因

全身麻醉或急救的气管插管较易造成环杓关节脱位，原因有以下几点。

(1)操作者插管动作不熟练、带盲目性，或在患者清醒、尚未用肌松剂时就进行插管，患者剧烈咳嗽或声门痉挛，操作者在半盲目状态下插入麻醉导管，易造成环杓关节脱位。插管时将患者颈部过度后仰，也可能是造成环杓关节脱位的原因之一。据报道，插管过程中所造成的环杓关节脱位多见于左侧，这是因为插管者习惯用左手持喉镜挑起舌根及会厌以暴露喉部，杓会厌襞被拉紧，并将杓状软骨向上、外牵引，此时用右手插入麻醉导管，如果在声门闭合时强行用力插入，则易推压左侧声带，可将该侧杓状软骨向前牵引导致脱位，或直接推压左侧杓状软骨而致其脱位。此外，麻醉导管下 1/3 的凸面主力作用于左杓状软骨上，使其向后推移。

(2)麻醉时间过长，使环杓关节长时间受麻醉导管压迫。特别是在麻醉导管留置过程中，如果患者头部偏向一侧，则导管的重力集中压在该侧环杓关节上，易致其脱位。有个别报道，环杓关节因长期受压而发生坏死。

(3)麻醉清醒前由于患者出现刺激性剧烈咳嗽及吞咽动作易致环杓关节脱位。

2.治疗

(1)环杓关节复位术：环杓关节脱位的治疗原则是尽早恢复杓状软骨的正常位置，若杓状软骨区及杓会厌襞充血、肿胀较严重，可待肿胀基本消退后再行复位。复位需早期进行，超过 2 周则可因关节纤维化而效果不佳，如果迟于 1～2 个月之后，则无法复位。复位的方法有以下几点。

间接喉镜下杓状软骨拨动法复位术：此方法简单易行，最多被采用。①术前准备：术前2～3小时禁食，术前半小时皮下注射阿托品，向患者说明手术的目的及注意事项，取得患者的合作；有活动义齿者应取下。②麻醉：用0.5%～2%丁卡因咽部、喉部喷雾3～4次，必要时声门及梨状窝滴入1～2次，丁卡因总量不超过60 mg。③复位拨动方法：受试者取坐位，头位应摆正，颈部放松，嘱患者自己将舌头拉出口外，术者左手持大号间接喉镜，右手持裹以棉片的弯头喉钳，置入间接喉镜后，将喉钳徐徐放入患侧梨状窝，并移至杓状软骨处作与其脱位反方向的拨动。即：如为前脱位，则将喉钳置于杓状软骨前内方，在患者发"依"音时，向后向外轻轻拨动杓状软骨；如为后脱位者，则喉钳置于杓状软骨后外方，在患者吸气时，向前向内拨动。拨动时注意，如系左侧杓状软骨前脱位，要使杓状软骨从前、下、内向后、外、上复位时，必须同时作顺时针方向旋转，否则，其尖端顶着喉腔外侧壁，不利于复位；如系右侧杓状软骨前脱位，则相反。拨动4～5下后进行观察，如复位成功，则杓状软骨及声带的活动度明显增加，发声好转。如未成功，隔日可重复拨动一次。

纤维喉镜下杓状软骨拨动法复位术：适用于间接喉镜下喉部暴露不理想，或咽反射较敏感，间接喉镜下拨动不成功者。有人主张试用此法。但纤维喉镜及纤细组织钳的活动力度不大，要避免用力过度，而损坏高值纤维喉镜。患者取平卧位，置入纤维喉镜，如果患者咽反射敏感，可通过喉镜的负压孔再滴入少许1%～2%丁卡因，将纤维喉镜缓缓推至声门区，并紧贴环杓关节，根据杓状软骨脱位方向(前脱位或后脱位)，转动喉镜手柄使镜头向后向外或向前向内撬动，直视下观察杓状软骨复位成功与否。

直达喉镜下杓状软骨拨动法复位术：术前准备及麻醉方法同上，个别咽反射特别敏感或精神特别紧张者需行全身麻醉。患者取仰卧垂头位或头后仰抬高位，全身放松，平静呼吸，术者左手持喉镜，将喉镜导入咽腔，挑起会厌，暴露喉部，右手持裹以棉片的直接喉钳拨动杓状软骨，拨动方法同间接喉镜下操作。

喉外推拿复位法：朱利相报道一种环杓关节脱位喉外推拿复位方法：患者取坐位、平视，头略转向健侧，术者站在患者患侧，用同侧手中、示指将患者喉头轻推向患侧，此时拇指指尖及侧缘慢慢滑入该侧甲状软骨板后缘及深处，即喉咽腔。自上而下移动拇指，当触及硬物感(为杓状软骨)时即嘱患者发"依"音，同时用拇指将硬物向前、内推数次。一般连续治疗2～3次即愈。

(2)急性期黏膜充血、肿胀、损伤者，可口服或静脉使用抗生素及雾化吸入治疗。

(3)病程较长而出现关节纤维化的患者，经尝试拨动杓状软骨不成功，如果声带固定于旁中位，且对侧声带运动无法代偿者，可行患侧声带注射、填充或杓状软骨内收术以改善发音。

(4)双侧杓状软骨发生前脱位，双声带外展受限，出现喉阻塞，则需气管切开术。

(二)喉接触性溃疡

喉溃疡是喉科少见疾病，病因非单一。常与炎症和声带过度活动或局部损伤有关。气管插管损伤是本病的原因之一，此外，野外或噪声环境下作业、感冒时烟酒或用声过度也容易产生喉内黏膜受损，继而形成与插管后发生病变一样的喉溃疡或肉芽肿。病变常位于一侧或双侧声带中后1/3交界处，即声带突处。声带黏膜损伤后，形成浅表溃疡，再继发感染而引起软骨膜炎并形成肉芽肿，习称为接触性溃疡。患者在术后出现喉痛不适和声嘶，逐渐出现持续性发声易疲劳、声嘶、刺激性咳嗽等。偶有咳嗽致肉芽肿表面血管破裂而少量痰中带血，双侧大块肉芽可引起呼吸不畅。

间接喉镜或纤维喉镜下可见声带及杓状软骨黏膜、声带中后 1/3 杓状软骨声带突上可见白色、淡红、大小不定的小溃疡或肉芽肿，直径大小不定，直径可达 5～9 mm。其外观具有炎性病变的特征。但有时确难与乳头状瘤或恶性肿瘤鉴别。喉接触性溃疡的治疗方法有一般治疗和手术治疗两种。①一般治疗：去除损伤因素，适当声休、止咳，并辅以含抗生素和肾上腺皮质激素的蒸气或超生雾化吸入治疗。浅层损伤较易治愈，但如肉芽生长应手术治疗配合。②手术治疗：除去肉芽组织，减少声带的重量，促进逐步伤口愈合是手术的目的。

第二十节 喉烫伤及烧灼伤

喉、气管、支气管黏膜受到强的物理因素刺激或接触化学物质后，引起局部组织充血、水肿，以至坏死等病变，称为喉部与呼吸道烧伤。它包括物理因素所致的喉烧灼伤、喉烫伤、放射损伤及化学物质腐蚀伤。呼吸道烧伤占全身烧伤之 2%～3%。由于声门在热气、有毒烟雾或化学物质刺激下反射性关闭，因而上呼吸道烧灼伤较下呼吸道者多见且伤情较重。

一、病因

(1)咽、喉与气管直接吸入或喷入高温液体、蒸汽或化学气体。

(2)火灾时吸入火焰、烟尘及氧化不全的刺激物等。

(3)误吞或误吸化学腐蚀剂，如强酸、强碱、酚类等。

(4)遭受战用毒剂如芥子气、氯气等侵袭。

(5)放射线损伤，包括深度 X 线、^{60}Co、直线加速器等放射治疗时损伤及战时核武器辐射损伤。

二、发病机制

上呼吸道黏膜具有自然冷却能力，可吸收热气中的热能。当上呼吸道受热力损害时，声门可反射性关闭，保护支气管和肺。蒸气在声门反射未出现前即进入下呼吸道，故下呼吸道受损害较重。烧伤后表现为鼻、口、咽、喉及下呼吸道黏膜充血、水肿及坏死，可累及黏膜下层、软骨，引起窒息、肺不张、肺感染。放射性损伤早期有炎症反应，数月后可发生纤维化、放射性软骨炎、软骨坏死。

三、临床表现

(一)轻度

损伤在声门及声门以上。有声音嘶哑、喉痛、唾液增多、咽干、咳嗽多痰、吞咽困难等。检查可见头面部皮肤烧伤，鼻、口、咽、喉黏膜充血、肿胀、水泡、溃疡、出血及假膜形成等。吞食腐蚀剂及热液者可见口周皮肤烫伤，食管、胃黏膜烧灼伤及全身中毒症状。

(二)中度

损伤在隆突以上。除上述症状外，有吸气性呼吸困难或窒息，检查除轻度烧灼伤所见外，还可有喉黏膜水肿和糜烂，听诊肺呼吸音粗糙，闻及干啰音及哮鸣音。常伴有下呼吸道黏膜烧伤，易遗留喉瘢痕狭窄。

(三)重度

损伤至支气管，甚至达肺泡。除有上述喉烧伤的表现外，有下呼吸道黏膜水肿、糜烂及溃疡，甚至坏死。患者呼吸急促、咳嗽剧烈，可并发肺炎或膜性喉气管炎，可咳出脓血痰和坏死脱落的气管黏膜。误吞腐蚀剂者可致喉、气管、食管瘘。若烧伤范围广泛，可导致严重而广泛的阻塞性肺不张、支气管肺炎、肺水肿，进而出现呼吸功能衰竭。

四、治疗

(一)急救措施

(1)早期处理：热液烫伤可口含冰块或冷开水漱口、颈部冷敷。强酸、强碱烧伤者应立即用清水冲洗口腔、咽部并采用中和疗法。强酸烧伤者可给予牛奶、蛋清或2%～5%碳酸氢钠溶液；强碱烧伤者可给予食醋、1%稀盐酸或5%氯化氨等涂布伤处或吞服、用中和药物雾化吸入。

(2)全身治疗：充分补液，维持水、电解质平衡，吸氧。重度者需行紧急气管插管，也可给予高压氧治疗。纠正休克、保护心肺功能。全身应用抗生素预防感染，糖皮质激素防止呼吸道黏膜水肿。

(二)保持呼吸道通畅

(1)上呼吸道阻塞、分泌物多而咳出困难者，为防止窒息，可行气管内插管或气管切开。Ⅲ度以上呼吸困难必须行气管切开，因为这种病例多有会厌或喉入口处高度水肿，可形成急性喉梗阻或有喉梗阻的趋势。

(2)会厌高度水肿者切开排液减压，杓间区水肿行点状穿刺或点状切开黏膜为宜，因为杓间区过长的切口可能影响术后功能。

(3)应用解痉药物，以解除支气管痉挛。

(4)每日雾化吸入，气管内滴入抗生素生理盐水，以防气道被干痂阻塞。

(三)营养支持

早期以静脉营养为主。能否放置胃管及放置时间取决于并存的下咽、食管烧伤情况。严重烧伤时，早期放置胃管有引起穿孔、感染之危险，故不建议使用，但2～4周后又可因为下咽、食管的粘连、闭锁而不能实施，而被迫行胃造瘘术。

第八章　角膜疾病

第一节　角膜营养不良

角膜营养不良指与遗传有关的原发性病变，具有病理组织学特征的组织改变，与因食物摄入不足引起的营养不良无关。据受侵犯角膜层次而分为角膜前部、实质部及后部角膜营养不良三类。

一、上皮基底膜营养不良

(一)定义

上皮基底膜营养不良(地图-点状-指纹状营养不良)是前部角膜营养不良类型中最常见的一种角膜病。常见于40～70岁，女性稍多。

(二)临床表现

患者可出现反复性上皮剥脱，眼部疼痛、刺激症状及暂时的视力模糊。

(三)诊断

(1)点状病变为上皮层内灰白色混浊点，即微小囊肿及细小线条。

(2)地图状条纹较粗，为淡混浊区。

(3)指纹状线条，为上皮层内半透明细条纹，呈同心弯曲排列，类似指纹。

(4)泡状小的透明圆疱，位于上皮内。

(5)角膜上皮糜烂时出现疼痛、畏光、流泪、视力模糊等症状。此类症状多发生在30岁以后。

(四)治疗

用润舒眼药水、素高捷疗眼膏、抗生素眼药水等滴眼，或佩戴软性接触镜。

二、颗粒状角膜营养不良

(一)定义

颗粒状角膜营养不良是角膜基质营养不良之一，为常染色体显性遗传，外显率为97%。光镜下可见角膜实质浅或上皮层内颗粒为玻璃样物质，用Masson三重染色沉着物呈亮红色。

(二)临床表现

病情进展缓慢，视力下降，为双侧性病变。常出现于10岁以前，但很少在中年以前出现症状，角膜糜烂少见。

(三)诊断

(1)双侧对称性角膜病变。

(2)病情进展缓慢，视力下降。

(3)裂隙灯下可见角膜中央部实质浅层有较多散在灰白小点组成的面包渣样混浊，其间有透明角膜分隔，角膜周边不受侵犯。

(四)治疗

(1)视力好时，不需治疗。

(2)较大面积混浊，视力明显下降的，可行角膜移植术。

(3)本病为规律的显性遗传病，外显率高。预防在于遗传咨询。

三、Fuchs 角膜内皮营养不良

(一)定义

Fuchs 角膜内皮营养不良是角膜后部营养不良的典型代表。有些患者为常染色体显性遗传。病理改变为角膜变薄，内皮细胞减少，后弹力层增厚，且有滴状赘疣位于其后，此为角膜小滴。实质层水肿，绕核性间隙加宽，胶原排列紊乱，角膜细胞增多。

(二)临床表现

眩光、视力模糊，特别是在觉醒时为甚，可以进展为严重眼痛。一般在 50 岁以前很少出现，症状稳定。为常染色体显性遗传。

(三)诊断

(1)本病双眼发病，双侧常不对称。病情进展极缓慢。多见于绝经期妇女。50 岁以后症状出现逐渐加重。

(2)早期角膜中央部后面可见滴状赘疣。中期为内皮功能损害，实质层及上皮层水肿；上皮发生大疱，大疱破后则剧痛。晚期大疱性角膜病变病症状缓解，但角膜水肿增厚加重而使视力受损严重。

(四)推荐检查

(1)眼压。

(2)角膜厚度检查确定中央角膜的厚度。

(五)治疗

(1)滴润舒眼药水、角膜宁眼药水、素高捷疗眼膏。可用高渗盐水(5%氯化钠)滴眼，减轻角膜水肿。

(2)晚期可行穿透性角膜移植术。

四、大疱性角膜病变

(一)定义

大疱性角膜病变是由于角膜内皮功能破坏，产生严重的角膜实质水肿、上皮下水肿，发生角膜上皮大疱、视力明显下降的角膜病。

(二)临床表现

视力下降、眼痛、流泪、畏光、眼红和异物感。

(三)诊断

(1)视力下降、眼痛、流泪、畏光和异物感。

(2)裂隙灯下可见角膜表层水疱，水疱大小不等，水疱破裂处荧光素着色。角膜基质混浊。

(四)推荐检查

(1)眼压。

(2)散瞳眼底检查:排除黄斑囊样水肿和玻璃体炎症。

(3)荧光素血管造影帮助诊断黄斑囊样水肿。

(五)治疗

同 Fuchs 角膜内皮营养不良的治疗。

第二节　角膜炎症

一、细菌性角膜溃疡

(一)定义

细菌性角膜溃疡是由细菌引起的严重的急性化脓性角膜炎症。

(二)临床表现

(1)发病较急,常在角膜外伤后 24～48 小时发病。

(2)有眼痛、畏光、流泪、眼睑痉挛等刺激症状。

(3)视力下降。

(4)分泌物多。

(5)睫状充血或混合充血。

(6)角膜出现局限性混浊及溃疡,角膜穿孔。

(7)前房积脓。

(三)诊断

(1)急性发病,有外伤史或慢性泪囊炎病史。

(2)有眼痛等刺激症状。

(3)睫状充血或混合充血。

(4)角膜局灶性混浊、溃疡,荧光素染色阳性,角膜穿孔。

(5)实验室检查可找到致病细菌。

(四)推荐检查

细菌学检查:①角膜刮片检查,革兰氏染色或 Giemsa 染色可找到细菌。②结膜囊细菌培养及药物敏感试验。

(五)治疗

1.治疗原则

结合临床特征与刮片检查结果,及早采用有效抗生素治疗,尽可能使溃疡早日愈合。

2.治疗方法

(1)急性期用高浓度的抗生素眼药水频繁滴眼,如诺氟沙星、庆大霉素、妥布霉素等眼药水。

(2)结膜下注射,如庆大霉素 2 万 U、头孢孟多 100 mg、头孢唑啉 100 mg,药液量为 0.5 mL。如为铜绿假单胞菌感染,可用多黏菌素眼药水滴眼及结膜下注射。

(3)5%碘酊液灼烧角膜溃疡基底及边缘。

(4)有慢性泪囊炎者应及时治疗。重者为预防虹膜睫状体炎并发症，应用1%阿托品眼药水散瞳。

(5)其他：热敷、口服维生素等。

二、真菌性角膜炎

(一)定义

真菌性角膜炎是由真菌侵犯角膜发生的严重的化脓性角膜溃疡，发病前常有植物性眼角膜外伤。眼局部皮质激素和广谱抗生素滥用也可诱发。夏、秋季节发病率高，常见于农民和老年体弱者以及近年有戴接触镜感染者。

(二)临床表现

(1)农作物引起的角膜外伤，病情进展缓慢，病程较长，抗生素治疗无效。

(2)畏光、流泪、眼睑痉挛刺激症状与溃疡大小相比较轻。

(3)视力下降。

(4)角膜病灶稍隆起，表面粗糙、干燥，病灶外周可有结节样灰白卫星灶，病灶周围可见灰白色免疫环。

(5)前房积脓，量多、黏稠，常不成液平面。

(三)诊断

(1)农作物眼外伤史，发病慢，病程长，久治不愈。

(2)与溃疡相比，眼部刺激症状相对较轻。

(3)角膜病灶表面稍隆、干燥，可见卫星灶、免疫环。

(4)前房积脓黏稠，不成液平面。

(5)涂片和培养可找到真菌。

(四)推荐检查

1.涂片法

在溃疡边缘刮取角膜坏死组织，涂在载玻片上，在显微镜下找真菌丝及孢子。

2.涂片染色法

病灶组织可用Giemsa染色、革兰氏染色或六胺银染色法等，在显微镜下找到被染色的真菌丝。

3.真菌培养

用沙氏培养基培养。

(五)治疗

1.原则

及时有效地给予抗真菌治疗，溃疡愈合后继续用药半个月以上，以防复发。禁用皮质激素。

2.治疗方法

(1)抗真菌药物：①咪康唑，用5%葡萄糖液配成1%溶液，滴眼，每小时1次。1%眼膏，每晚1次涂入结膜囊内。结膜下注射10 mg，每天或隔天1次。400～600 mg静脉滴注，每天1次。②酮康唑，每天200～400 mg，口服。③0.2%氟康唑溶液滴眼，每小时1次；0.2%氟康唑溶液0.4mL,结膜下注射,每天或隔天1次;2 mg/mL 静脉注射滴注,每天1次,每次100 mL。④克霉唑,1%混悬液滴眼,每小时1次;1%~3%眼膏,每天2~3次;口服1.0 g,每天3次。

(2)其他疗法:①1%~2%碘化钾溶液滴眼,每天3~4次。②2.5%~5%碘酊灼烧溃疡面。用1%丁卡因溶液点眼一次后,用毛笔样棉签蘸碘酊涂溃疡面,再点一次丁卡因,立即用生理盐水冲洗,涂咪康唑眼膏,包盖。注意蘸碘酊不宜过多,以免烧伤健康角膜。③1%阿托品溶液散瞳。

(3)手术疗法:抗真菌治疗病情不能控制,角膜穿孔者可行治疗性穿透性角膜移植术。

三、单纯疱疹性角膜炎

(一)定义

单纯疱疹性角膜炎(HSK)是因单纯疱疹病毒感染使角膜形成不同形状和不同深度的混浊或溃疡的角膜炎症,是一种常见的致盲性眼病。其特征是反复发作,近些年发病率有上升的趋势。

(二)临床表现

(1)以前有眼病发作史,病程长,反复发作。

(2)单眼多见。

(3)眼红、疼痛、畏光、流泪。

(4)视力下降。

(5)眼睑皮肤疱疹。

(三)诊断

(1)有热病史等复发诱因,自觉症状同其他型角膜炎。

(2)角膜病变呈树枝状、地图状溃疡及盘状深层混浊等不同形状。

(3)病程长,反复发作。

(4)多为单眼发病,也可双眼发病。

(5)角膜知觉减退。

(四)推荐检查

1.HSV单克隆抗体诊断药盒

对角膜上皮刮片做病原学诊断,有较好的敏感性和特异性,可迅速出结果。

2.荧光素标记抗体染色技术

在被感染细胞内可找到特异的颗粒荧光染色,可区分HSV-Ⅰ或Ⅱ病毒。

3.细胞学检查

刮片HE染色,可见多核巨细胞、核内包涵体。

4.电镜检查

电镜检查可查找到病毒颗粒。

5.人外周血T细胞亚群测定

OKT_3、OKT_4、OKT_8、$T_4<T_8$比值。单纯疱疹活动期表现为T_4下降,T_8升高,$T_4/T_8<1$,说明机体处于免疫抑制和免疫调节紊乱状态。

6.血清学检查

血清中和抗体效价测定，对原发感染有意义。

7.病毒分离

准备可靠，但需要一定设备条件和时间。

(五)治疗

1.治疗原则

上皮性和溃疡型病变，需用抗病毒药物，禁用激素。因免疫反应引起的盘状角膜炎可谨慎用激素，同时用抗病毒药物。

2.治疗方法

(1)抗病毒药物：①碘苷(疱疹净)，0.1%眼药水每1～2小时1次，或0.5%眼膏每天5次。②阿糖胞苷，结膜下注射0.2%溶液0.3～0.6 mL，隔天或每周1～2次。③安西他滨(环胞苷)，0.05%眼药水每1～2小时1次或用0.1%眼膏每天2次，也可结膜下注射1%溶液0.3 mL。④阿糖胞苷，3%眼膏每天5次涂眼。⑤阿昔洛韦，0.1%眼药水每天6次，或3%眼膏每天5次，也可口服，200 mg，每天5次；静脉滴注，50 mg/kg，每天1次。⑥曲氟尿苷(三氟胸腺嘧啶核苷)，1%～5%溶液，每天4～6次，1%眼膏每天1次。⑦利巴韦林(病毒唑)，0.5%溶液，每天4～6次。⑧更昔洛韦(丙氧鸟苷)，0.1%～0.2%溶液，每小时1次；0.5%～1%眼膏，每天2～5次。

(2)干扰素：人血白细胞干扰素8万～16万U/mL溶液滴眼，5万～40万U结膜下注射。

(3)聚肌胞：0.1%点眼；结膜下注射1 mg，每周2次；肌内注射2 mg，隔天1次。

(4)左旋咪唑：口服50 mg，每天2次，每周连服3天。

(5)类固醇皮质：尽量要低浓度，少次数，局部用药为主。并应递减，不可骤停。

(6)清创疗法：①用湿棉棒擦去角膜病变区及其周围溶解组织。②用棉签蘸碘酒涂布溃疡区，用生理盐水冲洗。③用1.5 mm冷冻头，温度为－80～－60 ℃，冷冻角膜溃疡面，每点3秒，反复2～4次。

(7)手术疗法：病情严重、溃疡或瘢痕大，视力在0.1以下者可行穿透性角膜移植术。

四、棘阿米巴角膜炎

(一)定义

棘阿米巴角膜炎是由棘阿米巴原虫感染引起的一种慢性、进行性、溃疡性角膜炎。通过污染的角膜接触镜、土壤和水源感染角膜而发生，病程约数月。

(二)临床表现

发病初期有异物感、眼部剧痛、眼红、畏光流泪等症状持续数周。

(三)诊断

(1)病史，如佩戴角膜接触镜史等。

(2)发病初期有异物感、畏光、流泪、视力下降、眼痛剧烈等症状。

(3)角膜浸润，上皮混浊，假树枝状或局部点状荧光素着色。

(4)角膜基质浸润及沿角膜神经的放射状浸润，形成放射状角膜神经炎。角膜感觉明显减退。

(5)基质形成炎症浸润环,环周有白色卫星灶,中央基质混浊,颇似盘状角膜炎,常有前房积脓。

(四)推荐检查

(1)革兰氏染色和 Giemsa 染色组织涂片可见棘阿米巴原虫。

(2)培养采用琼脂大肠埃希菌干板,可使污染的接触镜和组织标本内的棘阿米巴原虫生长。

(3)做角膜刮片,必要时做角膜活检,用间接荧光素标记抗体染色或氟化钙白染色作诊断。

(五)治疗

1.药物治疗

(1)0.5%新霉素和普罗帕米眼药水,每小时 1 次,晚上应用,1 周以后逐渐减量,疗程 4 个月以上。

(2)克霉唑、咪康唑或酮康唑眼药膏或眼药水点眼。

2.手术治疗

早期可行上皮清创。如病灶局限、药物治疗失败,可行穿透性角膜移植术。

五、基质性角膜炎

(一)定义

基质性角膜炎是位于角膜深层而不形成表面溃疡的非化脓性炎症。

(二)临床表现

(1)眼部疼痛、畏光、流泪、眼红等刺激症状显著。

(2)视力下降,严重者仅有光感。

(3)一般双眼发病。

(三)诊断

(1)眼部疼痛、畏光、流泪等刺激症状显著,视力下降,一般双眼发病。

(2)角膜基质深层有细胞浸润及水肿,后弹力层皱褶,外观呈毛玻璃状。

(3)新生血管在角膜绕核性间呈暗红色毛刷状,严重者波及全角膜。

(4)房水混浊及有角膜后沉着物。

(5)结核引起的基质炎,基质浸润常为扇形、周边性、单侧性,且更为表浅。

(四)推荐检查

(1)梅毒血清学检查:快速血浆反应素试验(RPR)、荧光素螺旋体抗体吸附试验(FTA-ABS),或微量血清梅毒螺旋体试验(TPHA)。

(2)结核菌素试验。

(3)当 FFA-ABS 或 TPHA 阴性或 PPD 阳性时做 X 线胸片检查。

(4)进一步检查血沉(ERS)、抗核抗体(ANA)、类风湿因子、莱姆滴度。

(五)治疗

(1)局部可用类固醇皮质点眼及球结膜下注射。

(2)1%阿托品溶液点眼,每天 1 次。

(3)病因治疗,如抗梅毒、抗结核和抗病毒治疗等。

(4)浓厚的角膜瘢痕,可行穿透性角膜移植术。

六、神经麻痹性角膜炎

(一)定义

神经麻痹性角膜炎是由于三叉神经周围性麻痹,使角膜营养障碍而发生的角膜炎症。

(二)临床表现

眼红,瞬目反应迟钝。

(三)诊断

(1)结膜充血为早期表现。

(2)角膜感觉减退,瞬目反应迟钝,可伴同侧面额皮肤感觉减退等现象。

(3)角膜上皮有水肿脱落,基质层浸润混浊,可形成溃疡。若继发感染,则出现前房积脓及角膜穿孔。

(四)推荐检查

荧光素染色裂隙灯检查。

(五)治疗

(1)局部滴用抗生素眼药水及眼膏并用眼垫包眼。如有继发感染,则按感染性角膜溃疡处理。

(2)长期不愈者,可行睑裂缝合术,待6～12个月后再予打开,并可佩戴软性角膜接触镜。

七、暴露性角膜炎

(一)定义

暴露性角膜炎是由于角膜失去保护而暴露在空气中,引起干燥、上皮脱落而发生感染的角膜炎症。

(二)临床表现

眼部刺激症、烧灼感、单眼或双眼发红,常常晨起时加重。

(三)诊断

(1)有以下病因的相应表现,如眼球突出、眼睑缺损、瘢痕性睑外翻、面神经麻痹、眼轮匝肌麻痹、上睑下垂矫正术后上睑滞留和睑闭合不全、深昏迷、深麻醉状态。

(2)角膜病变常始于暴露的部位,由浅向深部发生,上皮干燥脱落,基质浸润混浊,可形成溃疡。如有继发感染,病情急剧恶化,可引起前房积脓。

(四)推荐检查

(1)荧光素染色裂隙灯检查。

(2)检查各种潜在的病因,如第Ⅶ对脑神经麻痹。

(五)治疗

(1)以治疗病因为主,如眼睑缺损修补术、睑植皮术等。若睑裂闭合不全,可酌情行睑裂缝合术,减轻或解除其闭合不全,或佩戴软性接触镜保护角膜上皮。

(2)频滴人工泪液及抗生素眼药水,晚上用抗生素眼膏包盖。

(3)若有继发感染,则按感染性角膜溃疡处理。

八、蚕食性角膜溃疡

(一)定义

蚕食性角膜溃疡是一种边缘性、慢性匐行性、浅层、疼痛性角膜溃疡,常发生于中老年人。

(二)临床表现

蚕食性角膜溃疡多发生于成年人,有剧烈的眼痛、畏光、流泪及视力下降。

(三)诊断

(1)有明显的刺激症状和较重的眼部疼痛,视力减退。

(2)混合充血:溃疡始于角膜周边部,炎症浸润向中央角膜浅层基质层蚕食性缓慢进展,向角膜中央进展缘呈潜掘状。在溃疡进展的同时,原有的溃疡区逐渐由血管化组织填补。

(3)虹膜有炎症反应,后粘连。常并发白内障和继发青光眼。

(四)治疗

目前尚缺乏特效治疗方法。治疗原则是对轻症患者首先采取积极的药物治疗,对疗效欠佳或重症患者采取手术治疗和药物治疗相结合的方法。

(1)免疫抑制药与皮质激素联合系统用药。

(2)球结膜环切术。

(3)绕核性角膜移植术或穿透性角膜移植术。

九、浅层点状角膜病变

(一)定义

浅层点状角膜病变是一系列累及角膜上皮、上皮基底膜、前弹力层膜及其邻近的角膜浅层基质的点状病变。

(二)临床分型

浅层点状角膜病变分为三种类型,即点状上皮角膜炎、点状上皮糜烂和点状上皮下浸润。

(三)诊断

1.点状上皮角膜炎

此型在裂隙灯直照下呈灰白色点状混浊,用荧光素和虎红染色阳性。

2.点状上皮下浸润

此型在裂隙灯下于前弹力层下方的最浅基质层有略带灰白或灰黄色点状浸润,愈合后留薄翳。

3.点状上皮糜烂

此型为上皮单个或多个点状缺损。缺损区透明,其周围角膜上皮水肿。缺损修复后可见上皮有指纹或旋涡状混浊。

(四)推荐检查

荧光素或虎红染色裂隙灯检查。

(五)治疗

(1)病因治疗。

(2)抗感染治疗,用含有微量类固醇皮质(0.001%地塞米松)的抗生素眼药水点眼。

(3)改善局部营养及环境,可用人工泪液、素高捷疗眼膏等。

(4)一般禁用热敷,以免局部充血,增强变态反应。

第三节 角膜软化症

一、定义

角膜软化症是由于维生素 A 缺乏引起的一种角膜溶化及坏死的致盲眼病。

二、临床表现

患儿消瘦,精神萎靡,皮肤干燥粗糙呈棘皮状,声音嘶哑,由于消化道及呼吸道的上皮角化,患儿可伴有腹泻或咳嗽。早期症状主要是夜盲,但因幼儿不能诉述,常被忽略。

三、诊断

(1)患儿消瘦,精神萎靡,皮肤干燥粗糙,声音嘶哑。

(2)夜盲:夜间视力不好,暗适应功能差。但因幼儿不能诉述而不被发现。

(3)结膜干燥,在睑裂部近角膜缘的球结膜上出现三角形的尖端向外眦部的干燥斑,称 Bitot 斑。

(4)角膜早期干燥无光泽,呈雾状混浊,继之溶化坏死形成溃疡、感染,进而穿孔。

四、治疗

(1)病因治疗:积极治疗内科疾病,改善营养。维生素 AD 每次 0.5～1 mL,每天 1 次,连续10～15次。

(2)用抗生素眼药水或眼膏抗感染。

(3)用 1%阿托品眼膏散瞳防虹膜粘连。

(4)若角膜已穿孔,可行结膜遮盖术或角膜移植术。如眼内容脱出,可行眼球摘除术或眼内容剜除术。

第四节 角膜变性

一、老年环

(一)定义

老年环是角膜周边部基质内的类脂质沉着,多见于老年人。如发生在青壮年,则称为青年环。

(二)临床表现

老年环常见于老年人,黑色人种更多见。超过 80 岁的老人,几乎都有老年环。该环呈白色,约1 mm宽,与角膜缘之间有一透明角膜带分隔。绝大多数为双侧性。

(三)诊断

(1)年龄,多见于老年人。

(2)角膜周边灰白色混浊,先上下,后内外,最后形成环形,宽约 1 mm,外侧边界清楚,内侧边界稍模糊，与角膜缘之间有狭窄的透明带相隔。

(3)对视力无影响。

(四)治疗

不需治疗。

二、角膜带状变性

(一)定义

角膜带状变性是一种由于营养失调累及前弹力层的表浅角膜钙化变性。

(二)临床表现

视力下降、异物感、角膜上皮缺损等，有时伴有新生血管。

(三)诊断

角膜混浊起始于角膜内外缘的睑裂部位，在前弹力层出现细点状灰白色钙质沉着，混浊的周边侧边缘清楚，与角膜缘之间有约 1 mm 宽透明的正常角膜组织相间隔。混浊由两侧逐渐向中央扩展，最后连成两端宽，中间窄的带状混浊。对视力有明显影响。

(四)推荐检查

(1)眼压检测，视神经检查。

(2)如果无眼前节疾病或长期青光眼体征，角膜带状变性不能够解释，可考虑以下检查：测血钙、球蛋白、镁离子、血脂水平、尿素氮、肌酐含量，怀疑痛风时测定尿酸水平。

(五)治疗

(1)轻症无须治疗，混浊严重者可行绕核性角膜移植术。

(2)要在表面麻醉下刮去角膜上皮，用依地酸二钠(浓度为 0.5%～2%)清洗角膜，利用其发生螯合作用而去除钙质。

第五节　角膜先天性异常

一、圆锥角膜

(一)定义

圆锥角膜是一种先天性角膜发育异常，表现为角膜中央进行性变薄，向前呈圆锥状突出的角膜病变。多在青春期发病，发展缓慢，多为双侧性，可进行性发生，程度不一，女性多见。

(二)临床表现

从青春期到中年时进行性视力下降，早期为高度不易矫正的散光所致。急性角膜水肿可致视力突然下降、眼痛、眼红、畏光、大量流泪等。

(三)诊断

(1)视力下降，早期为高度不易矫正的散光所致。

(2)角膜顶端变薄呈锥形隆起。

(3)角膜中央部水肿、混浊、瘢痕形成。

(4)极早期圆锥角膜可通过角膜地形图检测发现。

(四)推荐检查

(1)检影和屈光检查:寻找不规则散光和红光反射有无水滴或检影。

(2)角膜散光仪和角膜地形图:角膜地形图中央和下部角膜陡峭。角膜散光仪检查见不规则旋涡和陡峭。

(五)治疗

(1)轻度圆锥角膜可配硬性角膜接触镜,也可行表层角膜镜片术。

(2)重度者、角膜混浊严重者,可行穿透性角膜移植术。

二、大角膜

(一)定义

大角膜指角膜横径>12 mm 的一种发育异常,为常染色体隐性或显性遗传。男性多见。

(二)诊断

(1)角膜横径>12 mm,角膜透明,眼前部较正常增大。

(2)眼压、眼底和视功能在正常范围。也可有近视或散光。

(三)治疗

无须治疗。

三、小角膜

(一)定义

小角膜是指角膜横径<10 mm 的一种发育异常,为常染色体隐性或显性遗传。

(二)诊断

(1)角膜横径<10 mm,角膜扁平,前房较浅,眼球往往相对较小。

(2)视力差或弱视,或有高度远视。

(三)治疗

无须治疗。因易发闭角型青光眼,在该病易发年龄阶段可行激光虹膜周边切除术来预防。

第六节　角膜扩张性病变

一、球形角膜

球形角膜是一种出生时即存在以角膜变薄并呈球形隆起的先天性角膜病变,临床上罕见,多为常染色体隐性遗传。

(一)病因

目前病因不明。一般认为是与扁平角膜发病原因相反的一种发育异常,也有人认为该病是大角膜的一种异型或水眼病变过程中止所致。还有人认为,此病与圆锥角膜的发病有着密切的关系,临床上有双眼球形角膜的父亲其儿子患双眼圆锥角膜的报道。

(二)临床表现

角膜均匀变薄并呈球状隆起,尤其是在周边部,约为正常角膜厚度的 1/3,有时合并巩膜组织变薄而形成蓝色巩膜。但角膜透明,直径一般正常。如有后弹力层破裂,可发生角膜水肿、混浊。病变为静止性，一般不发展，无明显自觉症状，可有屈光不正存在。

(三)诊断

(1)角膜均匀变薄呈球状隆起，但透明，直径正常。

(2)后弹力层破裂时，角膜急性水肿、混浊。

(3)如合并巩膜组织变薄可形成蓝色巩膜。

(四)鉴别诊断

1.圆锥角膜

角膜中央部进行性变薄并向前呈圆锥状突出；进行性视力减退和严重的不规则散光。裂隙灯检查可见圆锥底部角膜浅层有 Fleischer 环，如角膜后弹力层破裂，角膜水肿、混浊。

2.先天性前葡萄肿

出生后即可见角膜混浊，并向前膨隆，葡萄膜黏附于角膜背面，嵌顿的虹膜隐约出现于菲薄的角膜之后，使角膜发蓝色。

(五)治疗

目前尚无治疗方法，但应嘱患者注意保护眼球，防止外伤，以免引起眼球破裂。

二、后部圆锥角膜

后部圆锥角膜为罕见的角膜后表面异常，单眼发病，迄今报道的所有病例均为女性，无遗传倾向。

(一)病因

病因不明，可能是胚胎期由于某种原因使中胚叶发育不良所致。

(二)临床表现

患者出生时即存在角膜后表面弧度增加，甚至呈锥状，但前表面弧度则保持正常，使角膜中央区相对变薄。角膜基质层可能透明，也可能混浊。如不伴有角膜基质层混浊者，尚能保持较好视力。根据角膜受累的范围可分为局限型和完全型。病变常为静止性，用裂隙灯光学切面检查可明确诊断。患者常有不规则散光，用检影法检查呈现剪动影。

(三)诊断

主要根据患者角膜后表面弧度增加而前表面弧度正常，角膜中央区相对变薄。患者有不规则散光，检影法验光检查呈现剪动影而诊断。

(四)鉴别诊断

本病主要应与圆锥角膜相鉴别。后者表现为青少年时期起病，角膜中央部进行性变薄并向前呈圆锥状突出，角膜前后表面弧度均增加。伴有进行性视力减退和严重的不规则散光。裂隙灯检查可见圆锥底部角。

(五)治疗

目前尚无治疗方法。

三、Terrien 角膜边缘变性

Terrien 角膜边缘变性是一种发生于角膜边缘部的非炎性缓慢进展的角膜变薄性疾病。

(一)病因

本病被认为可能与神经营养障碍或角膜缘部毛细血管的营养障碍有关。近年来被认为是一种自身免疫性疾病。

(二)病理

本病被主要是基质层纤维变性,同时有胶原纤维脂质浸润,上皮细胞增生,基底膜和前弹力膜破坏,甚至消失。

角膜基质层变薄,纤维绕核性结构数目明显减少,新生的肉芽组织及新生血管伸入。后弹力膜撕裂、缺损或增厚,内皮细胞数目减少,细胞变性。

病变区各层组织均有明显的类脂沉着,常可见到淋巴细胞与浆细胞浸润。

(三)临床表现

10~30 岁发病,多为双眼发病,但病程进展不一致,从发现病变致角膜变薄有时可达 10~20 年以上。男性多于女性。

病变多发生于上半周角膜缘部,也可发生于其他部位或波及全周。早期可无自觉症状,随着病变的发展,可出现轻度刺激征和异物感,但不影响视力。病变晚期,由于病变区角膜膨隆,产生明显的散光而导致不同程度的视力下降。

根据病变的发展,可分为以下 4 期。

(1)浸润期:角膜周边部出现宽 2~3 mm 的混浊带,伴有新生血管生长,病变区球结膜轻度充血。

(2)变性期:病变区角膜变薄,形成一沟状凹陷。

(3)膨隆期:病变区角膜继续变薄,出现单个或多个菲薄囊泡样膨隆区,多位于 10 点、1 点及5 点处。

(4)圆锥角膜期:病变区角膜张力下降,在眼压的作用下病灶向前膨出。并波及中央出现圆锥角膜样改变。严重者组织变薄如纸,当压力过猛或咳嗽时,病变区破裂,导致角膜穿孔,虹膜膨出,继而发生粘连性角膜瘢痕。

裂隙灯下,病变区角膜明显变薄,有新生血管伸入,正常角、结膜结构消失,而上皮层增厚,其他各层模糊不清。

(四)诊断

(1)典型者需具备角膜周边有灰白色浸润、新生血管、脂质沉着、角膜变薄、角膜沟、角膜膨隆及散光。

(2)非典型者假性翼状胬肉、复发性边缘性角膜炎及中央角膜混浊变薄。

(五)治疗

目前尚缺乏有效药物治疗。早期散光可以用光学眼镜矫正。反复发作的炎性改变,可用类固醇皮质激素治疗,亦可试用三氯醋酸烧灼或其他方法烧灼,以减轻散光。

病变晚期,可行结膜瓣遮盖术或绕核性角膜移植术,手术范围必须大于角膜病变,否则术后仍有复发和继续发展的可能。

四、角膜边缘透明变性

角膜边缘透明变性是一种发生于角膜下方周边部的少见的非炎症性疾病。由于角膜变薄隆起,可引起高度不规则散光,同时可使后弹力膜破裂导致角膜水肿。

(一)病因

病因不明。因其组织学和超微结构的改变与圆锥角膜相似,故有人认为该病变是局限于周边部的圆锥角膜。

(二)临床表现

本病多发生于20～40岁年龄的中青年,男女发病率相近,病程进展缓慢,病变可持续数十年。通常有与高度不规则散光有关的视力下降。多在出现畏光、流泪等症状而就诊。

本病多发生在双眼角膜下方,可见宽约1.2 mm呈新月形的基质变薄区,与角膜缘之间有1～2 mm的正常区域。紧靠变薄区之角膜上皮可出现微小囊样水肿和基质层水肿,可累及视轴区。水肿区后弹力膜可呈灶性、旋涡性或斜行破裂或脱离。

Rodrigues发现角膜上皮层有不规则增厚,前弹力膜有瘢痕形成,基质层变薄且内皮缺损。部分患者可发生急性角膜水肿。

角膜边缘透明样变性发生角膜水肿的机制,是因为内皮屏障功能丧失而导致后弹力膜破裂或脱离的结果,这可能是由于角膜扩张变形所致。

(三)治疗

因本病可引起高度不规则性散光,可戴角膜接触镜矫正视力。部分病例需行绕核性或大口径的穿透性角膜移植术。

第九章　结膜疾病

第一节　细菌性结膜炎

一、急性卡他性结膜炎

急性卡他性结膜炎是由细菌感染引起的一种急性眼部传染病，俗称“红眼病”，发病急，进展快，多为双眼先后发病。主要特点是结膜充血明显，有脓性或黏液性分泌物。

(一)发病原因

常见致病菌为肺炎链球菌、*Kochweeks* 杆菌、流感嗜血杆菌、金黄色葡萄球菌等。细菌可通过多种媒介接触结膜。多在公共场合如学校、幼儿园中蔓延流行，特别是在春秋季节较多。

(二)临床表现

(1)急性发病，多为双眼先后发病。

(2)自觉流泪、异物感、灼热感。

(3)有黏液或脓性分泌物。

(4)检查可见眼睑肿胀，结膜充血，病变累及角膜时可有明显的畏光、疼痛、视力下降。严重者可出现假膜。

(5)少数患者可同时有上呼吸道感染或其他全身疾病。

(三)治疗

(1)在早期和高峰期做分泌物涂片或结膜刮片检查，确定病菌做药敏试验，选择有效药物治疗。

(2)若分泌物多，可用生理盐水或 3％硼酸水冲洗结膜囊；若分泌物不多，可用棉签蘸上述溶液清洁眼部。早期冷敷可减轻不适症状。

(3)选用抗生素眼药水频滴患眼。可采用 0.25％氯霉素、0.5％新霉素、0.1％利福平、0.3％氧氟沙星、0.5％庆大霉素等滴眼液滴眼。

(4)晚上涂抗生素眼膏，如四环素眼膏、多黏菌素眼膏等。

(四)预防

注意对患者的洗脸用具、手帕进行消毒，急性期患者应隔离，防止传染。

二、慢性卡他性结膜炎

慢性卡他性结膜炎为各种原因引起的结膜慢性炎症，多双侧发病，可分为感染性和非感染性两大类。

(一)发病原因

1.细菌感染

急性结膜炎未愈而转为慢性，也可能为毒力不强的菌种感染。如卡他球菌、大肠埃希菌、变形杆菌、链球菌等。

2.非感染性

不良的工作或居住环境刺激，如强光、有害气体；眼部刺激，如倒睫、慢性泪囊炎、睑缘炎等；长期应用某些药物、慢性鼻炎过敏状态等均可导致慢性结膜炎。

（二）临床表现

（1）主要症状为发痒、干涩感、刺痛、异物感和眼疲劳，夜间或阅读时加重。

（2）眼部可见黏液性白色泡沫状分泌物，量少，常聚集在眦部。

（3）睑结膜充血，肥厚，乳头增生呈天鹅绒状。

（4）可伴有泪阜充血肥厚，特别是泪道阻塞性结膜炎。

（三）治疗

（1）消除致病原因，改善工作环境及生活环境，戒掉不良习惯。

（2）细菌引起者给予适当的抗生素眼药水及眼膏。

（3）局部用 0.25%硫酸锌眼药水滴眼。

（4）抗过敏眼药水滴眼。

三、淋菌性结膜炎

淋菌性结膜炎是一种传染性极强、破坏性很大的超急性化脓性结膜炎，俗称“脓漏眼”。它的特点是眼睑、结膜高度充血水肿，大量脓性分泌物，如果得不到及时治疗，短时间内会发生角膜溃疡穿孔，严重的导致失明甚至丧失眼球。

（一）发病原因

淋菌性结膜炎多为淋病奈瑟菌感染所致。儿童多为出生时通过产道感染或通过患有淋病的父母的手、毛巾、洗涤用具等感染。成人为自身感染或他人的尿道分泌物所感染。

（二）临床表现

1.成人的临床表现

成人的临床表现如下：①起病急剧、发展迅速，多双眼或单眼发病。潜伏期一般十几个小时至2～3 天。②刺激症状重，自觉眼痛、畏光、流泪。③眼睑结膜高度水肿、眼球结膜充血伴有小出血点及假膜、水肿。3～5 天后眼睑肿胀减轻但结膜囊有大量脓性分泌物，不断地流出。十余天后分泌物逐渐减少，但仍有传染性。炎症消失后结膜留下很深的瘢痕，角膜上皮点状浸润，周边基质层可见片状或环形浸润，数天后浸润消退留下薄翳，严重者角膜周边或中央溃疡，最后造成穿孔。④伴有耳前淋巴结肿痛。

2.新生儿的临床表现

新生儿淋菌性结膜炎是新生儿眼病中最严重的一个病症，临床表现如下。①一般在出生后 2～3 天内发病，双眼起病比较剧烈。②结膜水肿、充血，分泌物为水样、血清样、血样，进展很快。③大量脓性分泌物，眼睑结膜重度水肿，角膜周边浸润或溃疡，严重者角膜发生溃疡穿孔，眼内炎，视力丧失。

（三）治疗

1.局部治疗

结膜囊冲洗除去分泌物。局部滴用抗生素眼药水，如青霉素眼药水、0.1%利福平、0.3%

泰利必妥眼药水等，每1～2小时1次。

2.全身治疗

全身治疗强调全身应用抗生素。①成人用大剂量青霉素肌内注射或静脉滴注，也可肌内注射长效青霉素或头孢曲松。疗程一般5天。②新生儿也可用青霉素肌内注射或静脉滴注。

(四)预防

(1)患者需隔离，避免传染。

(2)用过的用具须隔离并消毒。

(3)新生儿出生后立即滴用抗生素眼药水或涂用抗生素眼膏。

第二节 病毒性结膜炎

一、发病原因

病毒性结膜炎是由病毒感染引起的结膜炎。主要包括流行性出血性结膜炎和流行性角结膜炎。流行性出血性结膜炎主要由肠道病毒70型为主的病毒引起；流行性角结膜炎主要以腺病毒8型为主。传染性强、发病急剧、结膜大量滤泡，有时可伴有假膜形成，角膜发生上皮细胞下浅在圆形点状浸润。

二、临床表现

(1)双眼先后发病，潜伏期5～12天，平均约8天，常为双侧，可先后发病。

(2)初起眼睑红肿、眼红、结膜高度充血水肿，以泪阜和半月皱襞部位明显，结膜可出现大量滤泡，有时伴有睑结膜薄膜层假膜覆盖。

(3)自觉有异物感、刺痒、烧灼感、疼痛。病变累及角膜时，可伴有明显的畏光、流泪和视力模糊。

(4)分泌物常为水样。

(5)可伴有耳前淋巴结肿大并有压痛。

(6)发病一周左右炎症逐渐消退，可出现角膜炎，起初表现为浅层点状角膜炎，位于角膜中央，视力不同程度减退，点状损害逐渐形成上皮细胞下圆形浸润斑点，呈散在分布，伴有角膜知觉减退，不发展为溃疡，可伴有后弹力层皱褶虹膜刺激性充血，角膜炎数月后可吸收。严重者可残留不同程度的角膜圆形薄翳，对视力影响不大。

(7)如为儿童，可伴有发热、咽痛等，睑结膜常出现假膜。

三、治疗

局部治疗：主要采用抗病毒眼药水，常用0.1%羟苄唑，0.1%碘苷、0.1%阿昔洛韦眼药水、4%吗啉胍眼药水等，每1～2小时一次，同时与抗生素眼药水合用，预防感染。肌内注射恢复期全血或血清可缩短病程并预防角膜炎。

四、预防

本病属于接触传染，传染性极强，易流行，对患者接触过的用具应严格消毒和隔离。

第三节　衣原体性结膜炎

衣原体性结膜炎是一种流行性最广的慢性传染性眼病，由沙眼衣原体感染结膜而发生，因为本病在睑结膜表面形成粗糙不平的外观，形似沙粒，故名沙眼。在发展中国家，本病仍是主要的致盲眼病。沙眼衣原体可感染人的结膜、角膜，原发较轻的可不留瘢痕，严重者病程长，会出现角膜血管翳和瘢痕形成。甚至出现角膜混浊、白斑影响视力。

一、发病原因

衣原体性结膜炎由沙眼衣原体感染所致，沙眼患者的分泌物有传染性。

二、临床表现

（一）急性期

急性期衣原体性结膜炎多发生于儿童及少年时期。表现为畏光、流泪、异物感、较多黏液或黏液性分泌物，多有眼睑结膜水肿，乳头增生，结膜粗糙不平，有大量滤泡形成。数周后急性症状慢慢减轻，转为慢性期。

（二）慢性期

慢性期衣原体性结膜炎可由急性转变而来，有时患者无明显症状直接转入慢性期。病情漫长，结膜充血较轻，但水肿肥厚，有乳头增生及滤泡。经过数年后，可形成白色网状瘢痕。

可有血管从角膜上方结膜侵入角膜缘内，称为沙眼角膜血管翳。当血管翳伸入角膜瞳孔区时，可因角膜混浊而影响视力。

三、沙眼的分期

Ⅰ期：进行期，即活动期。此阶段上睑结膜和穹隆结膜组织模糊不清，出现乳头与滤泡。乳头是睑结膜上皮表面的小红点状突起，呈细小乳头状或天鹅绒状外观。滤泡比乳头大，半透明，大小不一，轻度隆起。此阶段还可出现早期沙眼角膜血管翳，血管翳的末梢常有灰色浸润。本期传染性最大。

Ⅱ期：退行期。上睑结膜瘢痕开始出现至大部分变为瘢痕，仅留少许活动病变。早期瘢痕为灰白色条纹或灰白色网状，最后病变逐渐呈现灰白色光泽。本期的传染性降低。

Ⅲ期：完全结瘢期。上睑结膜活动性病变完全消失，代之以全部白色的瘢痕。本期已无传染性。

四、沙眼的并发症与后遗症

（一）睑内翻及倒睫

由于睑板被侵袭之后，睑板肥厚变形，睑结膜瘢痕收缩，使睑缘内翻。睫毛根部附近组织瘢痕，发生倒睫。角膜长期受到睫毛摩擦而致角膜混浊。

（二）角膜混浊

由于倒睫损伤，加上角膜血管翳末端可以发生角膜浸润，最终可导致角膜混浊。

（三）上睑下垂

由于睑结膜及睑板因沙眼病变而肥厚，重量增加；Müller 肌受细胞浸润，减少提上睑肌的作用。

(四)睑球粘连

结膜因瘢痕收缩而缩短，使下穹隆变短引起睑球粘连。

(五)角膜、结膜干燥

因结膜瘢痕化，破坏杯状细胞和副泪腺的分泌功能，结膜囊内黏液和泪液减少，使眼球干燥。角膜干燥至上皮角化，角膜变混浊。

(六)慢性泪囊炎

沙眼病变累及泪道黏膜，使鼻泪管狭窄或阻塞，导致慢性泪囊炎。

五、沙眼的诊断

沙眼的早期诊断较困难。诊断依据如下。

(1)上穹隆部和上睑结膜血管模糊充血，乳头增生或滤泡形成，或两者兼有。

(2)用放大镜或显微镜检查可见角膜血管翳。

(3)上穹隆部和上睑结膜出现瘢痕。

(4)结膜刮片染色检查有沙眼包涵体。

上述第(1)项，兼有(2)、(3)、(4)其中一项者可诊断沙眼。

六、治疗

(一)局部治疗

常用0.1%利福平眼药水、0.25%氯霉素眼药水、0.3%泰利必妥或氧氟沙星眼药水等滴眼，每天4～6次。

(二)全身治疗

急性期或严重的沙眼，可口服抗生素治疗。

(三)手术治疗

手术治疗主要是矫治沙眼的后遗症及并发症，如睑内翻矫治术，慢性泪囊炎的手术等。

第四节　变态反应性结膜炎

一、春季结膜炎

本病又名春季卡他性结膜炎，是季节性疾病，多发于春季，秋末天寒时症状消失。多见于20岁以下男性青少年，常侵犯双眼，每年复发。本病特点：双眼奇痒，结膜出现大而扁的乳头及角膜缘附近结膜胶样增生，分泌物有大量嗜酸性粒细胞。

(一)发病原因

本病的真正病因尚不清楚。有人认为本病是免疫性疾病，为变态反应性结膜炎，其变应原可能为各类植物的花粉，灰尘、羽毛等。

(二)临床表现

1.症状

患者感双眼奇痒难以忍受，可伴有烧灼感，部分伴畏光、流泪，少量黏丝状分泌物。

2.类型

(1)睑结膜型:以上睑为主,不侵及穹隆部。起初结膜充血严重,上睑结膜见大小不一如铺路石样的乳头,乳头之间裂隙呈浅蓝色,或如剥皮石榴的典型外观。分泌不多,很黏,牵引呈丝状。

(2)角膜缘型:相当于睑裂部的角膜缘处,或在上方角膜缘处呈现黄褐色或污红色的胶状隆起结节。可见细微角膜血管翳和浅层上皮角膜炎。

(3)混合型:上述两种病变同时存在。

(三)治疗

1.避开变应原

尽可能避开可能的变应原。

2.药物治疗

(1)抗过敏眼药水,如2%～4%色甘酸钠、复方奈唑啉滴眼液等,长期使用无不良反应。每天4～5次。

(2)类固醇皮质眼药水,如的确当、典必殊、0.5%可的松等含有激素的眼药水,可减轻症状,但应注意不能长期应用,长期应用会引起激素性青光眼、白内障、诱发病毒性角膜炎、真菌性角膜炎等。应在医师的指导下应用,用药期间应定期测眼压。临床上发现不少患本病的青少年患者,因长期应用激素眼药水,引起激素性青光眼的严重后果,故切忌无医师指导自行用药。

二、泡性结膜、角结膜炎

(一)发病原因

本病是一种对微生物蛋白质,如细菌中的结核菌素、金黄色葡萄球菌蛋白,以及真菌、衣原体或寄生虫蛋白引起的迟发变态反应,最常见的原因为对结核分枝杆菌或金黄色葡萄球菌的迟发变态反应。本病好发生于儿童及青少年,特别是营养不良和过敏体质者。不良的卫生习惯、阴暗潮湿的居住环境对本病的诱发也有关系。患者常伴发眼睑、颊部、耳鼻及身体其他部位湿疹、淋巴结核、骨结核等。

(二)临床表现

泡性结膜炎仅有异物感或烧灼感,如侵及角膜则有严重的畏光、流泪、刺痛和睑痉挛等症状。

病变仅发生在结膜者为泡性结膜炎,长有灰白色,直径1～4 mm的结界,结界周围局限性的充血,结界易破溃,愈后一般不留瘢痕。较严重的病例,形成较大的溃疡,病变深及浅层巩膜,愈后遗留瘢痕;病变侵及角膜缘者称泡性角结膜炎,结界位于角膜缘,表现为灰白色圆形浸润边界清,形成溃疡。愈后角膜遗留不透明瘢痕,使角膜缘不整齐。

(三)治疗

1.局部治疗

局部治疗采用激素眼药水滴眼,效果明显。可用0.5%可的松、典必殊等含有激素的眼药水,每天4～6次,晚上涂四环素可的松眼膏。

2.全身治疗

口服各种维生素,注意营养,增强体质。可用维生素AD 2.5万U,每天3次;维生素B_2 10 mg、维生素C 0.1 g、钙片2片,每天3次。

三、过敏性结膜炎

本病是由于接触药物或其他抗原过敏引起的结膜炎。

(一)发病原因

本病以局部滴用眼药水引起变态反应为主。引起过敏的药物如阿托品、汞剂、磺胺类药物及抗生素等。

(二)临床表现

(1)有滴用过敏药物史。

(2)发病急剧,发痒及异物感,或有畏光、流泪等症状。

(3)眼睑红肿,有小丘疹、渗液及湿疹样表现,结膜充血水肿。

(三)治疗

(1)积极寻找变应原,停止使用可能引起过敏的药物。

(2)局部治疗:滴用激素类眼药水,如0.5%可的松、典必殊等眼药水。

(3)如眼睑出现皮疹、红肿,可用3%硼酸液湿敷。每天2～3次、每次20分钟。

(4)全身治疗:静脉注射葡萄糖酸钙,口服氯苯那敏4 mg,每天3次;阿司咪唑10 mg,每天1次;苯海拉明等抗过敏药物。

(5)如全身出现变态反应,可全身使用激素。

第五节　变性结膜炎

一、翼状胬肉

翼状胬肉是在刺激因素作用下,球结膜及其结膜下组织发生纤维组织及血管增生所引起。多为成年人,可向角膜透明区发展而影响视力。

(一)病因

外界环境因素主要为紫外线、风沙、烟尘、花粉等。眼局部的细胞免疫和体液免疫成分如T淋巴细胞、IgE及IgG等均与发病相关。眼部微环境的改变如慢性炎症、泪液分泌不足或成分改变、变态反应及角膜缘细胞功能的失常等亦为致病因素。

(二)临床表现

异物感,多发生在鼻侧球结膜。当侵及角膜透明区时视力明显下降,可影响眼球转动。一般将翼状胬肉分为头部、颈部及体部三部分。自体部向角膜呈三角形增生的血管纤维膜状如昆虫翅翼。活动期局部球结膜隆起,肥厚,充血。角膜缘区灰白,头部呈结节或泡状改变,头部周围角膜发生变性混浊。静止期体部充血较轻,头部呈扁平状。侵及角膜区则引起散光。

(三)诊断

与假性翼状胬肉相鉴别,后者多有外伤或结膜手术史,球结膜常留有瘢痕,睑结膜与球结膜或角膜粘连。

(四)治疗

1.药物治疗

局部滴用硫酸锌、抗生素、糖皮质激素、博来霉素或滴用噻替哌。

2.手术治疗

手术治疗包括冷冻治疗、单纯切除术、头部转移术、切除加结膜羊膜移植术、自体角膜缘细胞移植术。术后为防止复发可采用β射线照射或短期滴用丝裂霉素C。

二、睑裂斑

睑裂斑为位于睑裂区角膜缘两侧灰白色斑状球结膜变性，多见于中老年人。灰色或黄灰色斑状病变隆起于结膜表面，不能推动。无症状者无须治疗。

三、结膜结石

结膜结石为结膜上黄白色点状病变，上睑结膜多见，常发生于中年人或有慢性结膜炎症的青年人。当结石突出于结膜面以上时，可出现异物感。结膜面可见境界清楚的黄白色点，位于结膜内或部分突出于结膜表面。首先治疗结膜炎，当结石突出于结膜表面，产生刺激症状时，将结石剔除。

第六节　结膜下出血

球结膜下小血管破裂或其通透性明显增强，可引起球结膜下出血。血液进入结膜下组织间隙，由于球结膜下组织疏松，出血后易积聚成片状。严格地说，结膜下出血只是症状，而不是真正的疾病，极少能找到确切的病因。偶尔可有剧烈咳嗽、呕吐等病史。其他可能相关病史有外伤、炎症、高血压、动脉硬化、肾炎、胸腹腔内压升高、凝血系统功能异常以及某些传染性疾病(如败血症、伤寒)等。

一、临床表现

初期呈鲜红色，出血1周左右血液可变暗红色。一般7～12天内自行吸收。出血量大时，局部结膜可隆起，形成局限小血肿，如果反复发作，此时应特别注意全身系统疾病的检查。

二、治疗

针对病因治疗，可适当应用止血剂促进血液吸收药物。出血早期可局部冷敷，两天后热敷，每天2次，可促进出血吸收。向患者做好解释工作，以消除其顾虑。

第十章　晶状体疾病

第一节　外伤性白内障

外伤性白内障指眼部受锐器刺伤或钝器损伤，或头部遭受剧烈震击，以及辐射、电击等损伤所引起的晶状体的混浊。临床上除晶状体发生混浊外，常同时发生眼部或其他组织器官的损伤。晶状体遭受伤害后发生混浊的时间长短不等，预后的好坏多与损伤程度有关。外伤性白内障患者多见于儿童、青壮年男性和战士。

根据本病的特点，《秘传眼科龙木论》所称的"惊震内障"《审视瑶函》所称的"惊震翳"与本病相当。

一、病因、病机

(一)中医学认识

(1)眼部遭受钝器，气血失和。

(2)晶状体受锐器刺伤，珠损膏凝。

(3)晶状体受电、热伤害，清纯之气失运。

(二)西医学认识

外伤致晶状体囊膜破裂，房水进入晶状体内，使其纤维混浊、肿胀；或因机械性外力损伤睫状体和脉络膜，使晶状体代谢发生障碍而致其混浊；辐射、电击又可对晶状体及眼内组织产生热、电等作用而变混浊。晶状体受伤特别是穿孔伤之后，房水由囊膜的破口进入晶状体，晶状体内水溶性蛋白，特别是 γ-晶状体蛋白大量丢失，谷胱甘肽显著减少，DNA 合成以及细胞分裂减慢。晶状体在受伤部位混浊之后，很快水化，形成液泡、水肿。混浊很快波及晶状体的周边部，最后导致整个晶状体的混浊。

二、临床表现

钝器伤致晶状体混浊者，可见虹膜瞳缘色素即附于晶状体表面，成断续之环状，相应部晶状体囊下出现环形混浊，或挫伤之外力通过房水传导直接作用于晶状体致混浊。锐器伤致晶状体浑浊者，可见眼球壁穿孔，或皮质碎片堵塞房角，可能继发青光眼。辐射或电击致晶状体混浊者，混浊常开始于后囊、后囊下皮质，或前后囊及其下皮质均受累。无论何种致伤原因，患者均视力下降，下降程度视外伤情况而不同。

(一)钝挫伤白内障

可因拳击或是球类和其他物体撞击眼球所致。挫伤性白内障有不同的临床表现，主要分为以下五类。

(1)Vossius 环状混浊：在晶状体表面有环状混浊，并有 1 mm 宽的色素，这些混浊和色素斑可在数天后逐渐消失，但也可长期存在。

(2)玫瑰花样白内障:由于晶状体受到打击后,其纤维和缝的结构被破坏,液体向缝间和绕核性间移动,形成放射状混浊,如玫瑰花样。此型白内障可在伤后数小时或数周内发生,部分患者的混浊可以吸收;另外一些患者受伤后数年才发生,多为永久性的。30岁以下的患者,晶状体混浊可保持多年不变,直至50岁以后混浊加重,视力逐渐减退。

(3)点状白内障:许多细小混浊点位于上皮下,一般在受伤后经过一段时间才出现,很少有发展,对视力影响不大。

(4)绕核性白内障:因晶状体囊膜完整性受到影响,渗透性改变,引起浅层皮质混浊。

(5)全白内障:眼部受到较严重的挫伤能使晶状体囊膜破裂,房水进入皮质内,晶状体可在短时间内完全混浊,经过一段时间后,皮质可以吸收。

眼受挫伤后除了外伤性白内障,还可同时伴有前房积血,前房角后退,晶状体脱位或移位,眼压升高,以及眼底改变,加重视力障碍。

(二)穿通伤引起的白内障

成人的穿通伤白内障多见于车工和钳工,有铁异物穿进眼球;儿童的穿通伤性白内障多见于刀剪和玩具刺伤。白内障可为局限的混浊,也可静止不再发展,但多数是晶状体囊膜破裂后,房水进入皮质引起晶状体很快混浊,可同时伴发虹膜睫状体炎,继发性青光眼及眼内感染。

(三)爆炸伤引起的白内障

矿工因采矿时的爆炸、儿童眼部的爆竹伤,均可造成类似于穿通伤性白内障,一般情况下眼组织的损害均较严重。

外伤性白内障的发生与伤害的程度有关。如果瞳孔区晶状体受伤,视力减退很快发生;位于虹膜后的晶状体外伤,发生视力下降的时间就较慢;囊膜广泛破坏,除视力障碍以外,还伴有眼前节明显炎症或继发性青光眼。在检查外伤性白内障患者时,必须高度注意有无眼内异物。有时巩膜的伤口不易发现而造成误诊。

(四)晶状体铁锈沉着症

铁是最常见的眼内异物,在晶状体内的异物可形成局限性白内障。如果铁异物很小,可在晶状体内存在多年而无明显的反应。铁在眼内能氧化,并逐渐在眼内扩散,形成眼球铁锈沉着症。包括角膜、虹膜、晶状体、视网膜的铁锈沉着,最终导致失明。眼球的铁锈沉着与眼内异物的大小和位置有关,较大的和眼后部铁异物容易向眼后节游移。

初期晶状体前囊下有细小棕黄色小点,后期在前囊下有棕色的铁锈斑,初期必须扩大瞳孔后始可查见。晚期晶状体纤维变性,逐渐发展为全白内障。最终晶状体卷缩,或者由于悬韧带变性造成晶状体脱位。铁锈沉着症之所以有白内障发生,是由于晶状体上皮细胞吸收铁后变性,新的纤维生长受阻。此时即便摘除白内障,视力也不能很快恢复。

(五)晶状体铜质沉着症

若异物含铜量多于85%,对眼组织有很明显的损害。纯铜可以引起眼的化脓性改变。在晶状体内的铜异物造成的白内障,在前房内可引起虹膜睫状体炎,在后极部可对视神经、视网膜和脉络膜造成损害。铜离子沉着在眼内各组织即为铜锈症,沉积在角膜后弹力层可有蓝绿色的环(Kayser-Fleisher环)。虹膜变淡绿色,玻璃体内有多色彩小体,视网膜有绿色素。晶状体因铜沉积而发生葵花样白内障,在瞳孔区有彩虹样改变,晶状体表面如天鹅绒样,晶状体后囊如绿鲨草。葵花样白内障对视力的影响不很严重。如果发现晶状体内有铜异物,必须尽快取出。因为即便有组织将异物包绕,也会引起眼组织的坏死,造成失明,这是与晶状体内铁异物不同之处。

三、诊断要点

(1)眼部受锐器、钝器挫伤史,或头部曾遭剧烈震击史。

(2)同时伴有头面部外伤,或无明显外伤。

(3)晶状体在受伤当时或潜伏期后发生混浊。

四、实验室和其他辅助检查

(一)了解病史

了解受伤的情况,检查并记录损伤物的性质、大小,受伤时间及地点。

(二)就诊时的远视力、近视力、矫正视力检查

视力检查主要以测远视力为准,采用小数视力记录法。为了检查方便,可将视力表的0.1及0.3之E字剪下,做成硬纸板卡,检查者可随身携带。

1.检查方法

检查应用此二卡,在足够明亮处被检查者与视力卡相距5 m,遮盖一眼看0.3卡,E字方向任意调换,若有一眼能看到0.3,即不属视力残疾人。若被检查者不能分辨0.3卡,则用针孔镜矫正再看,若仍不能分辨0.3卡,则改用0.1卡,若好眼通过矫正能看到0.1卡,则属二级低视力。若被检查者好眼通过矫正在5 m距离看不到0.1,则嘱被检查者向前移动,每向视力表移动1 m,则由0.1减去0.02,即患者视力为0.08,如被检者向视力表移动2 m,则视力为0.06,即0.1－0.02×2,属一级低视力。移动3 m为0.04,为二级盲,以此类推。

2.近视力检查法

常用的有标准近视力表或Jaeger近视力表。在充足的照明下,距眼睛30 cm,分别查双眼,例如J1或标准近视力表1.0。如患者有屈光不正,可以让其自行改变距离,例如J1(20 cm),把改变的距离一并记录即可。

3.矫正视力

一般而言矫正视力是指戴眼镜后的视力,检查方法见远视力检查法。

(三)裂隙灯检查

1.检查目的

检查角膜、结膜及巩膜是否有伤口。

2.检查方法

裂隙灯活体显微镜,简称裂隙灯,是由光源投射系统和光学放大系统组成,为眼科常用的光学仪器。它是以集中光源照亮检查部位,便与黑暗的周围部呈现强烈的对比,再和双目显微放大镜相互配合,不仅能使表浅的病变观察得十分清楚,并且可以利用细隙光带,通过眼球各部的透明组织,形成一系列"光学切面",使屈光间质的不同层次,甚至深部组织的微小病变也清楚地显示出来。在双目显微镜的放大下,目标有立体感,增加了检查的精确性。因此,裂隙灯检查在眼科临床工作中占有重要的地位。

检查在暗室进行。首先调整患者的座位,让患者的下颌搁在托架上,前额与托架上面的横

档紧贴，调节下颏托架的高低，使睑裂和显微镜相一致。双眼要自然睁开，向前平视。光源投射方向一般与显微镜观察方向呈 30°～50°角，光线越窄，切面越细，层次越分明。反之，光线越宽，局部照明度虽然增强了，但层次反而不及细隙光带清楚。为了使目标清晰，检查时通常都是将投射光的焦点和显微镜的焦点同时集中在需要检查的部位上，在做特别检查时（如侧照法、后照法等），则两者间的关系必须另行调整。如需检查晶状体周边部、玻璃体或眼底时，应事先将瞳孔充分放大，光源与显微镜的角度应降至 30°角以下，显微镜随焦点自前向后移动，被检查的部位可从角膜一直到达眼底。但在检查后部玻璃体、视网膜以及眼底周边部时，如果加用前置镜或三面镜，光线射入角应减少至 5°～13°角或更小。

（四）眼眶 X 线摄片、无骨摄片或 CT 检查

对怀疑有异物者，应该做此项检查，以了解异物与晶状体的关系。

（五）眼部 B 超检查

了解由于外伤导致晶状体后囊破裂，晶状体皮质碎片脱向玻璃体腔，以及磁性异物及非磁性异物与晶状体的关系。

（六）眼压检查

眼压检查是必要的检查。

1.检查目的

如晶状体囊膜破裂，晶状体皮质落入前房阻塞房角，使房水引流发生障碍，导致眼压增高。如挫伤眼内睫状体，房角受损也会眼压发生变化，从而发生继发性青光眼。

2.检查方法

检查方法包括指测法、眼压记测量法等。

(1)指测法：让被检者向下看，检者用两手示指在上睑上部外面交替轻压眼球，检查双眼，以便对比两眼的眼压，眼压高者触之较硬，眼压低者触之柔软，也可和正常的眼压相比较。此法可大概估计眼压的高低，所得结果可记录为正常、较高、很高、稍低或很低。

(2)眼压计测量法：修兹（压陷式）眼压计测量法，为常用的测量法，测量前应先向被检者作适当的说明，取得被检者的合作，然后让被检者仰卧，两眼滴 0.5％丁卡因溶液 2～3 次使面部麻醉。

测量前应校正眼压计（把眼压计竖立在小圆试板上，指针指向零度时方为准确），用 75％的酒精消毒眼压计足板，等酒精干后即可使用。

检查时被检者两眼自然睁开，向天花板或某一固定目标点（常用被检者自己的手指）直视，勿转动，检者用左手指轻轻分开上、下眼睑并固定在上、下眶缘，切勿压迫眼球，右手持眼压计的把手，将眼压计垂直下放，将足板轻轻放在角膜正中央（使眼压计自身重量完全压在角膜上，但注意切不可施加任何其他压力），迅速记录眼压计指针所指刻度，将此刻度对照眼压计换算表，查出眼压值。此种眼压计一般有 3 种不同重量的砝码 5.5 g、7.5 g 及 10 g。通常先用 5.5 g 检查，如指针刻度＜3，则应加重砝码重测，一般先后测 5.5 g 及 10 g 两个砝码，以便相互核对及校正眼压。

测完后滴抗生素眼药水，拭净眼压计足板。

记录方法一般以眼压计的砝码为分子，指针所指之刻度为分母，即眼压计砝码/指针所指之刻度＝眼压值，如 5.5/2＝2.75 kPa(20.55 mmHg)。此种眼压计测得的正常眼压为 1.36～2.77 kPa(10～21 mmHg)。低于 1.36 kPa(10 mmHg)者为低眼压，超过 2.77 kPa(21 mmHg)者为高眼压。经多次测量时仍高者，应做排除青光眼检查。

五、鉴别诊断

(一)发育性白内障

发育性白内障年龄不符或晶状体浑浊多呈点状、局限性、较小，不发展，影响视力。

(二)青光眼

目前对于原发性开角型青光眼的诊断必须具备眼压升高，以及由于眼压升高所造成的视盘损害和视野缺损，而且房角开放。

(三)糖尿病性白内障

糖尿病性白内障多双眼同时发病，进展极快，常几天即可成熟，伴随血糖升高，并有糖尿病"三多一少"等其他临床表现。

(四)药物及中毒性白内障

此类白内障诊断与药物接触史密切相关。

(五)肌强直性白内障

本病见于强直性肌萎缩患者，多见于 29～30 岁青少年，同时合并多种内分泌腺功能失调而出现的脱发、指甲变脆、过早停经、睾丸萎缩等现象，眼部除白内障外，还可侵犯眼内外各肌而出现上睑下垂、下睑外翻、瞳孔对光反射不良以至眼球运动障碍等。

六、并发症

(一)继发性青光眼

变性的晶状体蛋白从晶状体囊膜漏出后，在前房角激惹巨噬细胞反应，这些巨噬细胞可以阻塞小梁网，导致眼内压升高。

(二)虹膜炎

外伤、病毒感染等因素可并发此病。

七、治疗方法

(一)辨证论治

1.气滞血瘀

主证：目珠疼痛，头痛，视力下降，或胞睑肿胀，或白睛溢血，或胞轮红赤，血灌瞳神，瞳神不圆或者偏斜，晶珠部分混浊，舌红苔白脉弦。

治法：祛风明目，活血通滞。

方药：除风益损汤加减。熟地黄 15 g，当归 12 g，白芍 10 g，川芎 10 g，藁本 10 g，前胡 10 g，防风 10 g。

方义：本方化瘀去滞，明目清肝。若晶珠混浊或破碎，加夏枯草、浙贝、海藻以祛瘀散结；若血灌瞳神，加白茅根、侧柏叶以凉血止血。

2.毒邪侵袭

主证：目珠剧痛，畏光流泪，视力骤降，或胞睑肿胀红赤，白睛混赤，或黄液上冲，晶珠混浊或破碎，伴见口干口苦，便结溲黄，舌红苔黄，脉数。

治法：清热解毒。

方药：分珠散加减。大黄 10 g，黄芩 10 g，红花 10 g，丹参 12 g，当归 10 g，赤芍 10 g，荆芥 10 g，乳香10 g，血竭 10 g，紫草 10 g，金银花 15 g，野菊花 10 g，蒲公英 10 g，牡丹皮 10 g，甘草 5 g。

方义：本方清肝泄热。若大便闭结加大黄以荡涤肠胃积热；若胞轮红赤加龙胆草、夏枯草以清泻肝热。

3.肝经郁热

主证：眼痛，视物模糊，结膜充血，胃纳尚可，口不干，舌质淡，苔薄白，脉弦数。

治法：泻肝解郁，利水通络。

方药：桔梗 10 g，黄芩 10 g，龙胆草 10 g，茺蔚子 10 g，车前子 10 g，葶苈子10 g，当归 5 g，夏枯草30 g，防风 10 g，赤芍 10 g，蝉蜕 10 g，木贼 10 g，甘草 3 g。

方义：本方去肝经郁热，若充血严重，可适当增加黄芩、龙胆草用量。

(二)中成药治疗

1.鳖甲散

组成：鳖甲 60 g，蛇蜕 30 g，蝉蜕 18 g，郁金 18 g，木贼 18 g，香附 18 g。

用法：每天 2 次，每次 10 g。

2.田七胶囊

组成：田七末。

用法：每次 2 颗，每天 3 次，温开水送服。

3.川芎嗪注射液

组成：川芎生物碱有效成分。

用法：每次 160 mg，加入 250 mL 生理盐水中，静脉滴注，每天 1 次。

4.丹七片

组成：丹参、三七。

用法：每次 6 片，每天 3 次，温开水送服。

5.血竭胶囊

组成：血竭。

用法：每次 6 颗，每天 3 次，温开水口服。

(三)单方验方治疗

1.消障汤

组成：当归 12 g，菊花 9 g，决明子 12 g，青葙子 10 g，生地黄 10 g，桃仁 6 g，红花 6 g，川芎 9 g，白芍12 g，丹参 12 g，熟地黄 12 g，石决明 15 g，枸杞子 12 g，沙苑子 9 g，女贞子 9 g，白蒺藜 9 g，密蒙花 12 g，炙鳖甲9 g，炙龟甲 9 g，牡蛎 12 g，昆布 15 g，海藻 15 g，谷精草 10 g。

服法：水煎服，煮取 200 mL，早、晚分服。

2.九味丸

组成：怀山药 9 g，山茱萸 9 g，泽泻 9 g，茯苓 9 g，牡丹 9 g，附子 6 g，石决明 12 g，人参 9 g，羚羊角 2 g。

服法：把以上9味药按比例碾成粉末用浓缩蜂蜜10∶9比例，蜂蜜为9，熬制成丸状，早、晚各服3～4 g，温开水送服，每天6～8 g，早晚空腹时服用，30天为1个疗程。

3.化瘀明目汤

组成：枸杞子15 g，决明子20 g，茺蔚子12 g，蝉衣10 g，谷精草15 g，青葙子15 g，海藻20 g，菊花10 g，水蛭6 g，当归12 g，川芎10 g，大黄10 g，桃仁12 g，红花10 g。

服法：水煎服，每天1剂，早、晚分2次服。

4.泻肝解郁汤

组成：桔梗9 g、茺蔚子9 g、车前子9 g、夏枯草30 g、芦根30 g、防风9 g、黄芩9 g、香附9 g、甘草3 g。

服法：水煎服，每天1剂，煮取200 mL，早、晚分2次服用。

(四)古方治疗

1.除风益损汤

组成：当归、川芎、熟地黄、白芍、藁本、前胡、防风。

服法：水煎服，每天1剂，早、晚分服。

方解：方中重用四物汤养血活血，养血而不滞，行血而不破，畅达肝血以养目窍；佐以前胡、藁本、防风祛风逐邪通络以助消瘀明目，三药合用，祛风而不燥，无伤阳之弊。风气通于肝，风药则能入肝，目系高位，非轻灵开发之药不能入，故此三味药，既为祛风逐邪而设，又有升引药力的作用。综观全方，因其配伍精当，效专力宏，故后世广泛应用于各种眼外伤的治疗，疗效颇佳。

2.石决明散

组成：石决明(煅)、枸杞子、木贼、荆芥、晚桑叶、谷精草、粉草、金沸草、蛇蜕、苍术、白菊花各等份。

服法：共研为末，每服6 g，食后用茶清调服。

方解：石决明、决明子为主药，清热平肝，明目退翳；青葙子、栀子、大黄、赤芍清泻肝热；荆芥、羌活、木贼祛风散邪。诸药合用，清热平肝散邪明目。

3.桃红四物汤

组成：桃仁10 g，红花10 g，当归10 g，熟地黄10 g，赤芍6 g，川芎6 g。

服法：每天1剂，水煎2次，取汁200 mL，每次100 mL，每天2次服用。

方解：当归、熟地黄、赤芍、川芎为四物汤，补血和血；桃仁、红花活血化瘀。诸药合用，补血化瘀活血明目。

4.补水(肾)明目汤

组成：生地黄20 g，熟地黄20 g，白芍10 g，当归身10 g，麦冬12 g，五味子5 g，朱茯神12 g，甘草3 g。

服法：每天1剂，水煎2次，取汁200 mL，每次100 mL，每天2次服用。

方解：生地黄、熟地黄、当归身、白芍养阴滋阴；麦冬、五味子滋阴生津；茯神补心安神；炙甘草调和诸药。诸药合用，养心滋阴，安神明目。

5.杞菊地黄汤(丸)

组成:熟地黄 25 g,山萸肉 12 g,怀山药 12 g,泽泻 10 g,茯苓 10 g,丹皮10 g,枸杞子 12 g,菊花 10 g。

服法:每天 1 剂,水煎 2 次,取汁 200 mL,每次 100 mL,每天 2 次服用。

方解:熟地黄滋阴补肾,山萸肉补肾涩精,茯苓淡渗利湿补心,泽泻宣泻肾浊,丹皮凉血活血而泻胆火,枸杞子、菊花平肝清热明目。全方补中有泻,补而不滞,滋补肝肾而明目。

6.千金磁朱丸

组成:磁石 100 g,辰砂 50 g,神曲 200 g。

服法:每服 10 丸,渐渐加至 30 丸,空心饭汤下。

方解:此方以磁石咸寒镇坠肾经为君,令肾水不外移;辰砂微甘寒镇坠心经为臣,肝为其母,此子能令母实也(此根据中医五脏的相生关系,肝属木,心火为子,今泻其子,可使母充实),肝实则目明;神曲辛温,甘,化脾胃中宿食为佐,生用者发其生气,熟用者敛其暴气。

(五)针灸疗法

1.方法一

取穴:承泣、攒竹、太阳、风池、上星、头临泣、百会、手三里。

操作:承泣针 0.5～1 寸,其他各穴针 3～5 分,留针 30 分钟,手三里穴用重刺激,不留针。

2.方法二

取穴:主穴取健明、球后、健明$_1$、健明$_4$、承泣;配穴取太阳、合谷、肾俞、足三里、光明。

操作:第 1 疗程选主穴 2 个,配穴 1 个;第 2 疗程取主穴 1 个,配穴 2 个。以补法为主,每天 1 次,10 次为 1 个疗程。

(六)现代医学疗法

患者年龄在 30 岁以上炎症不明显,未继发青光眼,可以观察,有自行吸收之可能。如未能吸收仍影响视力者,先保守治疗,待炎症平复后 3 个月再行手术。继发青光眼者,如药物不能控制眼压,应立即手术。如患者年龄较大,考虑核硬化者,手术治疗时,切口应稍大,否则核不易摘出。钝挫伤所致晶状体局限性混浊,不影响视力者,暂不考虑手术。

外伤性白内障如虹膜炎症反应明显,应局部滴可的松和阿托品,并积极治疗眼底的损伤。如需手术治疗,应行白内障囊外摘除术。术后为矫正视力需佩戴接触镜,以获得双眼视觉。凡有条件者均应行人工晶体植入术,以便术后早期得到视力的矫正,特别是对儿童患者,可防止弱视的发生。

外伤性白内障由于致伤原因复杂,引起晶状体混浊的程度及范围也不同,治疗上应根据晶状体的具体情况,选择最佳的手术时机及手术方法,一般应注意以下几个问题。

(1)对眼球穿孔伤引起的晶状体囊膜大破口,由于房水进入晶状体内,使其很快膨胀,呈灰白色混浊,有时晶状体皮质突入前房内,引起眼压升高或反应性的虹膜睫状体炎,这时应尽快施行白内障吸出术。

(2)对一些锐器扎伤(如铁丝),晶状体囊膜破口小,破口自行封闭后,仅出现局限性团块状混浊,团块周围晶状体透明,对视力影响不大者,可行保守治疗,定期观察晶状体的变化,不急于行手术治疗。

(3)幼儿或儿童外伤性白内障,如晶状体囊膜破口较大,大量皮质流入前房,在没有眼压升高的情况下,可以让其自行吸收,不必行手术治疗。如晶状体皮质吸收后,残留机化膜,正好遮挡瞳孔区,影响患儿视力,则需做白内障截囊吸出术或用 YAG 激光治疗。

(4)40 岁以上的成年人或老年人外伤性白内障,由于其晶状体核心部硬化,不能吸收,需行晶状体囊外摘除术。

外伤性白内障术后植入人工晶体应遵循的原则。

外伤性白内障在摘除白内障后,后囊膜完整,可一期植入人工晶体。

急性外伤引起白内障,伴眼内组织损伤,则应在清创缝合术后,待局部情况完全稳定后,眼球可承受再次手术创伤时,再考虑人工晶体二期植入。

外伤性白内障术后,后囊膜破裂不完整,虹膜缺损或眼前节结构紊乱,但视功能尚好者,可选用前房型或悬吊型人工晶体植入。

对于儿童外伤性白内障手术后的人工晶体植入,应该谨慎选择。对年龄大、局部条件好的可试行人工晶体植入术。

外伤性白内障同时合并有角膜中央白斑,虹膜广泛粘连或缺损,房角粘连,玻璃体高度混浊,眼底损伤等严重影响视功能者,不宜进行人工晶体植入术。

(七)其他疗法

1.新鲜人乳液

人乳滴眼,有保护角膜之功。

2.外涂

若眼睑有水泡者,可以用穿心莲眼膏外涂。

3.外敷

用凉毛巾冷敷患部,可以减轻眼内充血,缓解症状。

4.三棱针疗法

三棱针疗法常用穴位如太阳、耳尖、少商、关冲等。三棱针多用速刺,但刺不可过深,出血不可太多,并注意严格消毒,防止感染。一般一天或隔天刺 1 次。出血较多时,1 周刺 2 次。

5.耳针疗法

耳针疗法常用穴位有耳尖、眼、目 1、目 2 等穴位。

6.梅花针疗法

梅花针疗法如睛明、攒竹、鱼腰、四白、丝竹空、太阳等穴位。

7.头针疗法

头针疗法常用部位为视区。视区在枕外隆凸水平线上,旁开前后正中线1 cm,向上引4 cm长与前后正中线平行的直线所包括的区域。主治育盲(皮层性视力障碍)。常用 2.5～3 寸长 26～28 号针,取坐位、平卧位、侧卧位均可;刺激区常规消毒,斜向沿头皮捻转进针,斜刺入头皮下即可。捻转频率为每分钟240 次左右。起针后应以棉球稍加压迫针眼,以防出血。

8.穴位照射

操作:角膜表面麻醉,取常规裂隙灯检查位。置特制的 CGP 接触镜,使激光束锥角由 16 增至 24。根据膜性白内障性质,厚薄及致密程度选择视轴部位,聚焦于障膜表面,从较小能量起始，逐渐递增，直至出现明显切割效果，尔后逐渐扩大孔膜 3～4 mm，纤细菲薄膜仅 1 次治疗，致密厚度较厚可反复多次治疗，2 次间隔 1 周。

(八)并发症治疗

1.继发性青光眼

(1)病因治疗：针对各眼原发眼病及全身病进行治疗。

(2)抗青光眼治疗：①药物以全身用药为主，辅以局部用药。②药物治疗和病因治疗均无法控制眼压者，考虑白内障摘除术，根据不同情况选择不同术式。

2.虹膜炎

虹膜炎服水杨酸钠、碘剂、钙剂等，必要时使用激素疗法，对顽固性病例激素治疗无效时，可用免疫抑制剂进行治疗，亦可与激素合并应用。中药葛根汤、败毒汤亦有肯定疗效。

第二节　先天性白内障

一、病因、病机

本病指晶状体混浊在出生前后即已存在，少数可在出生后逐渐形成，为先天遗传或发育障碍的白内障。晶状体混浊部位不一，形态各异，多较局限，且静止不变。少数病变者缓慢发展，大部分病变者视力无太大影响，预后良好。少数晶状体混浊较重者可造成视觉发育障碍，日久形成弱视。

《秘传眼科龙木论》所称的胎患内障，《疡医大全》所称的胎元内障与本病相当。

(一)中医学认识

(1)先天禀赋不足或父母遗传：先天禀赋不足，肝肾虚亏，脏腑精气不足以充养眼目，故晶状体无以维持其清澈之质，因无视觉，视物不见故眼球震颤不定，舌质淡苔薄白脉弱为肝肾不足之症。

(2)脾肾两虚：患儿眼目失养，肾为先天之本，脾为后天之本，脾之生化、健运有赖于肾阳温煦，脾肾两虚，则精微之生化健运失常，无以濡养眼目，故晶状体混浊，视力差，弱视。胞睑属脾，脾虚则胞睑开合乏力，或常喜垂闭。肾阳不足，不能温煦脾阳，故便溏，腹冷痛，下痢泄泻。

(3)孕妇感受风毒，或服用某些药物，影响胎儿发育而致。

(二)西医学认识

1.遗传性

近 50 年来对于先天性白内障的遗传已有更深入的研究，大约有 1/3 先天性白内障是遗传性的。其中，常染色体显性遗传最为多见。我国的统计资料表明，显性遗传占 73%，隐性遗传占 23%，尚未见伴性遗传的报道。在血缘配婚比率高的地区或国家，隐性遗传也并非少见。

2.非遗传性

非遗传性为孕期母体或胚胎的全身病变对胚胎晶状体的损害，包括怀孕前 3 个月的病毒感染(风疹、水痘、单纯疱疹、麻疹、带状疱疹及流感等病毒)，此时期晶状体囊膜尚未发育完全，不能抵御病毒的侵犯，而且此时的晶状体蛋白合成活跃，对病毒的感染敏感，因此影响了晶状体上皮细胞的生长发育，同时有营养和生物化学的改变，晶状体的代谢紊乱，从而引起混浊。在多种病毒感染所致的白内障中，以风疹病毒感染最为多见。妊娠期营养不良，盆腔受放射线照射，服用某些药物(如大剂量四环素、激素、水杨酸制剂、抗凝剂等)、妊娠期患系统疾病(心脏病、肾炎、糖尿病、贫血、甲状腺功能亢进症、手足抽搐症、钙代谢紊乱)以及维生素 D 缺乏等，均可造成胎儿的晶状体混浊。先天性白内障另一个常见的原因是胎儿最后 3 个月的发育障碍。典型表现是早产儿出生时体重过低和缺氧，中枢神经系统损害。已有动物实验证实宫内缺氧可以引起先天性白内障。

3.散发性

约有 1/3 先天性白内障原因不明，即散发性，无明显的环境因素影响。在这组病例中可能有一部分是遗传性的，新的常染色体显性基因突变，在第一代有白内障，但无家族史，因此很难确定是遗传性。隐性遗传的单发病例也很难诊断为遗传性。

二、临床表现

(一)一般表现

(1)小儿出生后视力低下，或仅有光感。

(2)检查发现晶状体混浊。晶状体混浊可能有多种形态，有全白内障、核性、绕核性、点状、前极、后极性白内障等，如为全白内障，用手电筒照射可见瞳孔区为灰白色，如为部分混浊，则须扩瞳后才能查清。

(二)分类表现

白内障患儿常伴有发育上的其他异常，如小眼球、眼球震颤、多指等。

1.全白内障

晶状体全部或近于全部混浊，也可以是在出生后逐渐发展，在 1 岁以内全部混浊，这是因为晶状体纤维在发育的中期或后期受损害所致。临床表现为瞳孔区晶状体呈白色混浊，有时囊膜增厚，钙化或皮质浓缩甚至脱位。视力障碍明显，多为双侧性，以常染色体显性遗传最多见，在一个家族内可以连续数代遗传。少数为隐性遗传，极少数为性连锁隐性遗传。

2.膜性白内障

当先天性完全性白内障的晶状体纤维在宫内发生退行性变时，其皮质逐渐吸收而形成膜性白内障。当皮质肿胀或玻璃体动脉牵拉后囊膜，可引起后囊膜破裂，加速了皮质的吸收，即表现为先天性无晶状体。临床表现为灰白色的硬膜，有多少不等的带色彩的斑点，表面不规则，有时在膜的表面可看到睫状突和血管，后者可能来自胚胎血管膜。亦有纤维组织伸到膜的表面，故又称血管膜性白内障或纤维性白内障。单眼或双眼发病，视力损害严重。少数病例合并宫内虹膜睫状体炎。

3.核性白内障

本病比较常见，约占先天性白内障的 1/4。胚胎核和胎儿核均受累，呈致密的白色混浊，混浊范围为4～5 mm，完全遮挡瞳孔区，因此视力障碍明显，多为双眼患病。通常为常染色体显性遗传，少数为隐性遗传，也有散发性。

4.中央粉尘状白内障

此型是在胚胎期的前 3 个月因胚胎核受损所致，胎儿核不受影响。临床表现为胚胎核的

2个Y字缝之间有尘埃状或颗粒状混浊，故又称为绕核性粉尘状白内障。如果胎儿核也受损害，在临床即表现为核性白内障或绕核性白内障。在裂隙灯下可见混浊区内有许多细小白点，混浊的范围为1～2.5 mm。多为双眼对称，静止不变，对视力的影响不大。

5.绕核性白内障

此种类型的白内障很常见，占先天性白内障40%。因为混浊位于核周围的层间，故又称为绕核性白内障。通常静止不发展，双侧性。临床表现是在胎儿核的周围绕核混浊，这些混浊是由许多细小白点组成，皮质和胚胎核透明。在混浊区的外周，有V字形混浊骑跨在混浊带的前后，称为"骑子"。由于核中央透明，视力影响不太严重。本病的发生是由于晶状体在胚胎某一时期的代谢障碍而出现了一层混浊。同时也可伴有周身其他系统疾病。常染色体显性遗传最多，在文献上曾有报告在一家系垂直传代多达11代，在542人中有132人为绕核性白内障患者。

6.前轴胚胎白内障

此种类型白内障也是一种较常见的先天性白内障，约占25%。在前Y字缝之后有许多白色碎片样或白色结晶样混浊。这些混浊是胚胎期前4个月形成，由于混浊局限，对视力无很大影响，因此一般不需要治疗。

7.前极白内障

本病的特点是在晶状体前囊膜中央的局限混浊，混浊的范围不等，有不超过0.1 mm的小白点混浊；亦可很大，并占满瞳孔区，多为圆形，可伸入晶状体皮质内或是突出到前房内，甚至突出的前极部分触及到角膜，称为角锥白内障。在角膜中央有相对应的白色局限性混浊，部分有虹膜残膜。前极白内障的晶状体核透明，表明胚胎后期的囊膜受到损害，囊膜异常反应而形成一个白色团块，用针可将混浊的团块拔掉，保持晶状体囊膜的完整性。双侧患病，静止不发展，视力无明显影响，可不需要治疗。

8.后极性白内障

本病特点为晶状体后囊膜中央区的局限性混浊，边缘不齐，形态不一，呈盘状、核状或花萼状。常伴有永存玻璃体动脉，混浊的中央部分即是玻璃体动脉的终止区。少数病变为进行性，多数静止不变。很少有严重视力减退。在青少年时期，后极部的混浊向皮质区发展，形成放射状混浊，对视力有一定影响。

9.缝状白内障

本病的临床表现是沿着胎儿核的Y字缝出现异常的钙质沉着，是3个放射状白线，因此又称为三叉状白内障。由线状、结节状或分支样的混浊点构成Y字缝的白内障，绿白色或蓝色，边缘不整齐。一般有局限性，不发展。对视力影响不大，一般不需要治疗。常有家族史，有连续传代的家系报道，为常染色体显性遗传。可合并冠状白内障或天蓝色白内障。

10.珊瑚状白内障

珊瑚状白内障较少见。在晶状体的中央区有圆形或长方形的灰色或白色混浊，向外放射到囊膜，形如一簇向前生长的珊瑚，中央的核也混浊，对视力有一定的影响，一般静止不发展，多有家族史，为常染色体显性的隐性遗传。

11.点状白内障

晶状体皮质或核有白色、蓝绿色或淡褐色的点状混浊，发生在出生后或青少年时期。混浊静止不发展，一般视力无影响，或只有轻度视力减退，有时可合并其他类型混浊。

12.盘状白内障

本病是 Nettleship 等人在 Coppock 家庭中发现数名先天性白内障，故又名 Coppock 白内障，其特点是在核与后极之间有边界清楚的盘状混浊，清亮的皮质将混浊区与后极分开。因混浊的范围小不影响视力，晶状体的混浊发生在胚胎期的第 4 月，可能与晶状体的局部代谢异常有关。

13.圆盘状白内障

圆盘状白内障比较少见。瞳孔区晶状体有浓密的混浊，中央钙化，并且变薄，呈扁盘状，故名圆盘状白内障。由于晶状体无核，中央部变得更薄，横切时如哑铃状。有明显的遗传倾向。

14.硬核液化白内障

硬核液化白内障很少见。由于周边部晶状体纤维层液化，在晶状体囊膜内有半透明的乳状液体，棕色的胚胎核在液化的皮质中浮动，有时核亦液化。当皮质液化时，囊膜可受到损害而减少通透性，晶状体蛋白退出后刺激睫状体，或是核浮动刺激睫状体，因此可有葡萄膜炎或青光眼发生。

三、诊断要点

(1)晶状体混浊多在出生后即存在，个别延至婴幼儿乃至青春期才渐趋明显。

(2)多为对称性双眼晶状体混浊，且比较局限，大部分静止不变。

(3)无外伤，无其他眼病史。

四、实验室和其他辅助检查

(一)ERG 检查

视网膜受到迅速改变的光刺激后，从感光上皮到两极细胞及无足细胞等能产生一系列的电反应，ERG 检查就是这些不同电位的复合波。ERG 检查有赖于视网膜色素上皮、光感受器、外网状层、双极细胞、水平细胞、无足细胞、Müller 细胞及视网膜脉络膜血液循环等的正常功能。这些因素中的一种或多种受累都可导致 ERG 异常，所以 ERG 主要是反映视网膜外层的情况。小的损伤，如黄斑区的病变，因为受累的感光上皮为数很少，ERG 不出现反应；视神经萎缩，因受累的部位主要是在神经节细胞，ERG 正常，亦不出现反应。

将一个电极放置在角膜上，另一个电极放置于最靠近眼球后部的眶缘部分，当视网膜受到光刺激时，通过适当的放大装置将视网膜电位变化记录下来，即为 ERG 检查。

ERG 检查在临床上常用于视网膜循环障碍疾病、遗传性视网膜变性（如视网膜色素变性等）、糖尿病性视网膜病变、视网膜脱离、眼外伤（如视网膜铁质沉着症以及交感性眼炎等）、夜盲、青光眼、白内障、色盲等疾病的诊断。

(二)视觉诱发电位(VEP)检查

检查的目的主要反映视网膜神经节细胞至视觉中枢的传导功能。

患者在暗室内，有效电极置于枕叶头部皮肤，无效电极置于耳垂或其他部位，接受的 VEP 信号图像经电子计算机叠加平均处理，由放大器在示波器上显示。

(三)B超检查

B超检查可发现球内其他病变以排除其他疾患,对白内障诊断、手术方式的选择及预后有特殊意义。

(四)实验室检查

(1)染色体核型分析和分带检查:先天性白内障合并其他系统的畸形,这些患者有可能是染色体病,因此要完成上述检查。

(2)血糖、尿糖和酮体测定:用以发现糖尿病、新生儿低血糖症,故应做上述检查。

(3)尿液检查:肾病合并先天性白内障,应查尿常规和尿氨基酸,以确诊Lowe综合征、Alport综合征等;尿苯丙酮酸检查阳性、尿氯化铁试验阳性,以确诊苯丙酮尿症。

(4)血清钙、磷测定:甲状旁腺功能低下,血清钙降低,血清磷升高,血清钙低于1.92 mmol/L有低钙性白内障发生。

(5)氨基酸测定:应用氨基酸自动分析仪测定血氨基酸水平,可以诊断某些代谢病合并先天性白内障,如同型胱氨酸尿症、酪氨酸血症。

(6)血清抗体测定:母亲感染风疹病毒后,取急性期或恢复期血清,测血清抗体滴度,如果高于正常4倍,则为阳性结果,诊断为风疹综合征。

五、鉴别诊断

新生儿出生后瞳孔区有白色反射称为白瞳症,其中最常见的即是先天性白内障,但还有其他眼病也可造成。因各类眼病治疗和预后不同,及时、正确的鉴别诊断是非常必要的。

(一)早产儿视网膜病变(晶状体后纤维增生)

本病发生于体重低的早产儿,吸入高浓度的氧气可能是其致病原因。双眼发病,视网膜血管扩张迂曲,周边部视网膜有新生血管和水肿,在晶状体后面有纤维血管组织,将睫状体向中央部牵拉,因而发生白内障和视网膜脱离。

(二)永存增生原始玻璃体

患儿为足月顺产,多为单眼患病,患眼眼球小,前房浅,晶状体比较小,睫状突很长,可以达到晶状体的后极部,晶状体后有血管纤维膜,其上血管丰富。后极部晶状体混浊,虹膜-晶状体隔向前推移。

(三)炎性假性胶质瘤

炎性假性胶质瘤多为双眼发病,少数为单眼,在晶状体后有白色的斑块,眼球变小,眼压降低,其发病原因是在胚胎发育的最后3个月,在子宫内受到母亲感染的影响或是出生后新生儿期眼内炎造成的。

(四)视网膜母细胞瘤

儿童期最常见的眼内恶性肿瘤,虽然多发生在3岁以前,但也可能更早,在出生后数天内即可见白瞳孔。由于肿瘤是乳白色或黄白色,当其生长到一定大时,进入眼内的光线即反射成黄白色。肿瘤继续生长引起视网膜脱离,表面有钙化点,眼压升高,最后继发青光眼及眼外转移。

(五)外层渗出性视网膜炎(Coats病)

视网膜有白黄色病变,轻度隆起,表面有新生血管和微血管瘤,毛细血管扩张,严重者因视网膜广泛脱离而呈现白瞳孔反射。晚期虹膜新生血管、继发性青光眼和虹膜睫状体炎。

(六)视网膜发育不良

患儿为足月顺产，眼球小，前房很浅，晶状体后有白色的组织团块而呈白瞳孔。常合并大脑发育不良，先天性心脏病，腭裂和多指畸形。

(七)先天性弓形体病

本病近年来在我国已有报道。其特点是反复发生的眼内炎症，最后遗留脉络膜视网膜的色素性瘢痕，病灶多见于黄斑区，因而有白瞳孔的表现。并可有肝脾大、黄疸、脑积水和脑钙化。弓形体间接血液凝集试验阳性，弓形体间接免疫荧光抗体试验阳性，可以做出诊断。

(八)弓蛔线虫病

患病儿童的眼底有肉芽肿形成，临床分为两种类型：一是无活动炎症的后极部局限性脉络膜视网膜肉芽肿；一是有明显炎症的玻璃体混浊，两者均可致白瞳孔反射。询问病史，患儿有动物(猫狗)接触史。

其他少见的白瞳症还有 Nonie 病、眼底后极部缺损、玻璃体积血机化、严重的视网膜胶质增生等。

六、并发症

许多先天性白内障患者常合并其他眼病或异常，这些并发症的存在更加重了视力障碍，因此在诊治先天性白内障时，要重视这些并发症的存在，以便采取正确的治疗措施。

(一)斜视

约有 1/2 以上的单眼白内障患者和不足 1/2 的双眼白内障患者伴有斜视。由于单眼晶状体混浊或屈光力的改变，致视力下降；或双眼晶状体混浊程度不同而造成双眼视力不平衡，破坏了融合机制，逐渐造成斜视。此外，先天性白内障的患眼可有某些解剖异常(如小眼球)和某些眼内的疾病，也可导致斜视的发生，并且逐渐加重。某些系统性疾患可为先天性白内障合并斜视，如 Lowe 综合征、Stickler 综合征、新生儿溶血症及某些染色体异常综合征。

(二)眼球震颤

因先天性白内障视力受影响，不能注视而出现摆动性或是搜寻性眼球震颤，即继发性眼球震颤，在白内障术后可以减轻或消失。如果术后眼球震颤不能消除，势必影响视力的恢复。先天性白内障合并眼球震颤也可见于某些系统疾病，如下颌-眼-面-头颅发育异常综合征、21 号染色体长臂缺失、Marinesco-Sjogren 综合征。

(三)先天性小眼球

先天性白内障合并先天性小眼球的患者，视力的恢复是不理想的，即便是在白内障术后，视力恢复亦有限。先天性小眼球的存在与先天性白内障的类型无关，有可能是在晶状体不正常的发育过程中发生晶状体混浊时而改变了眼球的大小，多与遗传有关。除小眼球外，还可合并某些眼内组织(如虹膜、脉络膜)缺损。先天性白内障合并小眼球者，还可见于某些系统病，如 Norrie 病、Gruber 病及某些染色体畸变综合征。

(四)视网膜和脉络膜病变

有少数先天性白内障患者可合并近视性脉络膜视网膜病变、毯样视网膜变性、Leber 先天性黑蒙，以及黄斑营养不良。

(五)其他

除上述较常见的并发症以外，还可合并晶状体脱位、晶状体缺损、先天性无虹膜、先天性虹膜和(或)脉络膜缺损、永存瞳孔膜、大角膜、圆锥角膜、永存玻璃体动脉等。

七、治疗

(一)辨证论治

1.先天禀赋不足

主证：出生即有晶状体混浊，轻者不易觉察，重者肉眼可见瞳孔内灰白，甚则可见患儿眼球震颤，无法固视，双眼不能追随眼前移动之物体。舌质淡，苔薄白，脉弱。

治法：补益肝肾。

方药：六味地黄丸加味。

方解：以六味地黄丸为补益肝肾之基础，加用枸杞子、菊花、沙苑蒺藜、菟丝子等合用，起补益肝肾，退翳明目之效。如食少纳呆，可以六味地黄丸加山楂、鸡内金、炒白术、麦芽，有补肝肾，清积健脾之功。

2.脾肾两虚

主证：晶状体混浊，视力欠佳，或有弱视，胞睑开合乏力，或视物稍久则常欲垂闭。食欲不振，大便溏泄或腹冷痛等，舌质淡，脉缓弱。

治法：健脾固肾。

方药：四君子汤合加减驻景丸加减。

方解：四君子汤以人参甘温益气，白术、茯苓健脾，合甘草和胃，共用可有健脾益气之功；加减驻景丸以多味子类药物如菟丝子、楮实子、枸杞子等合当归、川椒以补益肝肾，填精补血；两方同用可有健脾固肾之效。

(二)中成药治疗

1.六味地黄丸

组成：由熟地黄、山茱萸、怀山药、泽泻、丹皮、茯苓这 6 味中药组成。

用法：每次 6 g，每天 2～3 次。

2.驻景丸

组成：楮实子、菟丝子、茺蔚子、木瓜、薏米、三七粉、鸡内金、炒谷芽、炒麦芽、枸杞、怀山药。

用法：每次 6～9 g，每天 2 次。

(三)单方验方治疗

1.薛氏祖传秘方

组成：谷精草 120 g，猪肝 120 g。

用法：将猪肝焙干，合诸药共研细末。每服 9 g，白水送下，每天 1 次。

2.治障汤

组成：熟地黄 15 g，怀山药 12 g，茯苓 12 g，党参 9 g，谷精草 9 g，白蒺藜 9 g，枸杞子 9 g，决明子9 g，菟丝子9 g，菊花 6 g，石斛 6 g，五味子 4.5 g。

用法：每天 1 剂，水煎，分 2 次服，30 天为 1 个疗程。同时加服维生素 C 200 mg，每天 3 次。

(四)古方治疗

1.补中益气汤

组成:黄芪 18 g,炙甘草 9 g,人参 6 g,当归 3 g,陈皮6 g,升麻 6 g,柴胡 6 g,白术 9 g。

服法:水煎服,每天 1 剂,早晚分服。

方解:本方为补气升阳的代表方。黄芪补中益气,升阳固表,人参、白术、炙甘草补气健脾,当归养血和营,陈皮理气和胃,使诸药补而不滞,柴胡、升麻升阳举陷,炙甘草调和诸药。

2.参苓白术散

组成:人参、白术、茯苓、炙甘草、陈皮、怀山药、炒扁豆、炒薏米、缩砂仁、莲米、桔梗、大枣 12 味中药组成。

服法:共研为细末,每服 6 g,枣汤调下。小儿量岁数加减服之。

方解:人参、白术、茯苓益气健脾渗湿,怀山药、莲子肉健脾益气,兼能止泻,白扁豆、薏苡仁健脾渗湿,砂仁醒脾和胃,行气化滞,桔梗宣肺利气,通调水道,载药上行,培土生金,炒甘草健脾和中,调和诸药。

3.驻景丸

组成:熟地黄、车前子各 150 g,菟丝子 250 g(一方加枸杞子)。

服法:蜜丸,梧桐子大,每服 50 丸,食前茯苓或石菖蒲煎汤送下。

方解:熟地黄味甘微温质润,既补血滋阴,又能补精益髓,车前子清热渗湿,明目,菟丝子滋补肝肾,明目。

4.五子衍宗丸

组成:枸杞子 400 g,菟丝子(炒)400 g,覆盆子 200 g,五味子(蒸)50 g,车前子(盐炒)100 g。

服法:口服。小蜜丸每次 9 g,每天 2 次。

方解:枸杞子、菟丝子补肾益精;覆盆子、五味子补肾涩固;车前子泻利与补肾药合用,补中有泻,以起调和作用。

5.磁朱丸(神曲丸)

组成:磁石 100 g,朱砂 50 g,神曲 200 g。

服法:诸味研末,炼蜜为丸,如梧子大,饮服 3 丸(2 g),每天 3 服。

方解:方中磁石入肾,能益阴潜阳,重镇安神,为主。朱砂入心,能安神定志。两合用,使水火既济,心肾交通,乃能入寐;肾精充足,则耳聪目明。神曲健脾胃、助运化,更以蜂蜜为丸,既可和胃补中,又防诸石碍胃。

(五)针灸疗法

常用穴:分二组。①球后、上睛明(睛明穴上 0.5 寸)。②新明 1 穴(翳风斜上 0.5 寸,耳垂后皱褶之中点)、天柱。

备用穴:光明、肾俞、肝俞。

操作:常用穴每次 1 组,交替应用。备用穴酌取 1～2 个。球后、上睛明,用 30～32 号毫针直刺,针尖破皮宜快,送针须慢,如略感阻力,即应变换针向,以防刺破血管,引起眼部血肿。针深约1.5 寸,使整个眼球有显著的酸胀之感。新明 1 穴,以 28 号 2 寸毫针,与皮肤呈 60°角进针，向前上方达耳屏间切迹后，将耳垂略向前外方牵引，针体与人体纵轴成 45°角徐徐刺入，直达下颌骨髁状突浅面，反复探寻满意针感，最好能使感应到达眼球，然后以中等度刺激补法，运针 1 分钟后，取出。天柱穴略朝向同侧眼球方向刺入1.2 寸，使之有酸胀感。上穴均不留针，每周 1 次，不计疗程。

（六）现代医学疗法

由于先天性白内障有不同的临床表现，不同的病因，可为单眼或双眼患病，有完全性或是不完全性晶状体混浊，以及可能有弱视存在，所以其治疗不同于成人白内障。

1.保守治疗

双侧不完全白内障如果视力在 0.3 以上，则不必手术。但婴幼儿无法检查视力，如果白内障位于中央，通过清亮的周边部分能见到眼底，可不考虑手术，可长期用扩瞳剂，直到能检查视力时，决定是否手术。但是阿托品扩瞳，产生了调节麻痹，因此阅读时需戴眼镜矫正。

应该注意的是，视力与晶状体混浊的密度有关，而与混浊范围的关系不密切，如 5.5 mm 的晶状体混浊与2.0 mm混浊视力可能相同。

以往曾认为单眼的不完全白内障不必手术。实际上，术后及时戴镜，遮盖健眼，或是配接触镜，还是可以达到比较好的视力。

2.手术

（1）术前检查：①眼部：首先应了解患儿的视力。因 4 岁以下的儿童很难查视力，可通过患儿的视反射，或对外界环境的反应能力对视力进行初步判断。为明确晶状体混浊的性质和程度，混浊是在逐渐加重还是在退行，应定期做裂隙灯和眼底检查。②全身：应注意是否伴有其他系统的异常，请专科医师检查，以便排除心血管和中枢神经系统的疾患，防止手术麻醉时发生意外。

此外，应仔细询问患者的家族史和遗传史，有助于疾病的诊断和了解预后。

（2）手术时间：因白内障的类型不同，选择手术的时间亦不同。

双眼完全性白内障：应在出生后 1～2 周手术，最迟不可超过 6 个月。另一眼应在第一眼手术后48 小时或更短的时间内手术。缩短手术时间间隔的目的更为了防止在手术后因单眼遮盖而发生剥夺性弱视。

双眼不完全性白内障：若双眼视力 0.1 或低于 0.1，不能窥见眼底者，则应争取早日手术；若周边能窥见眼底者，则不急于手术。

单眼完全性白内障：以往多认为单眼完全性白内障手术后不能恢复视力，因为 30%～70%完全性单眼白内障并发有其他眼部异常（小眼球、眼球震颤、斜视以及某些眼底病），同时已有弱视存在。但近年来的临床资料表明，如果能在新生儿期甚至在出生后 7 小时内手术，术后双眼遮盖，第4 天佩戴接触镜（26.00～30.00 D），定期随诊，直至可辨认视力表时，有较多的患眼还是可以达到 0.2 以上。如果在 1 岁后手术，即便手术很成功，瞳孔区清亮，视力很难达到 0.2。因此特别强调单眼白内障必须早期手术，并且要尽早完成光学矫正，配合严格的防治弱视的措施。

风疹综合征患儿不宜过早手术，因为在感染后早期，风疹病毒还存在于晶状体内。手术时潜伏在晶状体内的病毒释放而引起虹膜睫状体炎，有 2%～5%在手术后因炎症而发生眼球萎缩。风疹综合征白内障多为中央混浊，周边皮质清亮，因此可选用光学虹膜切除术。

(3)手术方式：自 Scheie 改进了白内障吸出术后，目前该手术已广泛用于治疗先天性白内障。此手术简单、安全，可用于出生后不久的新生儿。光学虹膜切除术有一定的局限性，线状摘除术和刺囊术已很少应用。

光学虹膜切除术：适用于散瞳后可提高视力，混浊范围小的绕核性白内障、核性白内障或前后极白内障。虹膜切除后改变了瞳孔的大小和位置，切除部位通常选择颞上象限，因上睑遮盖，对外观无明显影响。

白内障吸出术：在全麻下手术，用手术显微镜辅助。1%阿托品充分散大瞳孔，角膜缘切口约2 mm长，刺囊刀或针头伸入前房后，将晶状体前囊膜充分划破，用注吸针吸出前囊膜和皮质。吸出术保持了晶状体后囊膜的完整性，但术后很快有上皮从周边向中央生长，数周后后囊膜变为半透明，影响视网膜成像。因此，目前推荐以玻璃体切割器在一次手术时即将玻璃体和晶状体后囊膜切割和吸出，称为晶状体切除术。因为婴幼儿和儿童的晶状体后囊膜与玻璃体融合在一起，切开后囊膜时，也会同时切开玻璃体前界膜。使用玻璃体切割器可以从角膜缘切口，也有经睫状体部切口。

(4)YAG 激光与膜性白内障：先天性白内障吸出术后 90%有继发的膜形成，1/2 以上的膜需手术切开才可提高视力。自 YAG 激光用于治疗膜性白内障以后，在有条件的地方已广泛应用，它具有简单、有效和安全的优点。一次手术成功率为 97%，95%以上治疗后视力增进。白内障吸出术后一月即可行 YAG 激光后囊膜切开术，囊膜切口直径可为 3.7 mm。

YAG 激光治疗的并发症是眼压升高，一般是在术后 2～4 小时发生，24 小时内眼压可恢复正常。虹膜血管损伤或是牵拉了虹膜和晶状体囊膜的粘连，引起虹膜积血或少量前房积血。囊膜碎片进入前房或玻璃体后，可引起轻度葡萄膜炎。6～20 月后少数(3%～9%)发生黄斑囊样水肿。极少数可发生视网膜裂孔和视网膜脱离。YAG 激光还可损伤人工晶体。虽然 YAG 激光治疗膜性白内障有上述并发症，但在目前仍不失为治疗膜性白内障的最好方法。

(5)人工晶体植入：Choyce 首先用前房型人工晶体治疗先天性白内障，但有许多并发症，现已不用。Shearin 首先用后房型人工晶体，近年来后房型人工晶体已广泛用于成人和儿童。

婴幼儿和儿童植入人工晶体的目的，除了提高视力，还能防止弱视和发展融合力。但是由于婴幼儿和儿童眼组织的特点，术中和术后的并发症明显多于成年人，因此不作为常规手术，一般最早在 2 岁以后手术。

术中并发症因婴幼儿和儿童的巩膜坚硬度低，在术中有巩膜塌陷的倾向，尤其是当巩膜切口较大时容易发生，严重者有眼内容物流失的危险。

术后并发症是由于巩膜塌陷，浅前房以及晶状体植入时与角膜内皮接触可造成线状角膜炎，但婴幼儿和儿童的角膜内皮活性高，所以在术后 48～72 小时即可恢复。其他并发症与成年人术后的并发症相同。如虹膜睫状体炎、眼内炎、泡性角膜病变、黄斑囊样水肿、青光眼等。

(6)角膜接触镜：单眼先天性白内障早期手术，术后佩戴接触镜是防止弱视和恢复视力的关键。单眼白内障手术后如果以眼镜矫正，双眼的影像差是22%～35%，接触镜的影像差可降至8%，而且没有戴眼镜矫正无晶状体眼所产生的三棱镜不良反应，因此周边部的视力比戴眼镜好些，视网膜像面积增大。婴幼儿也可以戴接触镜。其缺点是婴幼儿和儿童戴镜有一定困难，镜片容易丢失，变形或破裂，最大的危害是有化脓性角膜溃疡的危险。此外，由于新生儿的角膜曲率半径小，所需的正号镜片度数高，紧扣在角膜上，因此容易引起角膜水肿和上皮病变。

单眼先天性白内障术后视力能否提高，在很大程度上取决于父母的配合和耐心，因为不足1岁的幼儿瞬目少，镜片容易丢失；2～6岁患儿多不合作，需更换许多镜片。单眼白内障开始应用接触镜时，应遮盖健眼，而且要严格遮盖。如果遮盖6个月以上仍有旁中心固视，表明弱视已不可逆，则可放弃遮盖。

3.外用滴眼液

(1)卡他灵滴眼液。

作用：阻碍醌类化合物与晶状体水溶性蛋白的结合。

用途：适用于治疗各类型白内障。

用法：滴眼，每天4～6次。

(2)卡林-U滴眼液。

作用：阻碍醌类化合物与晶状体水溶性蛋白的结合。

用途：适用于治疗各类型白内障。

用法：滴眼，每天4～6次。

(3)视明露点眼液。

作用：有抑制醛糖还原酶的作用。

用途：适用于治疗各类白内障。

用法：滴眼，每天4～6次。

(4)莎普爱思滴眼液。

作用：有抑制醛糖还原酶的作用。

用途：适用于治疗各类白内障。

用法：滴眼，每天4～6次。

(5)珍明珠滴眼液。

作用：清肝、明目、止痛。

用途：适用于治疗各类白内障。

用法：1次1～2滴，1天3～5次。

(七)刮痧疗法

头部：全息穴区——额中带、额顶带后1/3、顶枕带下1/3。督脉——百会。膀胱经——双侧睛明、攒竹。奇穴——双侧太阳。胆经——双侧瞳子髎、风池。三焦经——双侧翳风。

背部：膀胱经——双侧肝俞至肾俞。

上肢：大肠经——双侧合谷至三间。

下肢：胃经——双侧足三里至丰隆。

(八)并发症治疗

1.斜视

根据不同斜视病因采用不同的治疗方法：共同性斜视中先天性内斜视虽与眼的调节无关，但对双眼单视功能发育影响很大，最好的治疗时机是在2岁视功能发育初期做手术矫正。2～

3岁以后发生的内斜多与远视眼引起的调节辐辏过度有关，这种斜视要充分散瞳后验光，有远视者配足量眼镜，坚持戴镜3～6月使斜视矫正或部分矫正后，再对于残存的内斜手术治疗。戴镜后内斜无改变的，只有手术治疗。斜视完全矫正的继续戴镜，若远视度数很高，也可通过手术矫正斜视而降低戴镜度数。

2.眼球震颤

在出生后2个月以前及早手术，延缓手术将导致眼球震颤，严重影响视力。

3.先天性小眼球

先天性小眼球没有很好的医治方法，如眼睑裂小伴有明显的赘皮可以通过手术来改善，其他的异常没有更好的解决办法。

第三节　后发性白内障

一、病因、病机

(一)中医学认识

后发性白内障为气血失和，脉络郁遏，目中清纯之气失运，晶珠失养，导致气滞膏凝，逐渐成为内障，或者因为锐器刺伤，晶珠破裂，膏脂外溢，迅速凝结而成内障。

(二)西医学认识

后发性白内障是由于外囊摘除(包括超声乳化摘除)术后或晶状体外伤后，残留的皮质或晶状体上皮细胞增生，向后囊移行并化生是后发性白内障的主要原因。近年来，从生长因子角度探讨阐明白内障发病机制成为临床研究热点。

二、临床表现

(一)症状

白内障术后视力模糊，视物不清。

(二)体征

白内障手术摘除后或外伤性的白内障部分皮质吸收后，在瞳孔区残留晶状体皮质火星城纤维机化膜的特殊形态。残存囊下上皮细胞增殖，形成特殊形空泡样 Elschning 珠样小体，使后囊膜混浊，为后发性白内障。机化膜组织若与虹膜广泛粘连，使瞳孔偏位或闭锁易引发继发性青光眼。晶状体周边残存皮质较多，前囊膜粘连，包裹皮质而变混浊，形成周边混浊，中央透明的环，称为梅氏晶状体突或 Soemmoring 环形白内障，还有囊膜纤维和混合型等。

三、诊断要点

(1)有明确的晶状体外伤或者见于白内障手术。

(2)眼检镜透照时瞳孔区较大范围后囊膜混浊影响眼底检查。

(3)裂隙灯下，可见后囊膜残存的上皮细胞增殖形成的 Elschning 珠及机化膜相似膜组织和由于残存皮质引起的 Soemmring 环形白内障，如位于前囊膜切口处边缘与后囊膜粘连处的环形隆起，前方深。

(4)有时可有虹膜后粘连。

（5）不透明膜多位于虹膜后瞳孔区，因残存物的多少和性质的不同，其质地差别大，厚薄不一。轻者细若薄纱，成半透明状，对视力影响轻微，重者色白，质地较硬，严重影响视力。

（6）眼部严重损伤或伴有炎症反应后形成。

四、实验室和其他辅助检查

（一）视力检查

（1）利用国际标准视力表和对数视力表，应分别检查双眼远近视力，以大致估计白内障所致视力损伤程度。对视力低下者，应另行光感、光定位、色觉检查，在暗室内遮盖健眼，患者站在5 m外，置一蜡烛光源，让患者辨别出蜡烛是否存在，已确定是否有光感，尔后，从不同的角度测定其光定位能力，最后以红、绿玻片置于眼前，确定辨色能力，是否正常，双点光源分辨试验，即辨别眼前相距很近的两个点光源的能力，对于判定视网膜功能亦有很重要意义。对于轻度或中等度的白内障，准确的视野检查，必要实行 Amsler 屏检查，以确定是否有中心暗点或视物变形，对于提示可能同时存在的青光眼或其他眼底疾病是有意义的。

（2）潜在视力仪检查：潜在视力仪检查是一种测定后发性白内障潜在视力的方法，潜在视力必须安装在裂隙灯上进行，此方法属于心理物理学检查方法，其结果有患者是主观成分，有试验表明，对于中等程度的白内障，激光干涉条纹检查和潜在视力仪检查，对于预测术后视力的准确性为100%。

（二）视觉电生理检查

1.ERG 检查

ERG 对于评价黄斑部视网膜功能有重要的价值，致密浑浊的晶状体由于对光的吸收和散射作用而影响检查效果，闪光 ERG 可用于低视力眼的检查、视网膜脱离，特别是视网膜遗传性疾病的 ERG 检查具有肯定的临床意义。研究表明，后发性白内障患者，闪光 ERG 反应相当于弱光刺激正常眼。

2.VEP 检查

VEP 检查是判断视功能的重要指标，其中，闪光 VEP 反映视路传导和皮质功能，当后发性白内障黄斑部病变和视神经损害时，其振幅均可降低。

五、鉴别诊断

（一）外伤性白内障

外伤性白内障有明显的外伤史或眼部局部伤。眼的机械性损伤（挫伤、穿孔伤）、化学伤、电击伤和辐射均可引起晶状体混浊，统称外伤性白内障。

（1）挫伤性白内障：挫伤后，虹膜瞳孔缘色素印在晶状体表面，相应部位的晶状体囊下出现环形混浊，损伤前囊下晶状体上皮时可引起局限性花斑样混浊，可静止不再发展或向纵深发展。可能合并有晶状体半脱位或脱位。

（2）穿孔性外伤性白内障：眼球穿孔同时伴有晶状体囊破裂，房水进入囊内，晶状体纤维肿胀，变性、导致混浊。微小的囊破裂可自行闭合，混浊局限在破口处。但多数破裂过多者晶状体纤维肿胀，皮质进入前房和房角，引起继发性青光眼，需要及时手术。

（3）辐射性白内障：系由红外线、X 线、γ 线、快中子辐射等引起。主要表现在后囊下皮质盘状及楔形混浊，边界清楚，渐渐发展到全部皮质。前囊下有空泡或点状混浊，若有上皮细胞增生可形成致密的膜。

(4)电击性白内障：发生于雷击、触电后，致白内障的电压多为500～3000 V。雷击白内障多为双侧性，触电白内障多为单侧性，与触电部位同侧。混浊位于囊下皮质，逐渐发展为完全混浊。常伴有电弧光黄斑灼伤，中心视力较差。

(二)低钙性白内障

(1)视力下降。

(2)晶状体混浊为无数白点或红色、绿色、蓝色微粒结晶分布于产前后皮质，可呈现辐射状或条纹状，混浊区与晶状体囊之间有一透明边界，严重者可迅速形成晶状体全混浊。婴幼儿常有绕核型白内障。

(三)老年性白内障

老年性白内障一般起于40岁以后，可双眼同时发病，也可双眼先后发病。临床表现除了晶状体混浊外，对视力的影响随混浊部位及程度而不同。老年性白内障患者常在早期自觉眼前有固定不动的黑点，并常出现单眼复视或多视现象，由于混浊的部位不同，视力障碍出现的时间亦有不同，随混浊的进展，视力障碍逐渐加重，最后可降低至指数以下，或仅有光感。

(四)并发性白内障

典型的混浊最早发生在晶状体囊膜下。由眼前节炎症形成的虹膜后粘连附近可出现局限性的晶状体前囊下混浊；由眼后节炎症或营养障碍可出现后囊下混浊。囊膜下出现灰黄色颗粒混浊，逐渐加深并向四周扩展，形成如同玫瑰花形状，其间有许多红、蓝、绿彩色点状结晶，囊下也有空泡形成或钙化，病程较长，早期影响视力。

(五)代谢性白内障

(1)发生于老年者与老年性白内障相似，只是发病率较高，发生较早，进展较快，容易成熟，此型多见。

(2)真性糖尿病性白内障多发生于严重的青少年糖尿病患者。多为双眼发病，发展迅速，甚至可于数天、数周或数月内发展为晶状体完全混浊。开始时在前后囊下出现典型的白点状或雪片状混浊，迅速扩展为完全性白内障。常伴有屈光变化，血糖升高时，血液内无机盐含量减少，渗透压降低，房水渗入晶状体内，使之变凸形成近视；血糖降低时，晶状体内水分渗出，晶状体变扁平形成远视。

(六)青光眼

目前对于原发性开角型青光眼的诊断必须具备眼压升高，以及由于眼压升高所造成的视盘损害和视野缺损，而且房角开放。眼压升高、视神经功能障碍引起。如闭角性青光眼发作前常有生气、劳累等诱因，引起眼压急骤升高，出现虹视、眼痛、头痛、恶心、呕吐、视力下降、眼充血和流泪等症状。

六、并发症

(一)青光眼

青光眼早期往往无任何自觉症状，当病症发展到一定程度时，偶有轻微的眼胀，头痛或视物不清，中心视力不受影响，而视野逐渐缩小。中晚期因视野狭窄而有行动不便、定位不准等症状，尤以夜间为甚。有些晚期病例有虹膜和视物模糊不清。最后视力完全丧失。

（二）黄斑囊样水肿

中心视力缓慢减退，可有相对或难解难分对中心暗点，眼底可见黄斑区水肿呈蜂窝状或囊样外观，甚至形成裂孔。

七、治疗方法

（一）辨证论治

1.肝肾亏损

主证：眼病手术后，视物模糊，眼干目涩，头晕耳鸣，腰膝酸软，面色晄白，小便清长，眼前如有苍蝇飞舞，晚上看灯或月亮似数个。舌苔白，脉沉细。

治法：补益肝肾。

方药：左归丸加减。熟附子 10 g，当归 10 g，鹿角胶 10 g，熟地黄 15 g，怀山药 15 g，山茱萸 15 g，枸杞子 15 g，菟丝子 15 g，杜仲 15 g，牛膝 15 g，丹参 20 g。每天 1 剂，水煎服。可以适当地加入桃仁、红花等活血化瘀之品增强眼部血管血液运行。

方解：方中熟附子、鹿角胶为温阳补肾；熟地黄、怀山药、山茱萸、枸杞子、菟丝子、杜仲善补肝肾，益睛明目；当归、牛膝、丹参补血行气，防止由于术后创伤而致的瘀血，助药力运行全身。由于桃仁、红花等是活血化瘀之品，可以增强眼部血管血液运行。

2.脾气虚弱

主证：视物模糊，眼前黑花飞舞，眼外观端好，睛珠混浊，眼底正常。精神倦怠，肢体乏力，面色萎黄，食少纳呆。舌淡苔白，脉缓或弱。

治法：健脾益气。

方药：补中益气汤加减。党参 30 g，黄芪 30 g，茯苓 20 g，白术 15 g，怀山药 15 g，扁豆 15 g，蕤仁肉15 g，陈皮 12 g，升麻 8 g，炙甘草 6 g。每天 1 剂，水煎服。可以适当加建曲、炒谷芽、炒麦芽、炒薏米、煨葛根。

方解：方中党参、黄芪、白术、怀山药、炙甘草为益气健脾；茯苓、扁豆健脾以助参、芪之功；陈皮行气醒脾和胃；升麻、柴胡升益清阳，蕤仁肉益精明目；建曲、炒谷芽、炒麦芽健脾消食，加炒薏苡仁、煨葛根利水消湿。

3.阴虚夹湿

主证：视物昏暗、午后更甚，眼干不适，眼前黑影飘动。晶珠部分混浊，眼底正常。全身兼见口渴，夜寐盗汗，大便不畅，小便短赤。舌红苔黄腻，脉细数。

治法：滋阴清热，宽中利湿。

方药：甘露饮加减。生地黄 15 g，熟地黄 15 g，茵陈蒿 15 g，石斛 12 g，麦门冬 15 g，天门冬 12 g，黄芩 12 g，枳壳 12 g，枇杷叶 10 g，甘草 6 g，珍珠母 30 g（先煎）。每天 1 剂，水煎服。夜寐多梦者可以多加磁石 30 g，烦热口苦者可以加栀子、黄连以清心除烦；大便不调，腹胀，苔黄腻去熟地黄，加薏苡仁、茯苓、佩兰、石菖蒲、厚朴以淡渗利湿，芳香化浊宽中理气；目干不适，加沙参以养阴生津；视物昏蒙加菟丝子等以滋肾明目。

方解：生地黄、熟地黄滋阴补肾，麦门冬、天门冬、石斛滋阴清热，茵陈蒿、黄芩清热利湿，枳壳、枇杷叶宽中降气以助化湿，甘草清热和中，珍珠母清肝明目。

4.肝热上扰

主证:视物昏暗、模糊,目涩不爽,头痛目胀,心烦或不寐。常伴有口苦咽干,急躁易怒,便结溲黄,胸胁疼痛。舌红,苔黄,脉弦。

治法:清热明目,平肝散邪。

方药:石决明散加减。石决明 30 g,决明子 30 g,青葙子 15 g,栀子 15 g,赤芍 15 g,蔓荆子 15 g,木贼 15 g,菊花 15 g,荆芥 12 g,羌活 12 g,大黄 10 g。每天 1 剂,水煎服。大便稀者去大黄、栀子;无外邪者去荆芥、羌活;头痛目涩多加白芷、桑叶;急躁易怒者加柴胡、青皮、制香附以疏肝理气,肝火不甚者可去大黄,加密蒙花等以清肝明目。

方解:石决明、决明子清热平肝,明目退翳为主药;青葙子、栀子、大黄、赤芍清肝泄热;蔓荆子、木贼、菊花、荆芥、羌活疏风散邪。

5.气血两虚

主证:晶珠混浊,视物模糊昏花,不耐久视,眉棱骨酸痛,神疲懒言,肢软乏力,舌淡,苔白,脉细。

治法:补益气血。

方药:八珍汤加减。当归 9 g,川芎 6 g,白芍 15 g,熟地黄 15 g,党参 15 g,白术 6 g,茯苓 15 g,甘草3 g。临证可加菊花 6 g,枸杞子 9 g;气虚甚者可以加人参代党参,加黄芪 20 g。

(二)中成药治疗

1.障明片

组成:怀山药、茯苓、牡丹皮等。

用法:每次 3 片,每天 3 次。

2.复明片

组成:熟地黄、怀山药、枸杞子、山茱萸、蒺藜、谷精草、茯苓、木通、女贞子、丹皮、生地黄、菊花、石决明、决明子、木贼。

用法:每次 4 片,每天 3 次,

3.视明露

组成:雪莲叶汁等。

用法:滴眼每天 2~3 次。

4.昆布眼液

组成:由中药昆布的提取液配制而成。

用法:滴眼每天 3~4 次。

(三)单方验方治疗

1.补气明目汤

党参 15 g,茯苓 12 g,白术 9 g,密蒙花 9 g,石斛 9 g,怀山药 12 g,刺蒺藜 9 g,或用益气聪明汤加减(黄芪 15 g,党参 15 g,蔓荆子 9 g,葛根 6 g,白芍 12 g,升麻 3 g,炙甘草 3 g,决明子 9 g)。适用于手术后依然视物不清。视检查眼部,晶状体混浊,肢体倦怠,气短而促,胃食欲缺乏,舌淡脉虚。

2.复明汤

党参 15 g,白术 15 g,黄芪 8 g,当归 9 g,陈皮 9 g,升麻 9 g,柴胡 9 g,茯神15 g,龙眼肉 15 g,远志 9 g,石菖蒲 9 g,大枣 12 g。适用于在手术时由于手术器械的创伤,导致视物模糊,三阴不足之目光晦暗。

3.益精明目汤

桑葚子 9 g,菟丝子 12 g,覆盆子 9 g,谷精草 9 g,熟地黄 10 g,楮实子 9 g,石决明 15 g,或用加味磁朱丸(磁石 15 g,朱砂 0.3 g,神曲 9 g,女贞子 12 g,乌豆衣 9 g,刺蒺藜 12 g,山茱萸 12 g)做汤剂,每天 1 剂。适用于手术后,仍视物不清,视检查眼部,可见晶状体混浊,头晕,耳鸣,脉细或弦。

4.磁朱丸

磁石、朱砂、神曲。每天服 2 次,每次 6 g。

5.验方 1

火硝 30 g(隔七层纸吸干),入飞黄丹 0.6 g,梅片 0.9 g。共研极细末,入瓶密封勿泄气,每点少许,此方治疗各种翳障。

6.验方 2

枯矾 2 g,冰片 0.6 g,乌贼膏 2 g,木香 0.2 g,共研极细末,取药少许点于眼上下结膜内,每天2 次。用药后眼内有摩擦及流泪感,但 5～6 小时后即可消失。

7.验方 3

银铢 0.3 g,蛇蜕 10 g,冰片 0.6 g。先将蛇蜕煅后存性,与后 2 味共研极细末,用时点眼内少许,每天 3 次。

8.验方 4

蛇蜕 15 g,蝉蜕 15 g,人指甲 15 g,生铁落 0.3 g,绣花针 7 个,猪肝 250 g。先将前 3 味药置瓦上文火煅黄,共研末,然后将针和铁锈与猪肝共煎 1 小时左右,用此汤送上药末,每天 3 次,共分为 2 天服完。

9.菊枸地黄丸加减

熟地黄 24 g,怀山药 12 g,山萸肉 12 g,茯苓 9 g,泽泻 9 g,丹皮 9 g,枸杞子 15 g,菊花 9 g,五味子15 g,首乌 15 g,桔梗 6 g,饮食不节者减熟地黄,加生姜15 g;失眠者加酸枣仁 30 g。熟地黄、怀山药补肝肾,益睛明目,而方中桔梗则为载药上行,因为眼为上部器官,为了让诸药抵达上部须配伍桔梗载药上行。肾阳虚者可以加肉桂、熟附子;口燥咽干者可以加玄参、麦冬、知母、黄柏;心烦失眠者可以加夜交藤、合欢花。

10.三仁汤加减

杏仁 6 g,滑石 9 g,白蔻仁 6 g,厚朴 6 g,白通草 6 g,淡竹叶 6 g,薏苡仁15 g,半夏 9 g。脾虚症状明显时加怀山药 15 g,白术 6 g,扁豆 9 g,热象偏重者加银花 15 g,黄柏 15 g,车前子 9 g。

11.滋阴软坚退障饮

熟地黄 30 g,怀山药 20 g,夏枯草、菊花各 15 g,昆布、海藻各 12 g,山茱萸、茯苓、泽泻、玄参、鳖甲、桂枝、丹麦冬各 10 g。水煎服,早、晚各 1 次,10 天为 1 个疗程,连服 2～3 个疗程。

(四)古方治疗

1.石决明散

组成:石决明 12 g,决明子 12 g,赤芍 12 g,青葙子 12 g,木贼 12 g,荆芥12 g,麦冬 12 g,栀子 9 g,羌活 9 g,大黄 6 g。

制法:每天 1 剂,水煎 2 次,取汁 200 mL。

服法:每次 100 mL,每天服 2 次。

方解:石决明、决明子为主药,清热平肝,明目退翳;青葙子、栀子、大黄、赤芍清泻肝热;荆芥、羌活、木贼祛风散邪。诸药合用,清热平肝散邪明目。

2.泻热黄连汤

组成:升麻 25 g,黄芩(酒炒)、黄连(酒洗)、柴胡(酒洗)、生地黄(酒洗)各50 g,龙胆草 15 g。

制法:共为粗末,每服 15 g,水二盏,煎至一盏,去渣。

服法:午食前热服,午后再服,则阳不升,临卧休服,反助阴也。

方解:此方主治客之剂。治主者,升麻主脾胃,柴胡行肝经为君,生地黄凉血为臣,为阳明(胃)、太阴(脾)、厥阴(肝)多血故也;故客者,黄连、黄芩皆疗湿热为佐,龙胆草专除眼中诸疾为使,为诸湿热皆从外来为客也。

3.益气聪明汤

组成:黄芪(制)、人参各 0.25 g,甘草(炙)2.5 g,升麻、葛根各 1.5 g,蔓荆子7.5 g,芍药、黄柏(酒炒)各 5 g。

制法:研为末,每服 20 g,水二盏,煎至一盏,去渣。

服法:临睡前服,五更再煎服。

方解:此方以黄芪人参之甘温,治虚劳为君;甘草之甘平,承接和协,升麻之苦平微寒,行手阳明(大肠)、足阳明(胃)、足太阳(膀胱)之经为臣;葛根之甘平,蔓荆子之辛温,皆能升发为佐;芍药之酸微寒,补中焦,顺血脉,黄柏之苦寒,治肾水膀胱之不足为使。酒制又炒者,因热用也。或有热,可渐加黄柏,春夏加之,盛暑倍加之,加多则不效,脾胃虚者去之。热倍此者,服泻热黄连汤。

(五)针灸疗法

1.方法 1

取穴:睛明、鱼腰、攒竹、球后、臂臑、合谷、足三里、三阴交。

操作:每天或隔天 1 次,每次 2～3 穴,中刺激,留针 10～15 分钟。

2.方法 2

取穴:睛明、太阳、翳明。

操作:常规消毒后,以拇指轻轻固定眼球,直刺睛明穴 1～2 cm 深,直刺太阳穴 0.4～0.6 cm深,直或斜刺翳明穴 1～2 cm 深。每天 1 次,10 次为 1 个疗程。

3.方法 3

取穴:攒竹、丝竹空、太阳、四白、合谷;肝肾亏损型加肝俞、肾俞、太溪、太冲;脾虚气弱型加足三里、百会、丰隆。

操作：隔天1次，留针15分钟，隔10分钟捻转提插以加强针感。

4.方法4

取穴：鱼腰、瞳子髎、攒竹、睛明；肝热上扰患者可加曲池、合谷、承泣；阴虚型可加蠡沟、足三里、太溪；气血瘀阻型加合谷、尺泽、血海、膈俞。

操作：采用轻刺手法，行针到患者自觉眼眶周围或眼球有麻木、酸胀或胀痛时为度。一般留针30分钟，每隔10分钟捻转1次，10次为1个疗程，每个疗程间隔5天。

5.方法5

取穴：睛明、四白、眶内穴；配合谷、益池、风池。

操作：针刺睛明穴，起针后用消毒干棉球压迫3分钟，四白穴透刺得气后即捻针，眶内穴得气时用轻雀啄手法，起针后用消毒棉球压迫。每天1次，10次为1个疗程。

（六）现代医学疗法

1.药物治疗

（1）仙诺林特或仙诺灵：sanolent是一种复合制剂，主要成分为牛眼晶状体中提取的晶状体蛋白素与抗坏血酸、核黄素和碘化钾符合制成。舌下含服1片，每天3次，用于治疗各种白内障。

（2）苄吲酸-赖氨酸（BND）：BND能保护晶状体和血清蛋白免受热力和紫外线、酸或碱作用所引起的变性。它清除自由基的能力弱，但可以保护晶状体蛋白拮抗自由基损伤，在临床上用于治疗白内障患者，能明显改善视力，甚至可逆转混浊透明。口服500 mg，每天3次；滴眼0.1%。

（3）肝素：肝素可以抑制成纤维细胞的生长，减少人眼晶状体囊外摘除术后眼内组织表面纤维蛋白的沉积和后囊细胞的生长，从而阻止后发性白内障形成，提高视力。用5%肝素滴眼剂，术后每天3次，连续用4个月。

（4）曲尼司特，又名利喘贝：本品系由日本KI-SSOI药品株式会社研发的一种抗过敏药物，在日本广泛用于治疗过敏性结膜炎。据日本东京医科大学及日本名古屋皇家眼科医院对白内障囊外手术植入人工晶体的患者，进行双盲实验证实有防治后发性白内障的作用，其主要作用机制为减少晶状体上皮细胞化生时FGF-β生成和释放，防止胶原合成而防治后发性白内障。在治疗中用0.5%曲尼司特滴眼剂，术后每天滴4次，连续用3个月，无不良反应。

（5）免疫毒素（MDK-RA）：进行白内障外摘除临床试验的患者中，用50单位MDK-RA灌洗囊袋连续观察24个月，可有效抑制后发性白内障的发生。

2.手术治疗

在膜性的白内障切开或剪除的同时，可实行人工晶体植入术。适应证为瞳孔被膜性白内障遮盖，视力收到明显影响，而基本视功能正常者。

（1）Nd：YAG激光治疗后发性白内障：使用美国科以人公司的EPIC型Nd：YAG激光机，术眼散瞳至6 mm，表面麻醉后置Abraham接触镜，Nd：YAG激光以单脉冲击射。术式包括以下几种。①十字形切开法：在视轴区中央行十字形切开，孔直径为4 mm。②环形切开法：以视轴中心为圆心。半径1.52 mm，环形切开，但保留5～7点后囊膜不切开，完成后中央后囊膜略下沉并向后翻转。平均单脉冲能量（2.8±0.48）mJ，平均脉冲总数（27±15.1），平均总能量(50.5±15.8)mJ。术后常规滴抗生素、激素眼液和0.5%噻吗洛尔眼液。共5～7天,术后1周、1个月、3个月复查。

(2)儿童后发性白内障合并人工晶体固定性瞳孔夹持的手术治疗:常规消毒铺巾后,做颞侧透明角膜切口或上方巩膜隧道切口,前房注入足量的黏弹剂后,先用冲洗针头分离虹膜与IOL粘连。对虹膜后粘连严重难以分离者可将黏弹剂注入虹膜后用囊膜剪剪开粘连处。分离粘连后如发现囊袋内有再生皮质将再生皮质吸除,游离虹膜与晶状体后囊间的空间,以便IOL复位。由于后囊膜的严重混浊增殖,用破囊针刺穿后囊膜一个小孔后向后注入黏弹剂,囊膜剪剪开混浊的后囊膜,直径不超过光学面5 mm。此时如有玻璃体脱出则进行前段玻璃体切割术。对伴有瞳孔膜闭者将其行虹膜周边切除后从周切口注入黏弹剂后将瞳孔区机化膜剪除或将瞳孔缘部分虹膜环形切除以进行瞳孔成形术;在完成虹膜与晶状体囊粘连分离后,将IOL光学部复位。此时瞳孔如不规则者,可用尼龙线将瞳孔缘缝合1针。术毕透明角膜切口一般不需缝合,巩膜隧道切口因患儿巩膜硬度低可缝合1针。

(3)经睫状体平坦部切口行晶状体后囊膜切开术治疗后发性白内障:常规麻醉,于距上角巩膜缘4 mm处做以角巩膜缘为基底的球结膜瓣,充分止血后于此处做垂直于角巩膜缘的巩膜穿透切口1 mm,向上弯曲切囊针尖,垂直穿过切口伸入人工晶体后方的瞳孔区由6点处向12点处撕破光轴处的晶状体后囊膜,根据需要可缝合巩膜切口一针,如有软性残存皮质可以同时吸出,如遇较致密的机化膜可以用切囊针在瞳孔区后囊膜钩2～3个孔,扩大巩膜切口,用囊膜剪剪除机化膜,切口缝合2针。术毕给予Dxm 2.5 mg+Gm 2万U(c),涂典必殊眼膏单眼包扎。

(七)其他疗法

1.穴位注射法

取穴:合谷、肝俞、肾俞、风池、三阴交。

方法:每次取2～3穴,每穴位注射维生素C 0.05 mL,每天1次,10次为1个疗程。

2.三棱针疗法

取穴:睛明、太阳、攒竹、大敦。

方法:常规消毒后,选取上述2穴,用三棱针点刺出血数滴。其中,大敦穴上用三棱针点刺后,用手指从膝关节推揉此穴出血。一般每天或间日1次。3～5次后暂停一段时间再继续治疗。

3.电离子导入法

电离子导入法采用直流感应电,将珍珠明目滴眼液导入眼内。由于珍珠明目液内阴阳离子均存在,所以每次导入时,正负极交替使用,电流强度0.5～1.5 mA,时间30分钟,隔天1次,每5次为1个疗程。

4.针挑疗法

取穴:第6、7颈椎棘突处,第1胸椎棘突处,以上各处旁开约0.5 cm处的6个点作为挑治部位,每7个点构成一个梅花形。

方法:患者取坐势,头略低,暴露局部皮肤后,选取挑治部位。按常规消毒皮肤,然后用针挑破皮肤,从皮下组织中可挑出白色纤维物数十条,至白色纤维物挑净为止,将白色纤维挑断或用手术刀切断。挑治部位有少量出血,用消毒棉球擦干即可。挑治时间一般为1～4次,每天挑治。从第5次开始,则每周挑1次,12次为1个疗程。最初3次分别在6～7颈椎,第1胸椎棘突处挑,第4～12次分别在棘突处周围、左右、上下相对称的两个点挑治(注意:挑治过程中,禁食有刺激性的食物,禁房事)。

5.推拿疗法

取穴:风池、攒竹、合谷、肝俞、太阳、太冲。

方法:按揉风池穴30次,刮眼轮30次,熨眼30秒,揉攒竹、睛明、太阳各30次,陷揉合谷30分钟,揉太冲、肝俞各30次。每天治疗1次,10天为1个疗程。

6.火罐疗法

取穴:第6、7颈椎棘突处,第1胸椎棘突处。

方法:依针挑疗法实行针挑后,挑治部位有少量出血,用消毒棉球擦干,然后在该处拔火罐,吸出少量血液即行起罐,将血擦干,用酒精消毒,盖上消毒敷料,胶布固定,隔天1次,每12次为1个疗程,一般随针挑法相配合,同施患处。

7.梅花针疗法

取穴:后颈部、眼周部及大椎穴。

方法:常规梅花针刺法,弹刺后可加罐拔吸10～15分钟。隔天1次,5～10次为1个疗程。

8.敷贴疗法

取穴:寸口。

药物制备:取鹅不食草叶(石胡荽)捣烂,包于薄布袋中。

方法:捣烂后包于寸口处,左眼患病包于右寸口,反之亦然,每天1次或3天1次,视病情轻重及长短而定。

9.药枕法

(1)菊花、灵磁石、合欢花各200 g,夜交藤100 g,朱砂10 g。和匀装枕,每晚枕之。多适用于肝肾亏损型。

(2)菊花200 g,侧柏叶、磁石、百合花、玫瑰花各10 g。和匀装枕,每晚枕之。多适用于肝肾阴虚型。

10.磁疗法

取耳穴:目1,目2,肝,眼。

方法:耳所取穴部位用酒精消毒,取直径3～5 mm的小磁珠数粒,分别置于穴点上并用胶布粘贴固定,嘱患者经常按压,每次3～5分钟,每天数次,3～5天更换1次。

11.电穴疗法

取穴:睛明、攒竹、瞳子髎、承泣。

方法:将直径为8 mm的圆形铜片贴于上穴位,有以盐水纱布8层覆盖并固定。将SMS-03型信息治疗仪阴极置于鼻根,阳极置于后溪穴。接通电源,强度为10^{-10}的安量极,输出高频电流脉冲信号。每天或隔天1次,每次1小时,30次为1个疗程。

12.祛障穴冷冻法

本方法是治疗老年性白内障进行期(初发期、膨胀期)行之有效的方法,是原长春中医学院李永才教授发现并创立的。

选穴:在角巩膜缘 3、6、9、12 点钟 4 个方位为祛障穴,穴位直径 2 mm,2/3 在巩膜缘上,1/3在角膜缘上,先用 0.5%丁卡因做表面麻醉 3 次后,用直径2 mm的无菌棉签蘸液氮 0.5 mL 之后迅速接触祛障穴表面,不施加压力。冷冻时间为 5 秒,以穴位表面出现白色冻斑为宜。每周 1 次,5 次为1 个疗程。冷冻后无须特殊处理,局部极度充血水肿时,可点用氯霉素眼药水以预防感染。

13.耳针疗法

(1)取肝、脾、肾、眼、内分泌、交感、神门。留针 30 分钟,两耳交替。每 3～5 次为 1 个疗程。

(2)取肝、胆、肾、肾上腺、心、交感。每次选 2～3 对穴位,穴位严格消毒后,埋皮内针,3～5 天换 1 次,两耳交替进行,5 次为 1 个疗程。

14.头针疗法

取穴:穴视区。

方法:针尖向下刺入头皮第三层帽状腱膜后,平行皮肤进针 4 cm,快速旋转针体,或留针 2 小时,10 次为 1 个疗程。

15.电针法

取穴:鱼腰、攒竹、瞳子髎、曲池、合谷。

方法:常规进针后,取鱼腰、攒竹二穴为主,配用它穴。采用电针治疗仪通以微弱电流治疗。

16.刮痧疗法

头部:全息穴区——额中带、额顶带后 1/3、顶枕带下 1/3。督脉——百会。膀胱经——双侧睛明、攒竹。奇穴——双侧太阳。胆经——双侧瞳子髎、风池。三焦经——双侧翳风。

背部:膀胱经——双侧肝俞至肾俞。

上肢:大肠经——双侧合谷至三间。

下肢:胃经——双侧足三里。

(八)并发症的治疗

1.青光眼

(1)中医疗法:①治法:疏肝解郁,降逆和胃。②方药:柴胡疏肝散加减。柴胡 10 g,香附 10 g,川芎6 g,白芍 10 g,枳壳 6 g,陈皮 6 g,当归 10 g,茯苓 15 g,白术 10 g,甘草 3 g。每天 1 剂,水煎服。

(2)针灸疗法:①针刺睛明、合谷、三阴交、行间,以滋阴平肝,理气通络。每周 3 次,留针 40 分钟,7 次为 1 个疗程。②冷灸太阳、风池、印堂、鱼腰中之 2 穴,每天 1 次,留针 40 分钟,10 次为 1 个疗程,从第 2 个疗程开始,除局部取 1 个穴位外,心火盛者加内关,肾虚加肾俞。

(3)其他疗法:①取目 1、目 2、眼、降压点、神门、肾、肾上腺、内分泌、肝、肝阳等穴位针刺或埋刺。7 天为 1 个疗程。②取肝、肾、眼、目 1、目 2、皮质下、交感,每周 3 次,左右交替,留针 20

分钟，12 次为 1 个疗程。③维生素 B_{12} 加山莨菪碱行肝俞，肾俞穴注射、对小视野青光眼有提高视力、扩大视野的作用。④黄连粉适量，研成粉末，水调成糊状，敷足心涌泉穴。⑤双明散水调成糊状，涂太阳穴。

(4)现代医学疗法：①毛果芸香碱：是一个老而有效的抗青光眼药物，浓度 0.5%～4%，常用1%～2%滴眼液，滴眼后 10～15 分钟开始缩瞳，1 小时后眼内压明显下降，持续降眼压 4～8 小时，眼压降低 20%，临床上宜每天 4 次滴眼，人眼对毛果芸香碱的缩瞳反应存在着明显的个体差异，棕色虹膜对其反应不如蓝色虹膜好。②乙酰奎宁：是合成药，作用和持续时间和毛果芸香碱相似，常用浓度为 0.5%～2%，可作为毛果芸香碱过敏时的代用品，但致调节痉挛的作用较毛果芸香碱小。③毒扁豆碱：是短期药，常用为0.5%～1%的溶液，4～6 小时 1 次，或 0.25%的油膏，每天 2 次，或在夜间点用，防止夜里眼压升高，滴眼后可发生缩瞳，1～2 小时作用最大，持续时间 4～6 小时。④氟磷酸二异丙酯：用 0.12%～0.25%的溶液，12～48 小时 1 次，用药后30 分钟，眼压开始降低，24 小时作用最大，持续 1 至数天，也可用 0.25%的无水花生油溶液或油膏，12～72 小时1 次。

(5)手术治疗(虹膜切除治疗法)：包括术前准备及麻醉和手术步骤，具体如下。

术前必须检查前房角：术前数天滴用广谱抗生素眼药水。术前 1～2 小时滴用 2%毛果芸香碱眼药水，防止术中瞳孔扩大，有利于完成手术。对精神紧张者，术前前一天晚上和术前 2 小时给予少量巴比妥类药物(如苯巴比妥 0.06～0.1 g)。通常应用局部麻醉。滴 0.5%丁卡因 2 次后，于手术部位结膜下注射 2%利多卡因或普鲁卡因 0.5 mL。麻醉药中不加肾上腺素，以防术中瞳孔扩大。一般不需要眼轮匝肌和球后麻醉。

手术部位：最好选择鼻上象限的角巩膜缘，以便保留结膜囊较宽的颞上象限，于日后需要时施行眼外滤过术。

球结膜切口：可选择角巩膜缘的球结膜切口，或做角巩膜缘为基底的球结膜瓣。无论采用哪种切口，剥离球结膜范围均不需很大。采用角巩膜缘切口时，剪开球结膜长度 3.5～4 mm，然后向穹隆部分离至角巩膜缘后 3～4 mm。如做角巩膜缘为基底的球结膜瓣，球结膜瓣宽约 3 mm，向前分离至角巩膜缘。球结膜切口最好不要超过 12 点。暴露角巩膜缘后应充分止血。

角巩膜缘切口：用镊子夹住一条水平直肌终端，以便充分地固定眼球。用 15 号小圆刀片在角巩膜缘灰蓝半月区中间做平行于角巩膜缘切口。刀尖指向眼球中心稍前部，使刀呈接近垂直于角膜方向(约 80°角)进入前房。如果术者突然感到进刀的阻力消失，或有房水溢出，表明已切穿前房。继续完成角巩膜切口，使其外口长约 3 mm，内口长 2.5～3 mm。当刀尖从角巩膜切口撤出时，周边部虹膜会自然脱出或用镊子尖快速地轻压角巩膜切口后唇数下，使周边部虹膜脱出于角巩膜切口外。用虹膜镊夹住脱出的周边部虹膜，轻轻提起，持虹膜剪紧贴角巩膜缘将脱出的虹膜剪除。剪刀的刀刃可平行于角巩膜缘。虹膜缺损呈椭圆形，或者剪刀垂直于角巩膜缘。虹膜缺损则较小，成三角形。检查剪除的虹膜有无色素上皮层，确定虹膜是否全层切除。

恢复虹膜：虹膜切除后用平衡盐水轻轻冲洗角巩膜缘切口，常可使虹膜复位。但冲洗时不能将冲洗针头伸入切口。用斜视钩或虹膜恢复器轻轻地按摩角巩膜缘切口周围数次，使切口的内口张开，嵌于切口内虹膜复位，瞳孔恢复圆形，位于中央。如果按摩切口后仍不能恢复虹膜，用虹膜恢复器轻轻地伸入切口两端向切口中央整复虹膜1～2次，虹膜恢复器应垂直于切口，且与切口平行，虹膜即可恢复。

角巩膜切口：一般不需缝合。如果切口较大，可用10-0号尼龙线缝合一针。连续缝合球结膜瓣。

2.黄斑囊样水肿

(1)中医疗法：①治法：养阴扶正。②方药：二至丸。旱莲草20 g，女贞子15 g，大蓟10 g，小蓟10 g，车前子10 g，侧柏叶15 g，白茅根15 g，黄芪20 g，水煎服。

(2)针灸治疗：球后、阳白、合谷、睛明、承泣、光明、增明。每次取上述3～4穴，毫针刺，中等强度，进针后15～20分钟，隔天1次，10次为1个疗程。

(3)穴位埋线法：肝俞、肾俞、臂臑、在上述3穴位处埋羊肠线，每半个月1次，2次为1个疗程。

(4)现代医学疗法：①乙酰唑胺500 mg口服，每天1次，可用于术后的患者，也可以用于有视网膜色素变性或葡萄膜炎的患者。②吲哚美辛（消炎痛）25 mg口服，每天3次，用药6周。③1%泼尼松滴眼，每天4次，用药3周，随后逐渐减量维持3周以上。④泼尼松，每天口服40 mg，用药5天，随后逐渐减量维持2周以上。

第十一章　视神经疾病

第一节　视神经萎缩

一、概述

视神经萎缩是指任何疾病引起视神经发生退行性变性，导致视盘颜色变淡，视力下降。视神经萎缩不是一种单独的疾病，它是多种眼部病变的一种结局，严重可导致丧失视功能。

(一)病因

原因很多，但有时临床上很难查出病因。常见病因有：①视盘水肿。②蝶鞍、额叶等颅内占位性病变、脑膜炎、脑炎等。③视神经炎症、视神经缺血、视神经肿瘤、多发性硬化等。④药物中毒、重金属中毒及外伤等。⑤遗传性 Leber 视神经病变等。⑥脉络膜炎症、视网膜炎症、变性。⑦营养障碍，如恶性贫血，严重营养不良等。

(二)病理

①视神经纤维变性、坏死、髓鞘脱失而导致视神经传导功能丧失。②视盘苍白系视盘部位胶质细胞增生、毛细血管减少或消失所致。

原发性视神经萎缩由筛板后的视神经交叉，视束及外侧膝状体以前的视路损害，继发性视神经萎缩由于长期视盘水肿或视神经盘炎而引起，其萎缩过程是上行性。

二、诊断思路

(一)病史要点

临床表现：严重视力减退，甚至失明。视野明显改变，色觉障碍。可有一些特殊病史如中毒外伤史、家族遗传性病变史。

(二)查体要点

1.瞳孔

瞳孔不同程度散大，直接对光反应迟钝或消失，间接对光发射存在。患眼视力严重下降但未失明者 Marcus Gunn 征阳性。

2.眼底检查

视盘变苍白为主要特征。原发性者视盘苍白，边界清晰，筛板可见，视网膜血管变细。继发性者视盘灰白污秽，边界模糊，因炎症导致大量神经胶质细胞覆盖，筛板不可见，视盘附近网膜血管变细有白鞘。可查出颅内病变、视神经视网膜原发性疾病等。

(三)辅助检查

1.必做检查

(1)视野检查：不同类型、不同程度的缺损，如中心暗点，偏盲，向心性缩窄。

(2)头颅眼眶 CT：排除颅内病变。

(3)电生理检查：了解视神经功能。VEP 可表现为不同程度的振幅降低，潜伏期延长。

2.选做检查

FFA：视盘一直呈弱荧光，晚期轻着染(图 11-1)。

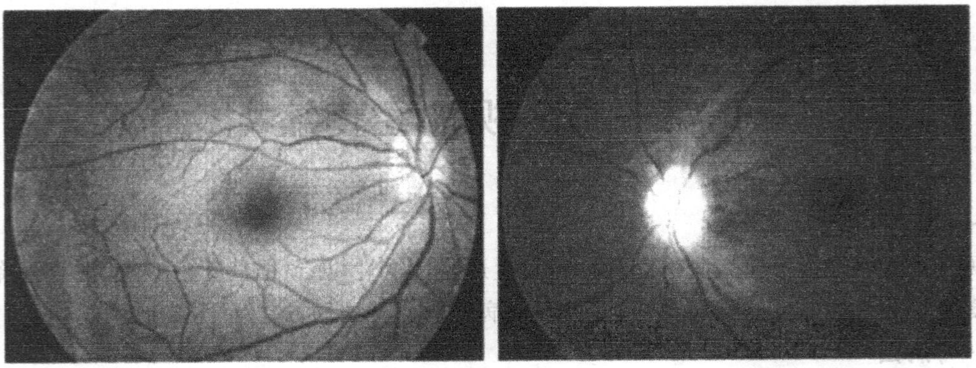

图 11-1　视神经萎缩 FFA

(四)诊断流程

诊断流程(图 11-2)。

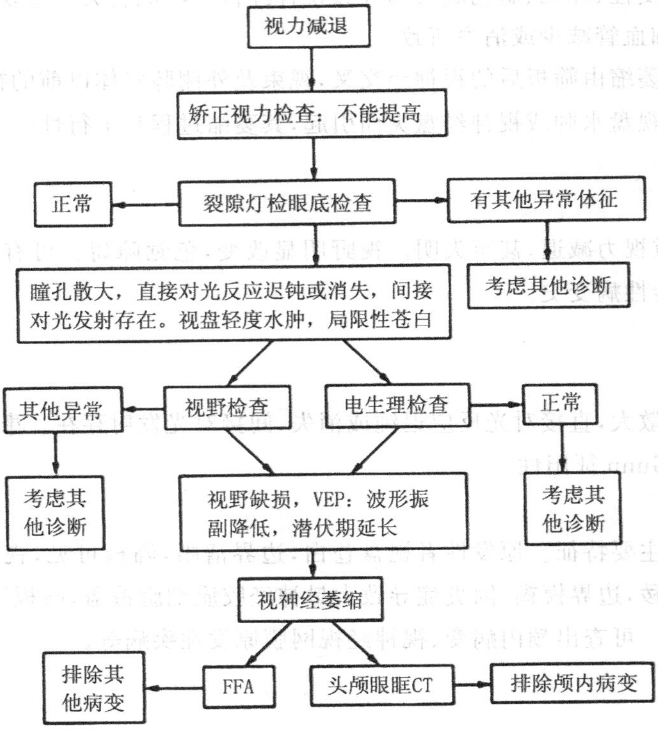

图 11-2　视神经萎缩诊断流程

三、治疗措施

(一)经典治疗

积极病因治疗,试用药物。①糖皮质激素。②神经营养药:B族维生素、ATP、辅酶A、肌苷、烟酸。③活血化瘀,扩张血管。

(二)新型治疗

预后较差,无特殊治疗。

(三)治疗流程(图11-3)

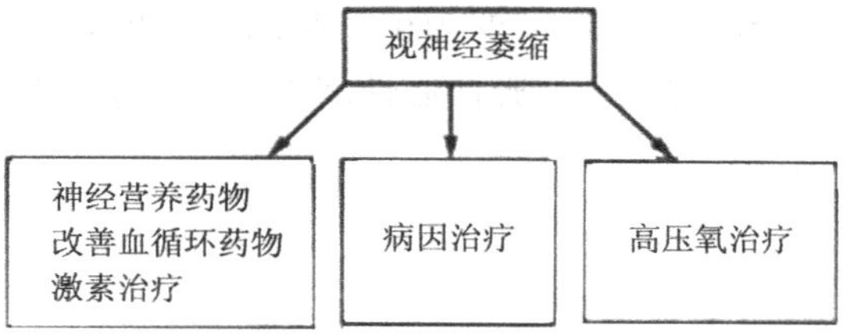

图11-3 视神经萎缩治疗流程

四、预后评价

视神经萎缩为视神经严重损害的最终结局,一般视力预后很差。患者最后多失明。但垂体肿瘤压迫导致的下行性视神经萎缩,绝大多数手术切除肿瘤后视力可有很大恢复。

第二节 视神经炎

一、概述

视神经炎泛指视神经的炎性脱髓鞘、感染、非特异性炎症等疾病,能够阻碍视神经传导功能,引起视功能一系列改变的视神经病变。临床上常分为视神经盘炎和球后视神经炎。

球后视神经炎一般可分为急性和慢性,后者为多见。

(一)病因

(1)局部炎症。

(2)病毒感染。

(3)全身感染。

(4)营养和代谢性疾病。

(5)中毒。

(6)特发性:多发性硬化、糖尿病、甲状腺功能障碍与本病关系密切。

(二)病理

早期白细胞渗出,慢性期以淋巴细胞和浆细胞为主。中等程度损伤形成少量瘢痕,而严重损伤则神经纤维被神经胶质细胞增生代替,引起视神经萎缩。

二、诊断思路

(一)病史要点

视神经盘炎症常突然发病,视力障碍严重,多累及双眼,多见儿童或青壮年,经治疗一般预后较好,我国 40 岁以下者约占 80%。临床表现:视力急剧下降,<0.1。眼痛:早期前额部疼痛,眼球转动痛。

球后视神经炎突然发病,视力突然减退,甚至无光感。多单眼发病,眶深部痛或眼球转动痛。因球后视神经受累部位不同有以下几种类型。①轴性球后视神经炎,病变主要侵犯乳头黄斑束纤维,表现为视力下降严重,视野改变为中心暗点。②球后视神经周围炎,病变主要侵犯球后视神经鞘膜。梅毒多见,表现为视野向心性缩小。③横断性视神经炎,病变累及整个视神经横断面,表现为无光感(黑蒙)。

(二)查体要点

1.视神经盘炎

瞳孔不同程度散大,直接对光反射迟钝或消失,间接对光反射存在,单眼患者出现相对性传入性瞳孔障碍,称 Marcus-Gunn 瞳孔。眼底:视盘潮红,乳头表面毛细血管扩张,边缘不清,轻度隆起,筛板模糊,生理凹陷消失,可出现少量积血点。视盘周围视网膜水肿呈放射状条纹,乳头表面或边缘有小积血,静脉怒张弯曲或有白鞘。

2.球后视神经炎

瞳孔中等大或极度散大。直接对光反应消失,间接对光反应存在。眼底:早期无变化,3～4 周时视神经色泽改变,颜色变淡。“两不见”症状:患者看不见,医生早期检查无异常。

(三)辅助检查

1.必做检查

(1)视野检查:视神经盘炎表现为巨大而浓密的中心暗点、重者有周边视野缩小,色觉改变(红绿色觉异常)。球后视神经炎表现为中心、旁中心暗点或哑铃状暗点。

(2)头颅眼眶 CT:排除颅内病变。

(3)FFA:动脉期见视盘表层辐射状毛细血管扩张,同时见很多微动脉瘤,早期荧光素渗漏,视盘成强荧光染色。

2.选做检查

视觉电生理检查,了解视神经功能。VEP 可表现为不同程度的振幅降低,潜伏期延长。病变侵犯视盘黄斑束纤维,主要表现为振幅降低;病变侵犯球后视神经鞘膜,主要表现为潜伏期延长。

(四)诊断流程

诊断流程(图 11-4)。

(五)鉴别诊断

视神经盘炎需与以下疾病鉴别。

1.视盘水肿

常双眼,视盘肿胀明显,隆起高达 6～9 D,但视功能多正常,或有阵发性黑蒙史。视野早期生理盲点扩大而周边视野正常。常伴有其他全身症状,如头痛呕吐等。

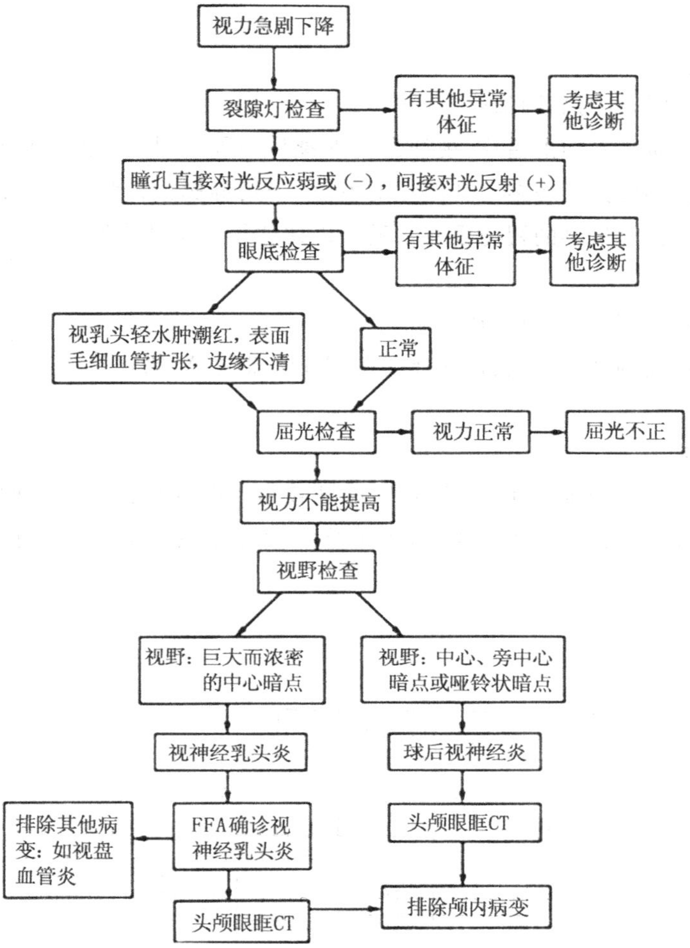

图 11-4　视神经盘炎诊断流程

2.缺血性视神经病变

发病年龄多在 50 岁以上，突然发生无痛性、非进行性视力减退，早期视盘轻度肿胀，后期局限性苍白。视野检查：弓形暗点或扇形暗点与生理盲点相连。FFA 示视盘早期低荧光或充盈缺损，晚期视盘强荧光。

3.视盘血管炎

视盘血管炎多见于年轻女性，视力轻度减退，视盘充血潮红，轻度隆起，乳头表面或边缘有小积血。视野可为生理盲点扩大。FFA 显示乳头表面毛细血管扩张渗漏明显。激素治疗效果好。

4.假性视盘炎

假性视盘炎常双侧，乳头边界不清，色稍红，隆起轻，多不超过 1～2 D，无积血渗出，终身不变。视力正常，视野正常。FFA 正常。

球后视神经炎需与头颅或邻近组织肿瘤鉴别，其症状与体征均与球后视神经炎相似，头颅 CT 或 MRI 提示颅内占位。

三、治疗措施

(一)经典治疗

(1)积极寻找病因,针对病因治疗。

(2)大剂量糖皮质激素冲击治疗:视神经炎本身是一种自限性疾病,糖皮质激素治疗在短期内能促进视力的恢复,并延缓多发性硬化的发生,采用静脉大剂量、短期疗程。但在长期效果上没有明显的疗效,对最终的视力没有帮助。因此适用于重型病例。

(3)配合抗生素。

(4)血管扩张药:局部及全身应用。

(5)改善微循环及神经营养药:B族维生素、ATP、辅酶A、肌苷等。

(6)中医中药。

(二)新型治疗

球后视神经炎,由于视神经肿胀,长时间可导致神经变性坏死,考虑开放视神经管治疗。如为蝶窦、筛窦炎症导致球后视神经炎,视力下降严重可考虑蝶窦筛窦手术。神经内科治疗,如多发性硬化,脱髓鞘性疾病等。

(三)治疗流程

治疗流程(图11-5)。

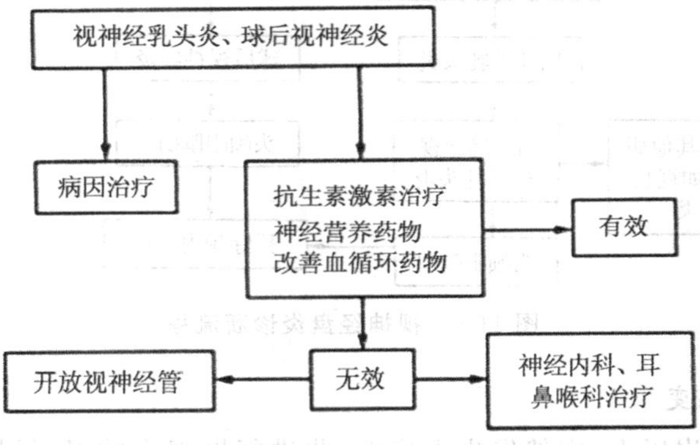

图11-5 视神经炎治疗流程

四、预后评价

大多数视神经盘炎病例经过积极治疗都可恢复正常,而且病程较短,预后良好,视盘颜色变淡或苍白。少数重症患者治疗效果缓慢或无效,病程较久,炎症消退后视盘苍白萎缩,视力障碍,预后欠佳。

家族性球后视神经炎病例预后较差,家族性者多发生于青春期后男性,女性则多为遗传基因携带者。

五、最新进展和展望

视神经炎的基础研究取得了很大的成绩,如研究表明:HLA-DRB1 * 15基因可能是部分视神经炎患者的遗传易感基因。

很多家族性视神经炎都有特异性基因位点改变,因此基因治疗是目前研究的热点,基因治疗技术已开始应用到视神经炎的动物实验模型中。基因治疗可能会为那些严重的进行性视神经脱髓鞘的患者带来益处。

随着脂肪抑制和DTI等磁共振成像新技术的应用，以及钆喷替酸葡甲胺(Gd-DTPA)增强检查等，能更好地显示活体组织内的细微结构，是显示视神经炎的较好检查技术。功能性成像已开始用于评价视神经炎累及的视神经功能及追踪视神经恢复的情况。

第三节　视盘血管炎

一、概述

视盘血管炎是一种局限于视盘之内的血管的炎症。

二、病因

细菌、病毒感染、变态反应。

三、分型

Ⅰ型：视盘内的睫状血管小分支发生的睫状动脉炎引起，临床表现为视盘水肿者，称为Ⅰ型。

Ⅱ型：视盘内的视网膜中央静脉炎症引起，临床表现为视网膜中央静脉阻塞者，称为Ⅱ型。

四、临床表现

(1)健康青壮年多见，无性别差异。

(2)单眼多见，偶尔双眼。

(3)患眼视力一般均较正常，或轻微减退，个别视力损害严重，常表现为视物模糊。

(4)患眼视盘明显充血、水肿；视网膜静脉弯曲、怒张，动脉一般无改变；视盘或其邻近区域可有积血、渗出。

(5)眼部其他表现大多正常。

五、诊断

(一)病史

有否感染病史，有否眼球后钝痛病史。

(二)眼部检查

双眼视盘对比，散瞳查眼底。

(三)视野

生理盲点扩大，周围视野多正常。

六、鉴别诊断

主要应与颅内压增高所引起的视神经盘水肿相鉴别。

七、治疗

本病可自愈，病程可长达一年半或更长些。大剂量使用皮质类固醇类药物治疗，效果显著，可大大缩短病程，1～2个月可痊愈。对于长时间视盘水肿不缓解，伴有缺血改变征象时，应特殊注意。

八、预后

本病少有复发，预后良好。

第四节 缺血性视神经病变

一、概述

缺血性视神经病变系视神经的营养血管发生急性循环障碍所致。一般以视网膜中央动脉在球后约9～11 mm进入视神经处为界限，临床上分为前部和后部缺血性视神经病变。①前部缺血性视神经病变(AION)由于后睫状动脉循环障碍造成视神经盘供血不足，使视神经盘急性缺氧水肿；②后部缺血性视神经病变(PION)筛板后至视交叉间的视神经血管发生急性循环障碍，因缺血导致视神经功能损害的疾病。

病因：全身疾病为主要原因。①老年动脉硬化、高血压糖尿病等。②红细胞增多症、颞动脉炎、贫血等。③低血压、休克、青光眼等。

病理：营养视神经的睫状血管发生阻塞引起神经纤维缺血、缺氧。前部缺血性视神经病变发生于视盘筛板区小血管，也称缺血性视盘病变。本病较常见。一般说来，每人两眼的解剖结构和血管排列都比较一致，因此，两眼常先后发病，病变位置极为相似。

二、诊断思路

(一)病史要点

(1)发病年龄多在 50 岁以上，国内平均 49 岁。

(2)突然发生无痛性、非进行性视力减退。

(3)常累及双眼，先后发病间隔不一，可数周、数月或数年。

(4)伴有高血压、糖尿病、动脉硬化、颞动脉炎等。

(二)查体要点

(1)缺血性视神经病变多见于小视盘无视杯者。

(2)早期视盘轻度肿胀，边界模糊，视盘可有局限性颜色变淡区域，少数人可表现为视盘轻度充血，视盘周围有一些细小的积血，视网膜血管改变不明显。

(3)后期视盘局限性苍白。

(三)辅助检查

1.必做检查

(1)视野检查：弓形暗点或扇形暗点与生理盲点相连，也可出现水平偏盲或垂直偏盲(图 11-6)。

(2)FFA：示视盘早期低荧光或充盈缺损，后期视盘荧光素渗漏着染呈强荧光(图 11-7)。

(3)头颅眼眶 CT：排除颅内病变。

2.选做检查

视觉电生理检查，了解视神经功能。VEP 特点一般认为是以振幅减低为主，潜伏期没有明显改变，1/3的患者可出现 VEP 潜伏期的延长，但很少超过 122 ms。

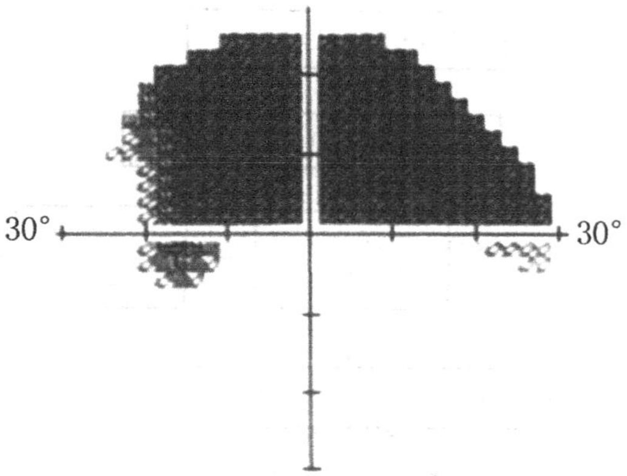

图 11-6　缺血性视神经病变

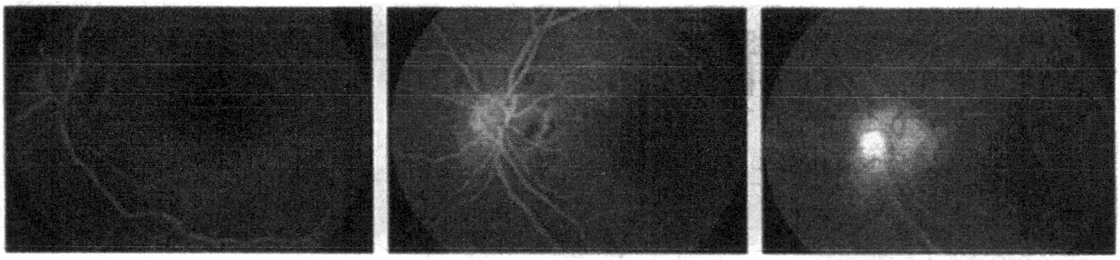

图 11-7　缺血性视神经病变 FFA

(四)诊断流程

诊断流程见图 11-8。

(五)鉴别诊断

1.视神经盘炎

突然发病,视力障碍严重,多累及双眼,多见儿童或青壮年,经激素治疗预后较好。可伴眼球转动痛。眼底:视盘充血潮红,边缘不清,轻度隆起,表面或边缘有小积血,静脉怒张迂曲或有白鞘。视野检查为中心暗点,色觉改变(红绿色觉异常)。

2.视盘水肿

常双眼,视盘肿胀明显,隆起高达 6～9 D,但视功能多正常,或有阵发性黑蒙史。视野早期生理盲点扩大而周边视野正常。常伴有其他全身症状,如头痛呕吐等。

3.视盘血管炎

视盘血管炎多见于年轻女性,视力轻度减退,视盘充血潮红,轻度隆起,视盘表面或边缘有小积血。视野可为生理盲点扩大。FFA 显示乳头表面毛细血管扩张渗漏明显。激素治疗效果好。

4.假性视盘炎

常双侧,视盘边界不清,色稍红,隆起轻,多不超过 1～2 D,无积血渗出,终身不变。视力正常,视野正常。FFA 正常。

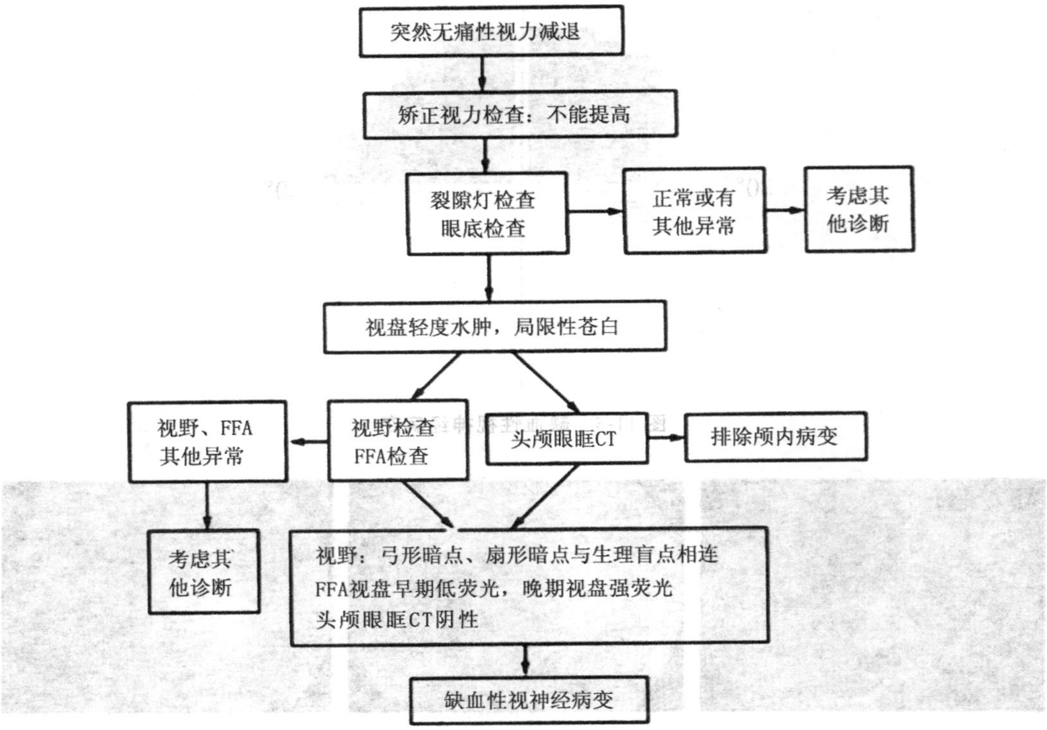

图 11-8　缺血性视神经病变诊断流程

三、治疗措施

(一)经典治疗

(1)病因治疗:如高血压、糖尿病等。

(2)激素治疗:减轻水肿和渗出。

(3)扩血管药物和营养神经药物。

(4)高压氧。

(5)降低眼压药物:如口服乙酰唑胺,改善后睫状短动脉的灌注压。

(6)活血化瘀的中药治疗。

(二)治疗流程

治疗流程见图 11-9。

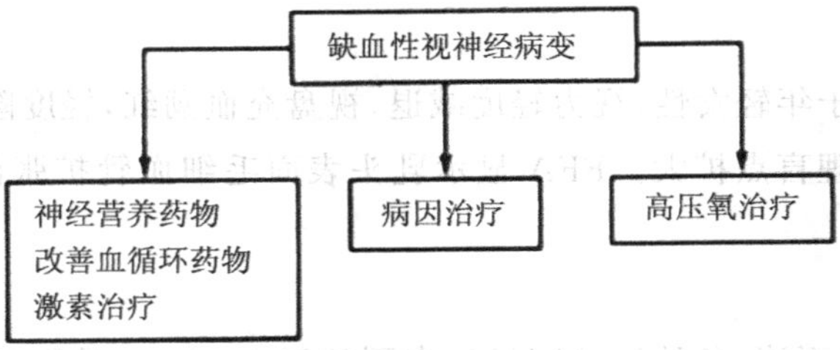

图 11-9　缺血性视神经病变治疗流程

四、预后评价

缺血性视神经病变常在半月至两月内，其视神经盘的水肿即可自行消退，留下局限性的苍白区。如及时治疗，视功能预后较好，如治疗不及时，可导致视神经萎缩。

第五节　视盘水肿

一、概述

视盘水肿指视盘被动水肿，无原发性炎症，早期无视功能障碍。多是其他全身病的眼部表现。

(一)病因

引起视盘水肿的疾病很多。①颅内原因有颅内肿瘤、炎症、外伤、先天畸形等。②全身原因有恶性高血压、肾炎、肺心病等。③眶内原因有眼眶占位、眶内肿瘤、血肿、眶蜂窝织炎等。④眼球疾病有眼球外伤或手术使眼压急剧下降等。

(二)发病机制

视神经的轴质流的运输受到阻滞。

二、诊断思路

(一)病史要点

1.症状

(1)常双眼，视力多无影响，视功能可长期保持正常的特点是视盘水肿的一个最大特征。少数患者有阵发性黑蒙，晚期视神经继发性萎缩引起视力下降。

(2)可伴有头痛、复视、恶心、呕吐等颅内高压症状，或其他全身症状。

2.病史

可有高血压、肾炎、肺心病等其他全身病病史。

(二)查体要点

1.早期型

视盘充血，上、下方边界不清，生理凹陷消失，视网膜中央静脉变粗，视网膜中央静脉搏动消失，视盘周围视网膜成青灰色，视盘旁线状小积血。

2.中期进展型

视盘肿胀明显，隆起 3～4 D，呈绒毛状或蘑菇形，外观松散，边界模糊，视网膜静脉怒张、迂曲，盘周火焰状积血和渗出，视盘周围视网膜同心性弧形线。

3.晚期萎缩型

继发性视神经萎缩，视盘色灰白，边界模糊，视网膜血管变细。

(三)辅助检查

1.必做检查

(1)视野：①早期生理盲点扩大(图 11-10)。②视神经萎缩时中心视力丧失，周边视野缩窄。

(2)头颅眼眶 CT,排除颅内病变。

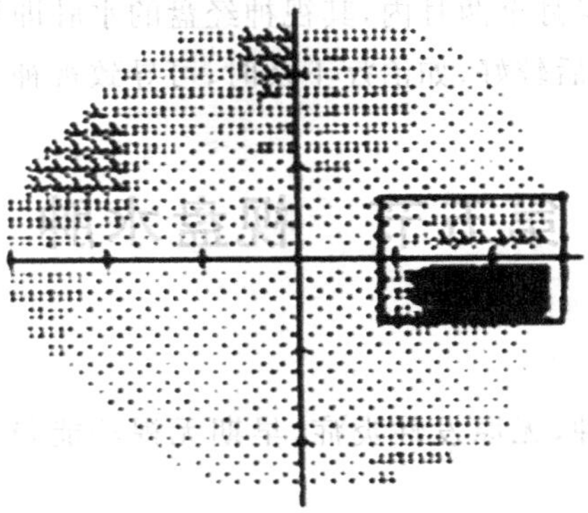

图 11-10　视盘水肿视野表现为生理盲点扩大

2.选做检查

(1)视觉电生理:了解视神经功能。VEP 表现为大致正常。

(2)FFA:动脉期见视盘表层辐射状毛细血管扩张,很快荧光素渗漏,视盘成强荧光染色。

(四)诊断流程

诊断流程(图 11-11)。

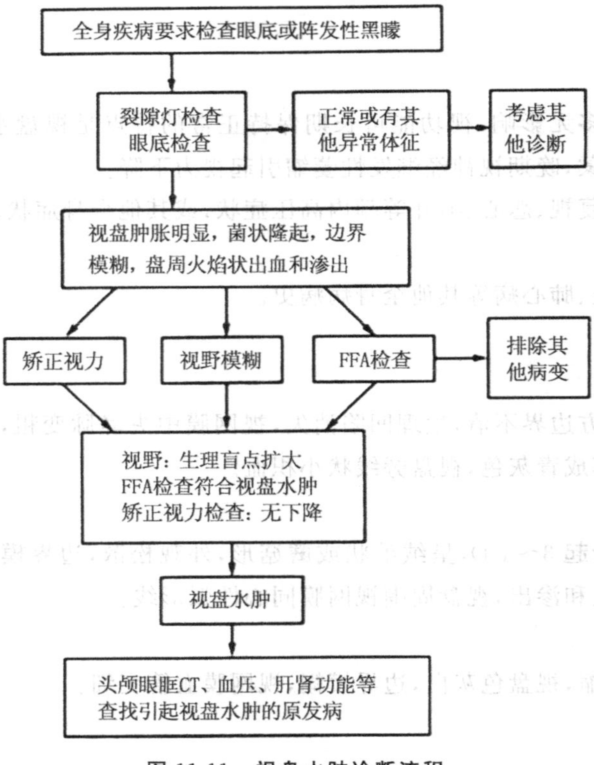

图 11-11　视盘水肿诊断流程

(五)鉴别诊断

1.视神经盘炎

突然发病,视力障碍严重,多累及双眼,多见儿童或青壮年,经激素治疗预后较好。伴眼痛。眼底:视盘充血潮红,边缘不清,轻度隆起,表面或边缘有小积血,静脉怒张迂曲或有白鞘。视野检查为中心暗点,色觉改变(红绿色觉异常)。

2.缺血性视神经病变

发病年龄多在50岁以上,突然发生无痛性、非进行性视力减退,早期视盘轻度肿胀,后期局限性苍白。视野检查:弓形暗点或扇形暗点与生理盲点相连。FFA示视盘早期低荧光或充盈缺损,晚期视盘强荧光。

3.视盘血管炎

视盘血管炎多见于年轻女性,视力轻度减退,视盘充血潮红,轻度隆起,乳头表面或边缘有小积血。视野可为生理盲点扩大。FFA显示乳头表面毛细血管扩张渗漏明显。激素治疗效果好。

4.假性视盘炎

常双侧,视盘边界不清,色稍红,隆起轻,多不超过1～2 D,无积血渗出,终身不变。视力正常,视野正常。FFA正常。

5.高血压性视网膜病变

视力下降,视盘水肿稍轻,隆起度不太高,眼底积血及棉绒斑较多,遍布眼底各处,有动脉硬化征象,血压较高,无神经系统体征。

6.视网膜中央静脉阻塞

视力下降严重,发病年龄较大。视盘水肿轻微,静脉充盈、怒张迂曲严重,积血多,散布视网膜各处,多单侧发生。

三、治疗措施

(一)经典治疗

1.寻找病因及时治疗

在早期和中期进展时治疗能提高视力。

2.药物治疗

高渗脱水剂降低颅内压,如口服甘油、静脉注射甘露醇。辅助用能量合剂(ATP、辅酶A、肌苷等)、B族维生素类药物。

3.长期视盘水肿患者

经常检查视力及视野。

(二)新型治疗

不能去除病因,药物无效,在观察过程中发现视力开始减退、频繁的阵发性黑蒙发生,必须及时行视神经鞘减压术。

(三)治疗流程

治疗流程(图11-12)。

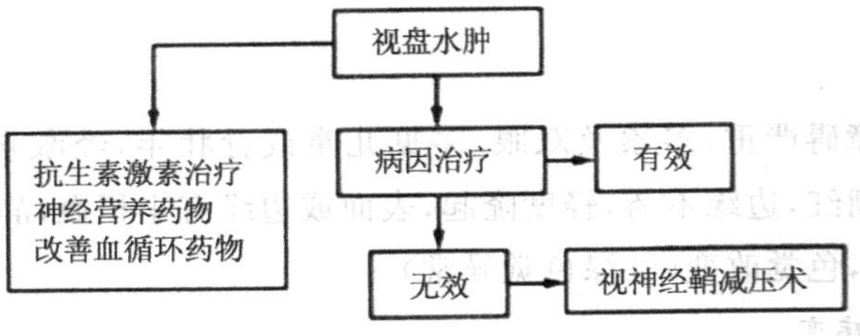

图 11-12　视盘水肿治疗流程

四、预后评价

视盘水肿可逐渐加重，视力障碍发生较晚。病因及早去除，视盘水肿可于 1～2 个月内消失，预后良好。然而，长期严重的视盘水肿的预后很差。视盘水肿长期高于 5 D 以上对视功能威胁很大；视网膜静脉明显怒张、迂曲，视网膜上广泛大片积血以及棉绒斑的早期出现常表示视功能濒临危险关头，视网膜动脉明显狭窄变细表示视神经已经发生严重变化；视盘颜色变白表示视神经已经发生萎缩。

第六节　视交叉病变

一、概述

视交叉位于鞍隔上方，其后缘为第三脑室，漏斗隐窝下方为垂体，位于颅底的蝶鞍内。

病因：蝶鞍部占位性病变为多见原因。①垂体瘤、颅咽管瘤、鞍结节脑膜瘤、大脑前动脉血管瘤、颈内动脉瘤等。②个别病例由第三脑室肿瘤、视交叉部蛛网膜炎、神经胶质瘤、脑积水等引起。

二、诊断思路

（一）病史要点

常见症状如下。

（1）视力渐进性减退，而早期眼底无异常，易误诊为球后视神经炎。

（2）视野缺损，如双颞侧偏盲为重要体征。

（3）可伴有全身症状或全身疾病病史。

（二）查体要点

1.眼部检查

眼部检查多为正常，有时可见视神经萎缩或视盘水肿。

2.瞳孔改变

瞳孔改变如双侧偏盲性瞳孔强直。

3.垂体肿瘤

垂体肿瘤常伴有肥胖，性功能减退，男性无须，女性月经失调等。

4.后部损害

多为第二脑室疾病所致；下部损害，多为垂体肿瘤和颅咽管瘤所致；前面损害，蝶窦后壁病变如骨瘤或脑膜瘤所致；上部损害，多为 Willis 血管环或大脑前动脉血管瘤所致；外侧面损害，少见，颈内动脉瘤、颈内动脉硬化所致；视交叉本身损害，少见，外伤或视交叉神经胶质瘤所致。

（三）辅助检查

1.必做检查

（1）视野检查：鞍上肿瘤视野改变不规整。垂体肿瘤可见双颞侧偏盲（图 11-13）。

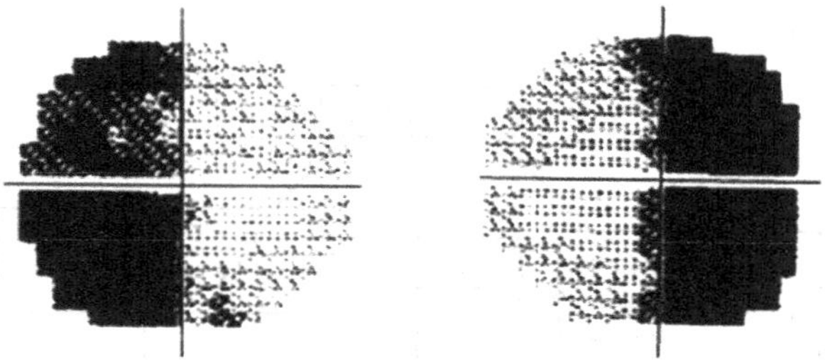

图 11-13　**脑垂体瘤病例视野**

（2）CT、MRI 检查：显示局部肿瘤、局部骨质破坏，颅咽管瘤常显示钙化斑。

2.选做检查

（1）DSA 可发现脑血管病变。

（2）垂体内分泌功能检查。

（四）诊断流程

诊断流程（图 11-14）。

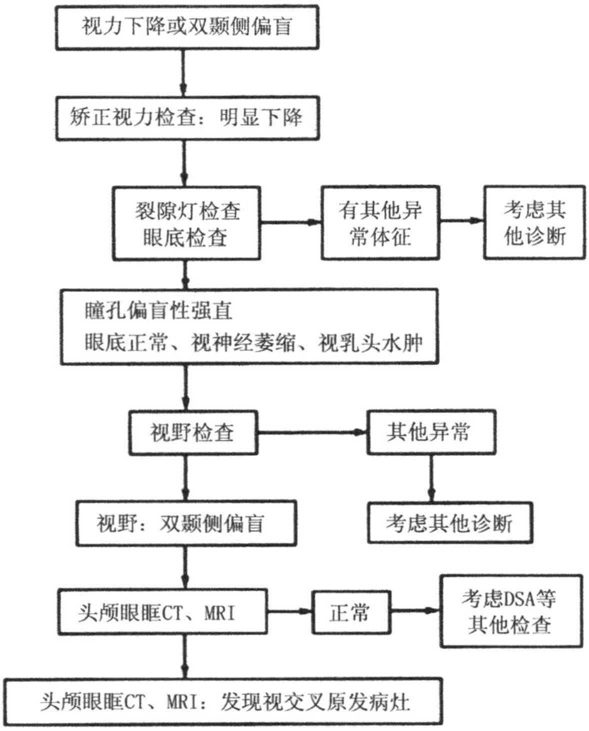

图 11-14　**视交叉病变诊断流程**

三、治疗措施

(一)经典治疗

尽早发现和手术摘除肿瘤。视神经萎缩发生后视功能恢复较难。

(二)治疗流程

治疗流程(图 11-15)。

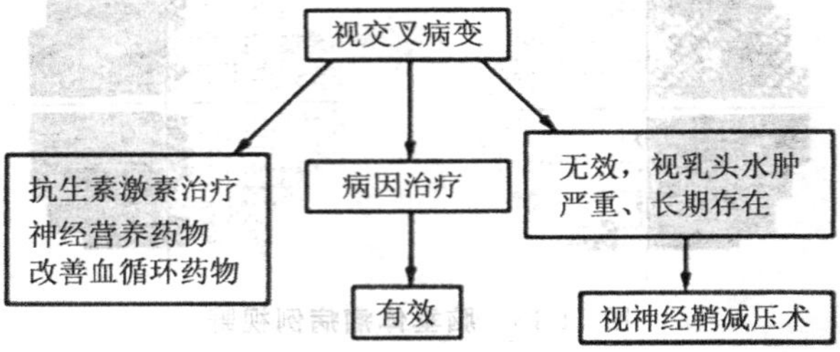

图 11-15　视交叉病变治疗流程

四、预后评价

视神经萎缩发生后视功能恢复较难。

参考文献

[1]刘考.现代五官科疾病诊断与治疗[M].武汉:湖北科学技术出版社,2023.
[2]张敬一.五官科医师处方手册[M].郑州:河南科学技术出版社,2020.
[3]周南,李钟睿,穆华.五官科疾病诊疗与预防[M].北京:中国人口出版社,2023.
[4]赵晨,薛善群,杨杭.实用五官科诊断与治疗[M].天津:天津科学技术出版社,2020.
[5]张霞.五官科疾病临床检查与诊疗[M].天津:天津科学技术出版社,2020.
[6]姬月云,宋友军,杨亚培.新编实用五官科学[M].长春:吉林科学技术出版社,2022.
[7]范伟,等.实用五官科基础与临床[M].北京:科学技术文献出版社,2022.
[8]栾强.实用临床耳鼻咽喉疾病诊治[M].北京:科学技术文献出版社,2022.
[9]蒋俊豪,付珍霞,高婷婷,等.五官科疾病诊治精要[M].武汉:湖北科学技术出版社,2023.
[10]迟艳侠.五官科常见疾病综合诊疗[M].北京:中国纺织出版社,2020.
[11]吴丽华.耳鼻咽喉疾病临床诊疗学[M].哈尔滨:黑龙江科学技术出版社,2020.
[12]郭春献.临床耳鼻咽喉疾病诊断与治疗[M].哈尔滨:黑龙江科学技术出版社,2020.
[13]薛朝华.临床五官疾病综合救护精要[M].南昌:江西科学技术出版社,2020.
[14]黄珍珍,谢怡,陈元胜.现代五官医学[M].天津:天津科学技术出版社,2020.
[15]郑得海.眼科疾病诊疗学[M].长春:吉林科学技术出版社,2020.
[16]刘佳辉,吕祎梅,殷明昌,等.眼耳鼻喉及口腔科规范化诊疗[M].天津:天津科学技术出版社,2023.
[17]于超,满大鹏,贾婷婷,等.临床五官科疾病处置方法[M].长春:吉林科学技术出版社,2023.
[18]孙倩娜,王玉霞,刘广龙,等.眼耳鼻喉口腔疾病诊疗应用[M].石家庄:河北科学技术出版社,2023.